FOR PROFESSIONAL ANESTHESIOLOGISTS

周術期深部静脈血栓/肺血栓塞栓症

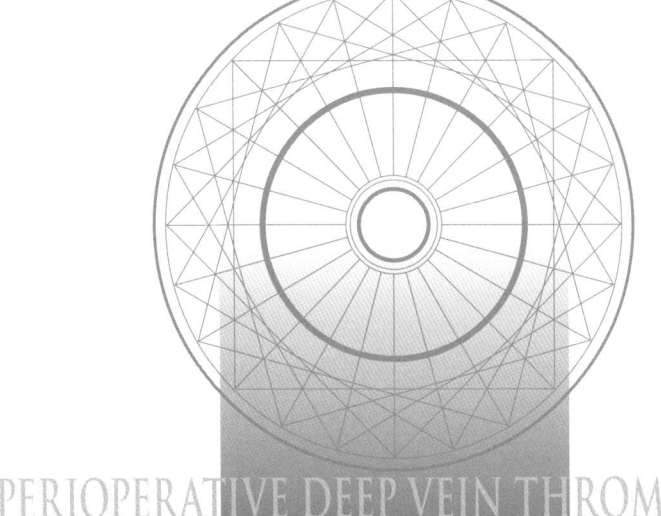

PERIOPERATIVE DEEP VEIN THROMBOSIS / PULMONARY THROMBOEMBOLISM

編集

美術館北通り診療所院長
瀬尾 憲正

奈良県立医科大学附属病院院長
古家 仁

克誠堂出版

執筆者一覧 (執筆順)

黒岩　政之
北里大学医学部救命救急医学

呂　彩子
東京女子医科大学医学部
法医学講座

北口　勝康
医真会八尾総合病院麻酔科

古家　仁
奈良県立医科大学附属病院

大西　隆行
平塚共済病院循環器科

丹羽　明博
平塚共済病院循環器科

安藤　太三
総合大雄会病院
心臓血管センター

保田　知生
近畿大学医学部外科学講座

小林　隆夫
浜松医療センター

小林　浩
奈良県立医科大学
産婦人科学講座

藤田　悟
宝塚第一病院整形外科

左近　賢人
大阪府立成人病センター

島居　徹
筑波大学医学医療系
筑波大学附属病院
茨城県地域臨床教育センター泌尿器科

毛利　元信
三重大学大学院医学系研究科
脳神経外科学講座

鈴木　秀謙
三重大学大学院医学系研究科
脳神経外科学講座

滝　和郎
三重大学大学院医学系研究科
脳神経外科学講座

田中　啓治
日本医科大学付属病院
集中治療室

山本　剛
日本医科大学付属病院
心臓血管集中治療科

圷　宏一
日本医科大学付属病院
心臓血管集中治療科

堀田　訓久
自治医科大学医学部
麻酔科学・集中治療医学講座

山内　正憲
東北大学大学院医学系研究科
麻酔科学・周術期医学分野

木内　淳子
滋慶医療科学大学院大学
医療安全学

中村　真潮
三重大学大学院医学系研究科
臨床心血管病解析学講座

はじめに

　周術期の深部静脈血栓/肺血栓塞栓症（以下，静脈血栓塞栓症）は，新しい疾患ではない。1932年にはBancroftら[1]が，術後の静脈血栓塞栓症の怖さを述べ，その原因を物理的因子と生化学的因子に分け，それぞれの因子に対する予防法を提案している。Bancroftらが述べた原因と予防法は，現在でも原理的には同じである。しかし，静脈血栓塞栓症は周術期のみならず，内科疾患患者や神経疾患患者においてもまた，災害時の避難者や飛行機などによる長期旅行者やプログラマーなどにも発症することが近年明らかになった。そういう意味では，静脈血栓塞栓症は古くて新しく進化する疾患ともいえる。

　わが国では，1990年代までは静脈血栓塞栓症は，欧米人に比較して発生頻度が低いとされ，あまり関心が持たれていなかった。しかし2000年ごろから，周術期静脈血栓塞栓症はマスメディアに取り上げられるようになり，欧米に比較して予防対策の遅れが指摘されるようになった。

　時期を同じくして，日本麻酔科学会は毎年実施している麻酔関連偶発症例調査により，周術期肺塞栓症による死亡が術後合併症の重大な合併症の一つになっていることを明らかにして，2002年より本格的に周術期肺塞栓症調査を開始した。

　そのような背景のもとで，関連学会において静脈血栓症予防に関心が高まり，2004年，肺塞栓症研究会を中心として9つの学会（日本血栓止血学会，日本産科婦人科学会，日本産婦人科・新生児血液学会，日本集中治療医学会，日本静脈学会，日本心臓学会，日本整形外科学会，日本泌尿器科学会，日本麻酔科学会）が参加し，わが国で初めての深部静脈血栓/肺血栓塞栓症（静脈血栓塞栓症）予防ガイドライン[2]が上梓されるに至った。

　この予防ガイドラインは，診療科の壁を取り除いた日本で初めての横断的なガイドラインである。また2004年には，国としても静脈血栓塞栓症の発症予防対策の普及と患者救済を目的に，理学的予防法に対する費用を肺血栓塞栓症予防管理料として保険適用した。まさに，2004年はわが国の静脈血栓塞栓症予防の元年であるといえる。

　しかしながら，2004年の深部静脈血栓/肺血栓塞栓症（静脈血栓塞栓症）予防ガイドラインは，根拠となる日本のデータが少ないことと，使用可能な薬物に制限があるため，当時の欧米のガイドラインと比較して十分とはいえないもので，理学的予防法を中心とするものであった。その後，欧米で用いられている薬がわが国でも次々と使用可能となり，わが国における静脈血栓塞栓症に対する診断法・予防法・治療法は，欧米と比肩するようになった。2008年には日本整形外科学会から2004年のガイドラインの整形外科領域の改訂の基本方針として，"日本整形外科学会静脈血栓塞栓症予防ガイドライン"[3]が上梓された。また2009年には，日本循環器学会を中心にした合同研究班から，"肺血栓塞栓症および深部静脈血栓症の診断・治療・予防に関するガイドライン改訂版"[4]が発表された。さらに2011年，経口Xa阻害薬が下肢整形外科手術後の静脈血栓塞栓症の予防に認められ，また，妊婦に対する静脈血栓予防に対してヘパリン在宅自己注射が認められた。2013年3月現在，2004年の深部静脈血栓/肺血栓塞栓症（静脈血栓塞栓症）予防ガイドラインが，さらに多くの関連学会の協力のもとで改訂作業中である。

一方，1999年横浜市立大学附属病院の患者取り違え事件をはじめとして，医療事故が次々に発生した．このような医療事故に対して，個人の過失責任を問う医療訴訟が増え，医師と患者との信頼関係が危うくなってきた．それに対して，医療過程で生じる有害事象に対して，過失責任を問うのではなく，安全システムの欠陥としてとらえて，医療を担う人々と医療機関，医療を支えるさまざまな団体・学会・行政・地域社会が，立場や職種の壁を超え，一致協力して有害事象の低減と医療事故の防止に総力を挙げて取り組むべきとの考えのもと，医療安全全国共同行動（"いのちをまもるパートナーズ"キャンペーン）[5]が2008年5月に開始された．その行動目標の一つとして，周術期の深部静脈血栓/肺血栓塞栓症（静脈血栓塞栓症）予防が取り上げられた．

　2011年，静脈血栓塞栓症の予防について国際協力が始まった．京都で開催された第23回国際血栓止血学会の期間中に，静脈血栓塞栓症予防国際フォーラム設立総会が開催された．設立総会では，各国の医療関係者と保健衛生政策実行者が参加して，静脈血栓塞栓症予防に関する国際共同声明を含む報告書[6]が採択された．その共同声明では，今後各国が協力して，患者安全上の最優先事項として静脈血栓塞栓症予防のもっとも有効な方法を検証し，共有する国際的な行動計画を開発することを謳っている．

　このように，国内外において，臨床レベルとともに医療政策レベルにおいても深部静脈血栓/肺血栓塞栓症（静脈血栓塞栓症）の予防はダイナミックに動き始めている．

　わが国においては，周術期の深部静脈血栓/肺血栓塞栓症（静脈血栓塞栓症）のハイリスク手術は，基幹病院のみならず，開業医クラスの病院（医院）でも広く行われている．したがって，周術期の深部静脈血栓/肺血栓塞栓症（静脈血栓塞栓症）予防を隅々まで広げて行くためには，各外科系の手術麻酔を担当する麻酔科専門医が中心的な役割を担わなければならない．

　本書は，麻酔科専門医レベルの先生方を対象として，深部静脈血栓/肺血栓塞栓症（静脈血栓塞栓症）にかかわる必要不可欠な最新の知見を体系的に収載した．総論として疫学，発症機序，診断・治療，予防法，各論として各診療科における予防・診断・治療，リスクマネジメント，予防ガイドラインなどについて，わが国のエキスパートとしてご活躍の先生方に執筆いただいた．

　周術期の深部静脈血栓/肺血栓塞栓症（静脈血栓塞栓症）の発症を予防し，発症した場合には早期発見・早期治療により，重篤化の阻止と救命することに本書が少しでも寄与できれば幸いである．

　［文献］

1) Bancroft FW, Stanley-Brown M. Postoperative thrombosis, thrombophlebitis and embolism. Surgery, Gynecology and Obstetrics 1932；54：898-906.
2) 肺血栓塞栓症/深部静脈血栓症（静脈血栓塞栓症）予防ガイドライン作成委員会．肺血栓塞栓症/深部静脈血栓症（静脈血栓塞栓症）予防ガイドライン．東京：メディカルフロントインターナショナル；2004.
3) 日本整形外科学会肺血栓塞栓症/深部静脈血栓症（静脈血栓塞栓症）予防ガイドライン改訂委員会．日本整形外科学会静脈血栓塞栓症予防ガイドライン．東京：南江堂；2008.
4) http://www.j-circ.or.jp/guideline/pdf/JCS2009_andoh_h.pdf
5) http://kyodokodo.jp/
6) 「VTE予防国際フォーラム」設立総会報告書　VTE予防に関する国際共同声明の合意を含む．医療の質・安全学会誌 2012；7：72-88.

2013年10月吉日

瀬尾　憲正

古家　　仁

目 次

I. 総　論

1. 疫学　　　　　　　　　　　　　　　　　　　　　　　　　　　黒岩　政之／3
はじめに 3
周術期 PE の発症率 3
周術期 PE の死亡率 4
　❶手術部位別に見た発症リスク／4　　❷年齢および性別による特徴／7
　❸危険因子／7
おわりに 8

2. 病態　　　　　　　　　　　　　　　　　　　　　　　　　　　呂　彩子／10
はじめに 10
リスク因子から見た周術期 VTE 10
　❶多因子疾患としての VTE／10　　❷周術期 VTE のリスク因子／11
　❸周術期 VTE の診療科／12
　❹法医学的観点から見た周術期 VTE の問題点／12
周術期 VTE の病理学的特徴 13
　❶下肢・骨盤部の DVT の 3 型／13
　❷下腿型 DVT 初期発生源としてのヒラメ筋静脈／13
　❸ヒラメ筋静脈血栓の成長と灌流経路／15
　❹大腿部静脈への二次性血栓（フリーフロート血栓）形成／15
　❺急性広範性肺血栓塞栓症／16
　❻acute on chronic PTE と chronic thromboembolic pulmonary hypertension／17
病因から見た周術期 VTE の特徴と予防 17
　❶VTE の院内発症症例の特徴／17
　❷ヒラメ筋静脈の特性から見た VTE 予防／18
　❸周術期 VTE 予防のポイント／18

3. 症状，検査，診断　　　　　　　　　　　　　　　　　　　　北口　勝康／21
はじめに 21
麻酔・手術前の DVT 21
　❶麻酔前評価／21　　❷検査／22
麻酔・手術中の PTE 27
　❶術中発症症例の特徴／27　　❷所見／27　　❸心エコー／27　　❹その他／29
術後 29
　❶症状／29　　❷所見／30　　❸検査／30　　❹画像診断／31
まとめ 33

4. 治療　35

A 内科的治療　35

ⅰ）抗凝固薬　古家　仁／35

はじめに／35

未分画ヘパリン（unfractionated heparin：UFH）／35
- ①作用機序／35　②種類／36　③薬物動態／36　④使用方法／37
- ⑤投与上の注意／39　⑥禁忌／39　⑦合併症／39

低分子量ヘパリン／40
- ①作用機序／40　②薬物動態／40　③使用方法／41　④投与上の注意／41
- ⑤禁忌／41　⑥合併症／42

Xa阻害薬フォンダパリヌクス／42
- ①作用機序／42　②薬物動態／42　③使用方法／42　④投与上の注意／43
- ⑤禁忌／43　⑥合併症／43

ワルファリン／44
- ①作用機序／44　②薬物動態／44　③使用方法／44　④禁忌／45
- ⑤投与上の注意／45　⑥合併症／45

静脈血栓塞栓症（VTE）予防に対する新しい抗凝固薬／46
- ①トロンビン阻害薬／46　②Xa阻害薬／46

まとめ／47

ⅱ）カテーテルインターベンション　大西　隆行,　丹羽　明博／49

はじめに／49

PE再発予防のカテーテルインターベンションの基本的方針：下大静脈フィルタ／49
- ①フィルタの適用，有効性，合併症／49　②フィルタの種類と特徴／53

PE治療のカテーテルインターベンションの基本的方針／56
- ①カテーテルインターベンションの適用，有効性，合併症／56
- ②カテーテルインターベンションの種類／57

B 外科的治療　安藤　太三／64

はじめに／64

深部静脈血栓症／64
- ①DVTの治療方針／64　②外科的血栓摘除術／65

急性肺血栓塞栓症／65
- ①急性肺血栓塞栓症の治療方針／66　②血栓の外科的摘除の適応／67
- ③直視下血栓摘除の方法／67
- ④周術期静脈血栓塞栓症に対して外科的治療を行った症例／68
- ⑤外科的血栓摘除の手術成績／70

慢性肺血栓塞栓症／72
- ①手術適応／73　②血栓内膜摘除の方法／73　③外科的治療成績／76

まとめ／76

5. 予防
保田　知生／78

　はじめに 78
　VTEの危険因子 78
　術前評価と予防計画 80
　術前VTEに抗凝固薬を用いる場合の注意点 83
　理学的予防方法 83
　　❶弾性ストッキング／84
　　❷間歇的空気圧迫法（下腿大腿圧迫型，足底足関節圧迫型）／85
　　❸そのほかの血流改善医療機器／86　❹各種圧迫治療器の併用効果／86
　　❺主な合併症と対策／87　❻理学的予防方法のまとめ／88
　薬物的予防方法 88
　　❶生物学的製剤／89　❷合成製剤／91
　　❸そのほか分類不能（低分子デキストラン，アスピリン）／92
　　❹薬物的予防による主な合併症／92　❺まとめ／93
　術中予防 93
　術前に行う予防と重症化防止策 93
　術後の予防 94
　中心静脈カテーテル（CVC）留置に伴うVTE予防 94
　病院としての取り組み具体例 95
　地域医療への取り組み 95
　まとめ 96

II. 各　論

1. 産婦人科
101

A 産科
小林　隆夫／101

　はじめに 101
　産科領域におけるVTEの発症頻度 101
　　❶第1回全国調査（1991〜2000年）／101
　　❷第2回全国調査（2001〜2005年）／103
　　❸日本病理剖検輯報および日本産婦人科医会での調査／104
　妊産婦のVTEリスク評価 105
　帝王切開時のVTE予防 106
　　❶早期歩行および積極的な運動／106　❷弾性ストッキング／106
　　❸間歇的空気圧迫法／108　❹低用量未分画ヘパリン／108
　　❺用量調節未分画ヘパリン／108　❻用量調節ワルファリン／108
　　❼低分子量ヘパリンおよびXa阻害薬／108　❽出血リスク評価／109
　　❾ガイドライン使用上の注意／109
　　❿浜松医療センターで施行している術前リスク評価と予防の実際／110
　症状，診断 111
　治療の手順 112
　妊娠中の管理 114
　　❶VTE治療後の妊娠中の予防／114　❷VTEの既往妊婦／114
　　❸VTEの既往がない血栓性素因を有する妊婦／114

❹人工心臓弁を装着している妊婦／117　　❺授乳に関して／117
　　　❻下大静脈フィルタに関して／117
　おわりに..118

Ⓑ婦人科　　　　　　　　　　　　　　　　　　　　　　　　　　　小林　　浩／120
　はじめに..120
　現状..120
　周術期VTE予防対策マニュアル...121
　特徴..124
　　❶婦人科疾患患者では術前からVTEが多い／124
　　❷がんと血栓症の関係／124
　予防・診断・治療..125
　　❶予防すべき対象患者／125　　❷実際の予防法／128
　　❸予防すべきではない対象者／129　　❹硬膜外麻酔の併用／129
　　❺実際のVTE予防法／130
　まとめ..130

2. 整形外科　　　　　　　　　　　　　　　　　　　　　　　　　　　藤田　　悟／133
　はじめに..133
　周術期VTEの現状...135
　　❶人工股関節全置換術および人工膝関節全置換術／135
　　❷股関節骨折手術／138　　❸脊椎・脊髄手術／139　　❹その他の手術／140
　整形外科関連のガイドラインの比較..141

3. 外科　　　　　　　　　　　　　　　　　　　　　　　　　　　　　左近　賢人／147
　はじめに..147
　外科領域における周術期VTEの現況..147
　　❶術後VTEの発症頻度／147　　❷周術期VTEの特徴／148
　周術期VTEの予防の実際..151
　　❶わが国のVTE予防ガイドライン／151
　　❷外科領域におけるVTE予防の現状／152　　❸抗凝固療法の実際／152
　周術期VTEの予防，診断，治療の実際..155
　　❶VTE予防における注意点／155　　❷PTEの診断を何で行うのか／157
　　❸治療における抗血栓薬の考え方／157
　おわりに..158

4. 泌尿器科　　　　　　　　　　　　　　　　　　　　　　　　　　　島居　　徹／160
　はじめに..160
　泌尿器科患者の周術期静脈血栓塞栓症（VTE）の現状...160
　泌尿器科患者の周術期VTEの特徴..161
　泌尿器科患者の周術期VTEの予防，診断，治療について..163
　　❶泌尿器科患者の周術期VTEの予防について／163
　　❷泌尿器科患者の周術期VTEの診断について／172
　　❸泌尿器科患者の周術期VTEの治療について／172

5. 脳神経外科　　　　　　　毛利　元信，鈴木　秀謙，滝　和郎／177

　はじめに..177
　発生頻度..177
　リスク評価..178
　予防法...179
　欧米および本邦における脳神経外科領域の各DVT/PTE予防法の効果と合併症........181
　　1 脳卒中／181　　**2** 脳梗塞／181　　**3** 脳内出血／182
　　4 メタアナリシス／182
　おわりに..182

6. 救急・集中治療分野　　　　　　　田中　啓治，山本　剛，圷　宏一／184

　はじめに..184
　ICUにおけるVTEの頻度...184
　ICUにおけるPTEの頻度...185
　診断法...186
　ICUにおけるDVTやPTEの危険因子..186
　　1 人工呼吸器およびCOPD関連血栓症／186　　**2** カテーテル血栓症／187
　予測法...188
　ICUにおけるDVTやPTEの予防法..188
　予防対策の実施...190
　まとめ...191

7. 硬膜外麻酔と静脈血栓塞栓症　　　　　　　　　　　　　　　堀田　訓久／194

　はじめに..194
　硬膜外麻酔による硬膜外血腫..195
　　1 発生メカニズム／195　　**2** 発生頻度／195　　**3** 診断／196
　　4 治療／198
　予防的抗凝固療法と硬膜外麻酔・硬膜外鎮痛...199
　　1 抗凝固薬と硬膜外血腫のリスク／199
　　2 予防的抗凝固療法を行う場合の硬膜外麻酔の適用／199
　　3 ガイドラインに基づいた硬膜外麻酔の運用／200
　おわりに..203

8. 超音波ガイド下末梢神経ブロックと静脈血栓塞栓症　　　　　山内　正憲／206

　はじめに..206
　神経ブロックガイドライン..207
　　1 本邦の超音波ガイド下区域麻酔（神経ブロック）ガイドライン／207
　　2 American Society of Regional Anesthesia and Pain Medicine（ASRA）ガイド
　　　ライン／207
　　3 European Society of Anaesthesiology（ESA）ガイドライン／208
　　4 The Austrian Society for Anesthesiology and Intensive Care Medicine ガイド
　　　ライン／208
　　5 各ガイドラインのまとめ／208

各ブロックの方法..209
　　　　■1 頭頸部の神経ブロック／209　　■2 上肢の神経ブロック／212
　　　　■3 下肢の神経ブロック／215　　■4 体幹の神経ブロック／218

9. 医療訴訟と静脈血栓塞栓症　　　　　　　　　　　　　　　　　　　木内　淳子／223

　　はじめに..223
　　判例の紹介..223
　　　　■1 浦和地方裁判所，平成12年2月21日判決，判例タイムズ1053；188／223
　　　　■2 高松地方裁判所，平成22年3月29日判決，判例タイムズ1358；165／225
　　　　■3 岡山地方裁判所，平成14年11月26日判決，判例タイムズ1138；212／226
　　　　■4 福岡高等裁判所，平成18年7月13日判決，判例タイムズ1227；303／227
　　肺血栓塞栓症の判例における問題点とその対応..230
　　　　■1 予見可能性と結果回避義務／230
　　　　■2 判例において要求される医療水準／231
　　　　■3 ガイドラインに関する判例での位置づけ／232
　　　　■4 手術における医師の説明義務について／232
　　　　■5 インフォームドコンセント（IC）に関して／233
　　　　■6 医師が手術に関する説明をするときの言葉／234
　　まとめ..235

10. 静脈血栓塞栓症予防ガイドライン—海外の動向と本邦の展望—

　　　　　　　　　　　　　　　　　　　　　　　　　　　　　　　　中村　真潮／236

　　はじめに..236
　　現在のVTE予防ガイドラインの策定..236
　　VTE予防ガイドライン公開後の状況..238
　　新しく承認された抗凝固薬..238
　　海外のVTE予防ガイドラインの動向..239
　　VTE予防ガイドライン改定への展望..242

　　索　引..245

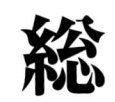

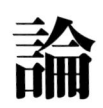

I 総論

I. 総論

1 疫　学

はじめに

　深部静脈血栓/肺塞栓症（deep vein thrombosis/pulmonary embolism：DVT/PE）は，周術期の安全管理上，きわめて問題となる疾患である。一方で，血栓性素因などにおいて，人種差の大きい病態であり，疫学や予防法を検討する際に，欧米のエビデンスをそのまま日本の医療に取り入れることには，大きな違和感を覚える。

　日本麻酔科学会（Japanese Society of Anesthesiologists：JSA）は，2002年から毎年1回のペースで，周術期PEに関する発症状況調査（JSA-PTE調査）を行ってきた。

　そこで，本項ではJSA-PTE調査の結果を中心に，国内で行われた疫学調査から，周術期DVT/PEの発症率，死亡率，危険因子および予後因子などについて記述する。

周術期PEの発症率[1]

　2008年厚生労働省・患者調査によれば，"肺塞栓"と診断された患者数は，年間およそ7,000人で，発症頻度は人口100,000人あたり5.8人と推計される。これは，1996年の同調査結果（推定3,000人）と比べ，12年間で2倍以上の発症数となっている。周術期PE患者数にかぎってみれば，Sakumaら[2]の調査結果から26.8％が手術患者であったことから，年間約2,100人と推定できる。

　これに比べ，周術期に限定したJSA-PTE調査結果では，2009～2011年の3年間で1,300人の周術期PE症例が登録され，その発症率は0.0275％[3]であった。つまり手術患者は，100,000人当たり27人以上が発症していることになり，先に述べた一般人口の約5倍のリスクを伴うことが分かる。

　一方，JSA-PTE調査を見ると，2004年を境に発症率の低下を認めていることが分かる。これは，2004年の①DVT/PE予防に関する診療報酬改定，②国内予防ガイドラインの発表によるところが大きく，予防対策の有用性を示している（図1）。

1. 疫 学

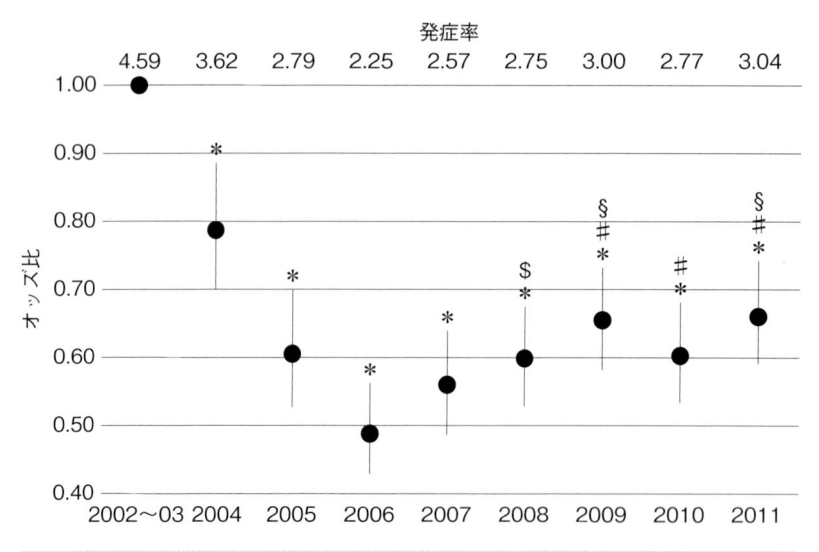

図1 周術期肺血栓塞栓症：発症率の推移
上段の数値は 10,000 人あたりの発症率（人）。
図は 2002〜03 年の頻度を 1 とした場合の発症率のオッズ比の変化。＊：P＜0.01 vs 2002〜03，＃：P＜0.01 vs 2006，＄：P＜0.05 vs 2006，§：P＜0.05 vs 2007（いずれも χ^2 検定）。
〔黒岩政之，入田和男，讃岐美智義ほか．2009-2011 年周術期肺塞栓症調査結果からみた本邦における周術期肺血栓塞栓症の特徴—（公社）日本麻酔科学会安全委員会　周術期肺塞栓症調査報告—．麻酔 2013；62：629-38 より引用〕

周術期 PE の死亡率

　一般に，PE の死亡率は 14％程度[4]といわれている。ただし，重症度によって死亡率は異なり，心原性ショックを呈した場合は 30％，ショックではなかった場合は 6％程度と報告されている。
　JSA-PTE 調査では，調査開始当初，20〜30％近い死亡率であった（図2）。これは調査の対象が手術患者であり，診断後の抗凝固療法や血栓溶解療法などの治療に制限がある点が考えられる。一方，同調査における近年の死亡率は約 14％[3]であり，死亡率は低下してきている（図2）。その要因には，①抗凝固薬による予防の普及で重症化を防いでいる，②高齢者の大腿骨骨折手術の待機期間が短縮したことによる長期臥床の減少などが考えられる[3]。

1 手術部位別に見た発症リスク

　JSA-PTE 調査結果から手術部位別発症率を比較すると，周術期 PTE 症例数の多い手術部位は"開腹"および"股関節/四肢"であり，全体の 70％以上を占めている[5]。しかし，手術件数で補正した発症率を見てみると，もっとも発症率が高いのは，食道がん根治術に代表される"開胸＋開腹"（鏡視下術式も含む）で，次いで"股関節/四肢"であり，これ

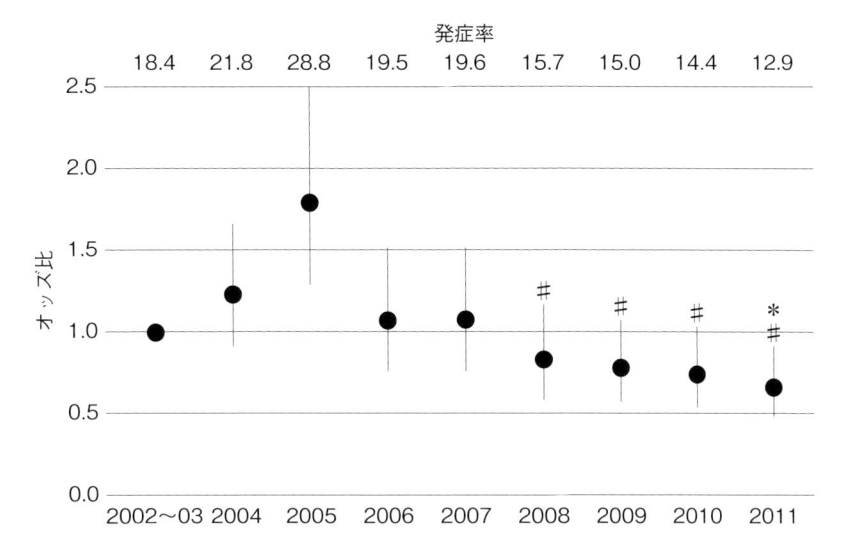

図2 周術期肺血栓塞栓症：死亡率の推移 2002〜03年の頻度を1とした場合の発症率のオッズ比の変化

上段の数値は死亡率（％）。#：$P<0.05$ vs 2004，＊：$P<0.05$ vs 2002〜3（いずれも χ^2 検定）。

〔黒岩政之，入田和男，讃岐美智義ほか．2009-2011年周術期肺塞栓症調査結果からみた本邦における周術期肺血栓塞栓症の特徴—（公社）日本麻酔科学会安全委員会 周術期肺塞栓症調査報告—．麻酔 2013；62：629-38 より引用〕

開胸＋開腹 14.6
股関節/四肢 11.2
開頭 9.1
開腹 6.9
脊椎 6.4
開胸/縦隔 5.1
心臓/大血管 2.5
帝王切開 2.5
胸壁/腹壁/会陰 1.1
頭頸部/咽喉頭 1.0

図3 手術部位別に見た周術期 PE 発症率の相対危険度

"頭頸部/咽喉頭"を1とした場合の相対危険度。"開腹"には帝王切開は含まず，また，腹腔鏡を用いた手術を含む。"股関節・四肢"には末梢血管手術も含む。

〔黒岩政之，入田和男，讃岐美智義ほか．2009-2011年周術期肺塞栓症調査結果からみた本邦における周術期肺血栓塞栓症の特徴—（公社）日本麻酔科学会安全委員会 周術期肺塞栓症調査報告—．麻酔 2013；62：629-38 の数値より作成〕

1. 疫学

表1　本邦におけるVTE発症頻度

手術の種類	VTE	DVT	PTE
人工股関節置換手術[6]	―	22.8%	1.2%
人工膝関節置換手術[6]	―	44.6%	1.4%
開腹手術*[7]	24.3%	23.7%	0.6%
婦人科手術[8]	3.17%	―	―
脊椎手術[9]	8.3%	6.9%	4.2%

*：開腹手術には手術時間45分以上の外科婦人科および泌尿器科の手術が含まれる。
（黒岩政之．肺血栓塞栓症．麻酔 2011；60増刊：S55-68 より引用）

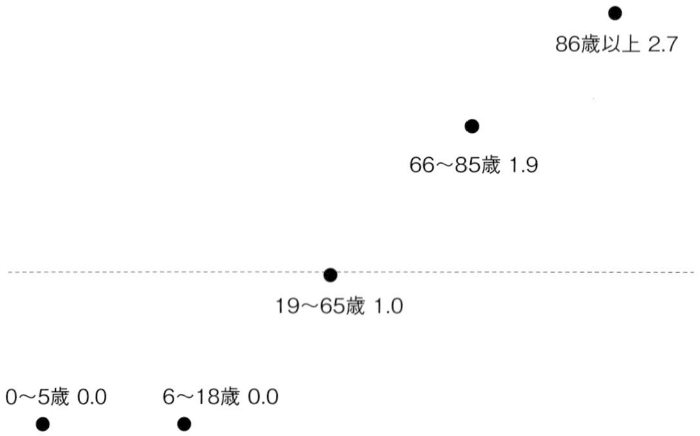

●　86歳以上 2.7

●　66〜85歳 1.9

●　19〜65歳 1.0

0〜5歳 0.0　　6〜18歳 0.0
●　　　　　　●

図4　年齢区分別に見た周術期 PE 発症率の相対危険度
　"年齢区分"や"手術部位"は，日本麻酔科学会麻酔関連偶発症例調査が定めたもの。
〔黒岩政之，入田和男，讃岐美智義ほか．2009-2011年周術期肺塞栓症調査結果からみた本邦における周術期肺血栓塞栓症の特徴―（公社）日本麻酔科学会安全委員会　周術期肺塞栓症調査報告―．麻酔 2013；62：629-38の数値より作成〕

らは"頭頸部/咽喉頭"を1とした場合の相対危険度で見ると，10倍以上高いことが分かる（図3）。

　では，PEの原因である下肢のDVTの周術期発症率はどうか。近年，わが国独自の周術期VTE発症頻度に関する調査結果が発表されている（表1[6]〜[9]）。Fujitaら[6]は，整形外科領域で術後DVTの発症頻度を下肢静脈造影による診断法で調べたところ，人工膝関節手術患者で48.6％，人工股関節手術患者で22.6％にDVTを認めていたとしている。またSakonら[7]は，開腹手術患者（一般外科，婦人科，泌尿器科手術）を対象に，術後，下肢静脈造影でDVTの有無を調べた結果，発症率は遠位DVT20.8％，近位DVT2.9％認めたとしている。したがってこれら2つの研究からは，わが国においても，術後の下肢DVTの発症頻度は決して低くないことが分かる。

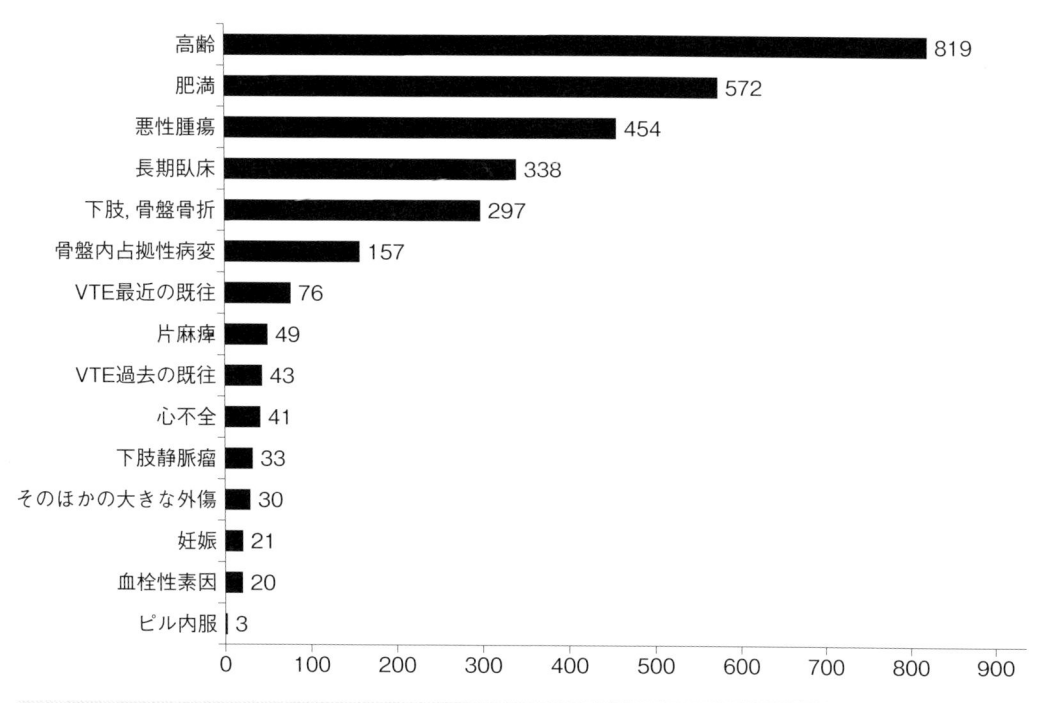

危険因子	件数
高齢	819
肥満	572
悪性腫瘍	454
長期臥床	338
下肢,骨盤骨折	297
骨盤内占拠性病変	157
VTE最近の既往	76
片麻痺	49
VTE過去の既往	43
心不全	41
下肢静脈瘤	33
そのほかの大きな外傷	30
妊娠	21
血栓性素因	20
ピル内服	3

図5 JSA-PTE調査（2009〜2011）で検出された危険因子
高齢は66歳以上，肥満はBMI≧25，高度肥満はBMI≧30，長期臥床は4日以上。
静脈血栓塞栓症の既往については，3カ月以内は最近の既往，4カ月以上は過去の既往。
〔黒岩政之，入田和男，讃岐美智義ほか．2009-2011年周術期肺塞栓症調査結果からみた本邦における周術期肺血栓塞栓症の特徴—（公社）日本麻酔科学会安全委員会 周術期肺塞栓症調査報告—．麻酔 2013；62：629-38の数値より作成〕

2 年齢および性別による特徴

　一般に，高齢になればDVT/PEのリスクが増えるといわれているが，JSA-PTE調査結果も，年齢が上昇するにつれて肺塞栓血栓症（pulmonary thromboembolism：PTE）発症率も上昇していることが分かる[3]（図4）。この結果から，中年齢（19〜65歳）を基準とした相対危険度は，66〜85歳で1.9，86歳以上では2.7に上昇することが分かる。また性別では，男性を基準とした場合に，女性の相対危険度は2.1と報告されている。

3 危険因子

　JSA-PTE調査で検出された危険因子を多い順にプロットすると，高齢，肥満，悪性腫瘍が上位3位であった（図5）。また，日本人における個々の危険因子に関するリスク強度は，現在までに表2のとおり報告されている[7)8)10)11]。これらは，各施設における予防プロトコルを作成する際，個人の有するリスクの位置づけの参考にされたい。

1. 疫学

表2 周術期PTE発症リスクとそのオッズ比

	オッズ比	95% CI
産科領域（Kobayashi 2008）[10]		
帝王切開	14.27	[6.89-29.55]
婦人科領域（Kobayashi 2008）[10]		
良性 BMI＞25	4.80	[2.20-10.40]
悪性 BMI＞25	2.40	[1.40-4.20]
婦人科領域（Suzuki 2010）[8]		
VTEの既往	34.60	[2.00-597.61]
卵巣癌	20.52	[5.05-83.46]
腫瘍径≧10 cm	6.44	[1.28-32.41]
腹部手術（Sakon 2006）[7]		
女性	3.17	[1.33-7.57]
骨盤内手術	2.53	[1.09-5.90]
年齢（10歳ごとに）	2.25	[1.47-3.44]
手術時間（1時間ごとに）	1.32	[1.04-1.68]
個人因子（JSA-PTE調査）[11]		
VTEの既往	5.1	[1.1-23.3]
長期臥床	3.2	[1.7-6.0]
肥満（BMI≧25）	2.9	[1.8-4.9]
悪性腫瘍	1.8	[1.1-3.1]

（黒岩政之．肺血栓塞栓症．麻酔 2011；60 増刊：S55-68 より引用）

おわりに

　この10年間の間に，DVT/PEを取り巻く状況は①DVT/PE予防に関する診療報酬改定，②国内予防ガイドラインの発表，および③新しい予防の抗凝固薬が発売されるなど，目まぐるしく変化した．これに関連して，JSA-PTE調査の結果[3]は，あたかも介入研究のように変化している．つまり，介入してきたことが結果として現れていることから，今後は①さらなる発症率低下および死亡率低下の方策，②予防による合併症を起こさないための工夫，③DVT/PEを発症した場合の速やかな対応の整備が目標であろう．

■参考文献

1) 黒岩政之．静脈血栓塞栓症の疫学．冨士武史，左近賢人編．静脈血栓塞栓症予防ガイドブック―エキスパートオピニオン．東京：南江堂；2010．p.2-9.
2) Sakuma M, Nakamura M, Yamada N, et al. Venous thromboembolism：Deep vein thrombosis with pulmonary embolism, deep vein thrombosis alone, and pulmonary embolism alone. Circ J 2009；73：305-9.
3) 黒岩政之，入田和男，讃岐美智義ほか．2009年-2011年周術期肺塞栓症調査結果からみた本邦における周術期肺血栓塞栓症の特徴―（公社）日本麻酔科学会安全委員会　周術期肺塞栓症調査報告―．麻酔 2013；62：629-38.
4) 肺血栓塞栓症および深部静脈血栓症の診断・治療・予防に関するガイドライン（2009年改

訂版）．Circulation Journal 2011；75：1258-81.
5) 黒岩政之．肺血栓塞栓症．麻酔 2011；60 増刊：S55-68.
6) Fujita S, Hirota S, Oda T, et al. Deep venous thrombosis after total hip or total knee arthroplasty in patients in Japan. Clin Orthop Relat Res 2000；375：168-74.
7) Sakon M, Maehara Y, Yoshikawa H, et al. Incidence of venous thromboembolism following major abdominal surgery：A multi-center, prospective epidemiological study in Japan. J Thromb Haemost 2006；4：581-6.
8) Suzuki N, Yoshioka N, Ohara T, et al. Risk factors for perioperative venous thromboembolism：A retrospective study in Japanese women with gynecologic diseases. Thromb J 2010；17：2-9.
9) Yoshioka K, Kitajima I, Kabata T, et al. Venous thromboembolism after spine surgery：Changes of the fibrin monomer complex and D-dimer level during the perioperative period. J Neurosurg Spine 2010；13：594-9.
10) Kobayashi T, Nakabayashi M, Ishikawa M, et al. Pulmonary thromboembolism in obstetrics and gynecology increased by 6.5-fold over the past decade in Japan. Circ J 2008；72：753-6.
11) 黒岩政之，北口勝康，瀬尾憲正ほか．本邦における周術期肺血栓塞栓症発症因子の検討　日本麻酔科学会周術期肺血栓塞栓症調査（2005～2007 年）より．Therapeutic Research 2009；30：575-6.

〈黒岩　政之〉

I. 総論

2 病態

はじめに

静脈血栓塞栓症（venous thromboembolism：VTE）は，静脈内で形成された血栓による障害，もしくは血栓が遊離し塞栓化して，他臓器を障害する一連の病態である。有症性のVTEの多くは，下肢の深部静脈血栓症（deep vein thrombosis：DVT）から発症する。静脈血栓の多くは，塞栓化によって静脈灌流に従い右心室に達した後，肺動脈の血管径が分岐によって狭くなっていく過程で物理的に補足され，肺血栓塞栓症（pulmonary thromboembolism：PTE）となる。

VTEは，上記のみならず上肢の深部静脈血栓症を塞栓源としたPTEや，静脈血栓が右心室から開存している卵円孔を経て動脈系に入り，脳動脈を閉塞する奇異性脳塞栓症など，さまざまな病態が含まれる。しかしながら，周術期のVTE発症予防の観点から重要な病態は，入院を契機に発症しやすく，発症した場合重篤な発作を起こしうる下肢・骨盤内のDVTからのPTEであり，本項では本病態に焦点を絞り解説する。また，周術期にかぎらず入院患者はVTEを発症しやすい特徴があること，周術期症例と院内発症症例（非手術症例）のVTEは病態がほぼ同じであることから，本項では周術期に限定せず広くVTEの院内発症症例の病態について解説していることをご了承いただきたい。

リスク因子から見た周術期VTE

1 多因子疾患としてのVTE

VTEには，さまざまなリスク因子が知られている。リスク因子は，ウィルヒョウの三徴と呼ばれる古典的な易形成性（血流うっ滞・凝固能の亢進・血管壁の損傷）に沿って分類すると理解しやすい（図1）。三徴のなかでも血流うっ滞は，後述するように下腿型のDVT発症とかかわりが深く，院内発症症例における重要なリスク因子である。なお，旅客機や乗用車などによる長時間の移動に伴って発症するVTEは，エコノミークラス症候群（旅行者血栓症）と称され，一般にも周知されるようになった。

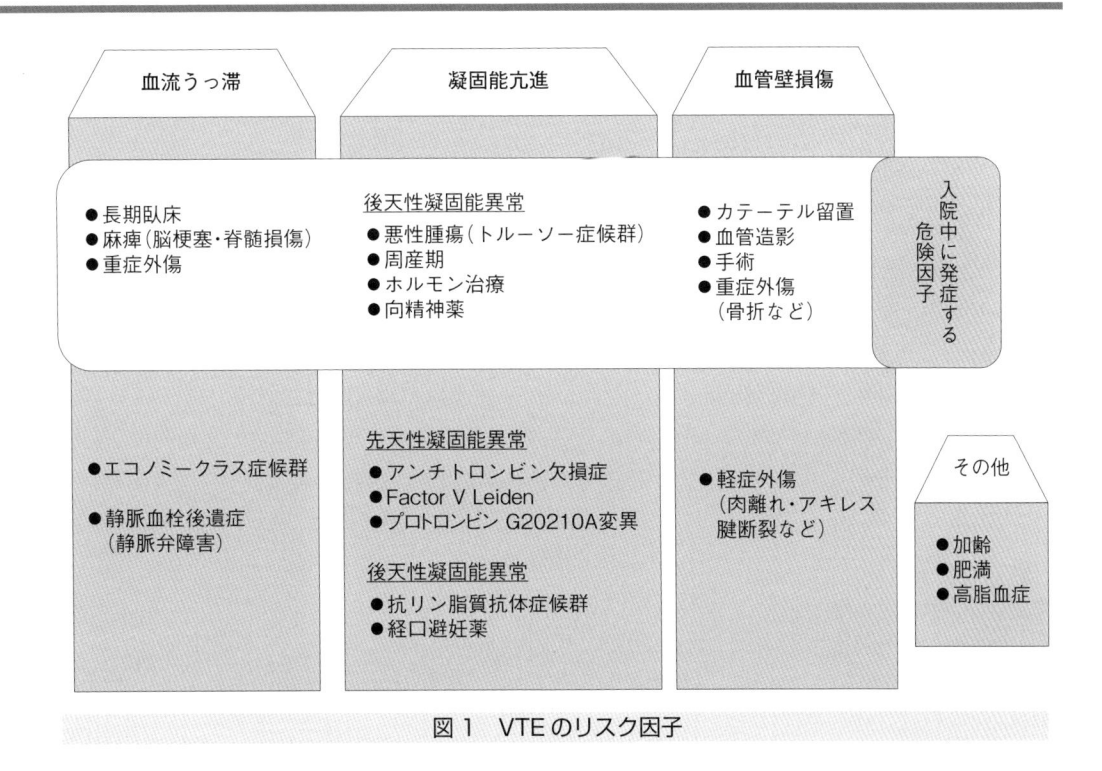

図1 VTEのリスク因子

血流うっ滞
- 長期臥床
- 麻痺（脳梗塞・脊髄損傷）
- 重症外傷

凝固能亢進
- 後天性凝固能異常
  - 悪性腫瘍（トルーソー症候群）
  - 周産期
  - ホルモン治療
  - 向精神薬

血管壁損傷
- カテーテル留置
- 血管造影
- 手術
- 重症外傷（骨折など）

入院中に発症する危険因子

- エコノミークラス症候群
- 静脈血栓後遺症（静脈弁障害）

先天性凝固能異常
- アンチトロンビン欠損症
- Factor V Leiden
- プロトロンビン G20210A変異

後天性凝固能異常
- 抗リン脂質抗体症候群
- 経口避妊薬

- 軽症外傷（肉離れ・アキレス腱断裂など）

その他
- 加齢
- 肥満
- 高脂血症

また，先天性のVTEのリスク因子として，欧米では第V因子のライデン変異やプロトロンビン（G20210A変異）などの遺伝子異常が一般人の1〜6％に認められる。これに対し，アジア人ではこの2種の遺伝子変異は認められておらず，欧米と本邦におけるVTE発生頻度差の一因と考えられている[1]。

2 周術期VTEのリスク因子

入院患者に発生するVTEリスク因子を挙げると，血流うっ滞（長期臥床，手術，術後安静），凝固能の亢進（投薬の影響，悪性腫瘍），血管壁の損傷（手術，外傷）など，多くの因子が周術期に集中していることが分かる[2]（図1）。VTEは，入院患者，特に周術期の発症頻度が高いことが知られており，Heitら[3]は手術を伴う入院加療によってVTE発症の危険度が約22倍に増加すると報告している。本邦におけるVTEのリスク因子の検討結果では，肺塞栓症研究会の調査で急性PTE院内発症症例133症例のうち42％が3つ以上のリスク因子を有しており，長期臥床，担がん患者，中心静脈カテーテル留置などの割合が多かったという[4]。また，日本麻酔科学会[5]の報告では，周術期PTE症例では肥満，悪性腫瘍，長期臥床，下肢・骨盤骨折の各因子が25〜42％と高率に認められた。突然死症例の検討（院内発症・市中発症含む）では，肥満，高齢，入院中，直近の外傷，長期臥床の順にリスク因子が認められている[6]。

3 周術期VTEの診療科

　PTEの院内発症症例は，下肢DVT患者が入院加療中に塞栓化する事例よりも，まったく別の疾患で入院中の患者がたまたまVTEを発症する症例のほうが圧倒的に多い。肺塞栓症研究会の調査では，急性PTE入院加療433症例のうち約3割がなんらかの他疾患に続発した院内発症症例であったという[4]。

　VTE発症症例の入院診療科としては，整形外科，産婦人科，精神科などが多い。なかでも整形外科は，外傷や手術による下肢静脈の直接損傷や術後の歩行制限の問題から，もっともVTEを発症しやすい。日本麻酔科学会[5]による外科手術の部位別の周術期PTE発症率は，股関節・四肢手術で10,000症例あたり7.48症例，脊椎手術で6.30症例，開腹手術で5.32症例，帝王切開で3.82症例，心臓大血管系で3.09症例と整形外科領域手術の発症リスクが高かった。産婦人科は，妊娠や骨盤内腫瘍による静脈圧迫，卵巣がんやその治療に伴う凝固能の変化などがVTEのリスクを高めている。精神科領域のPTEは法医学では以前より指摘されていた[7]。全国調査によって精神科病棟におけるPTE発症率は0.037（うち致死性0.011）％であり，一般的なPTE発症率の0.004％よりはるかに高いことが分かった[8]。身体拘束，向精神薬，疾患による肥満や不動状態が，精神科領域のPTE発症に関与していると考えられる[7]。

　行政解剖の院内発症PTE 11症例の診療科は，整形外科5症例（周術期2症例，うち1症例は術直後），脳神経外科（周術期2症例），精神科3症例（全症例身体拘束中），産婦人科1症例（帝王切開後）であった[9]。東京慈恵会医科大学[10]の報告では，診療行為に関連したPTE 24剖検症例の診療科は精神科9症例，整形外科7症例，外科3症例，内科3症例，産婦人科2症例，耳鼻咽喉科1症例であった（重複診療含む）。

　非手術症例においても，脳梗塞などによる臥床，精神科領域の身体拘束，血管造影後の砂嚢による下肢の圧迫など，入院患者において長時間臥床状態が持続する場合，VTEのリスクは高まることになる。

4 法医学的観点から見た周術期VTEの問題点

　急性広範性PTEは，死亡率が14％で，死亡症例の40％が発症後1時間以内に死亡する[11] VTEの中でもっとも重篤な病態である。急性広範性PTEによる突然死は家族や医療スタッフへの衝撃が大きく，時として医療訴訟に発展する事例もある。VTEによる院内突然死が医療訴訟に発展する背景として，以下のような理由が考えられる[12]。

　①心筋梗塞や脳卒中に比べてVTEの社会的認知度が低く，病態や致死率の高さが理解されにくい。

　②VTE死亡症例の多くが発症後数時間以内の突然死のため，家族が死亡に立ち合うことができない症例が多い。このため，医療側が不利益な情報を隠しているのではないかなどの憶測を生じやすい。

　③VTEの発症パターンとして長期臥床後の初回歩行時の発症が多い。そのような事例

の場合，患者は快復に向かっているという印象が強く，その後の急変が受け入れがたい。

④入院の原因疾患がVTEではない事例がほとんどであり，"入院した病気以外の病気で死んだ"と考える。

⑤特に，原疾患がVTEを発症しなければ元気に退院できたと考えられる疾患（下肢骨折や帝王切開など）の場合，それらの疾患で死亡したことに憤りを感じる。

また，交通事故や傷害事件による受傷入院中にVTEを発症して死亡した場合，以前は事故と死因の因果関係が法医学的論点となっていったが，現在ではそれに加え，入院中の医療行為の適否の判断を求められる。

以前は，院内突然死の死因がPTEであれば，予測できない合併症として医師に注意義務違反を問われることはなかったが，ガイドラインおよび予防管理料が策定された現在において，VTEは"予期せぬ疾患"から"予防すべき疾患"に変貌したといえる。

周術期VTEの病理学的特徴

1 下肢・骨盤部のDVTの3型

下肢・骨盤部のDVTは，大きく腸骨型，大腿型，下腿型に分類され，成因や病態が異なる[13]（図2）。周術期においては，腸骨型（骨盤内腫瘍や妊娠による血管圧迫・腸骨静脈圧迫症候群），大腿型（中心静脈カテーテル留置による血管損傷），下腿型（臥床による血流うっ滞）のいずれの型のDVTも形成される可能性がある。腸骨型，大腿型のDVTは，早期に中枢側静脈を閉塞し，下肢の腫脹や疼痛など臨床症状を伴うため，臨床的DVTとして以前から注目されていた。

それに対して下腿型DVTは，静脈の本数が多くそれぞれ吻合しているため，血栓の閉塞による下肢の臨床症状が出現しにくい。また，かつてDVT検索の主体であった静脈造影法では，下腿の筋肉内静脈の描出が困難で，下腿型DVTの発症頻度は低いと考えられていた。しかしながら，超音波検査やコンピュータ断層血管造影法の検索技術の向上により，周術期には高頻度に無症候性の下腿型DVTが発症していることが分かった。さらに，腸骨型，大腿型は主に末梢側に血栓が成長するのに対し，下腿型では中枢側に血栓が進展するため，大腿部に二次性のフリーフロート血栓を形成して肺に塞栓化しやすいと考えられている。すなわち下腿型DVTは，腸骨型・大腿型DVTと比べて下肢での症状が少ないが，PTEとの関連が強いと考えられ，周術期予防の対象として注目する必要がある。

2 下腿型DVT初期発生源としてのヒラメ筋静脈

下腿深部静脈には，足底からの血流を受ける静脈（下腿3静脈：前脛骨静脈，後脛骨静脈，腓骨静脈），筋肉内静脈（ヒラメ筋静脈，腓腹筋静脈），これらが合流して大腿部静脈につなぐ膝窩静脈からなる。下腿は立位において静水圧の影響を受けるため，血流うっ滞

2. 病態

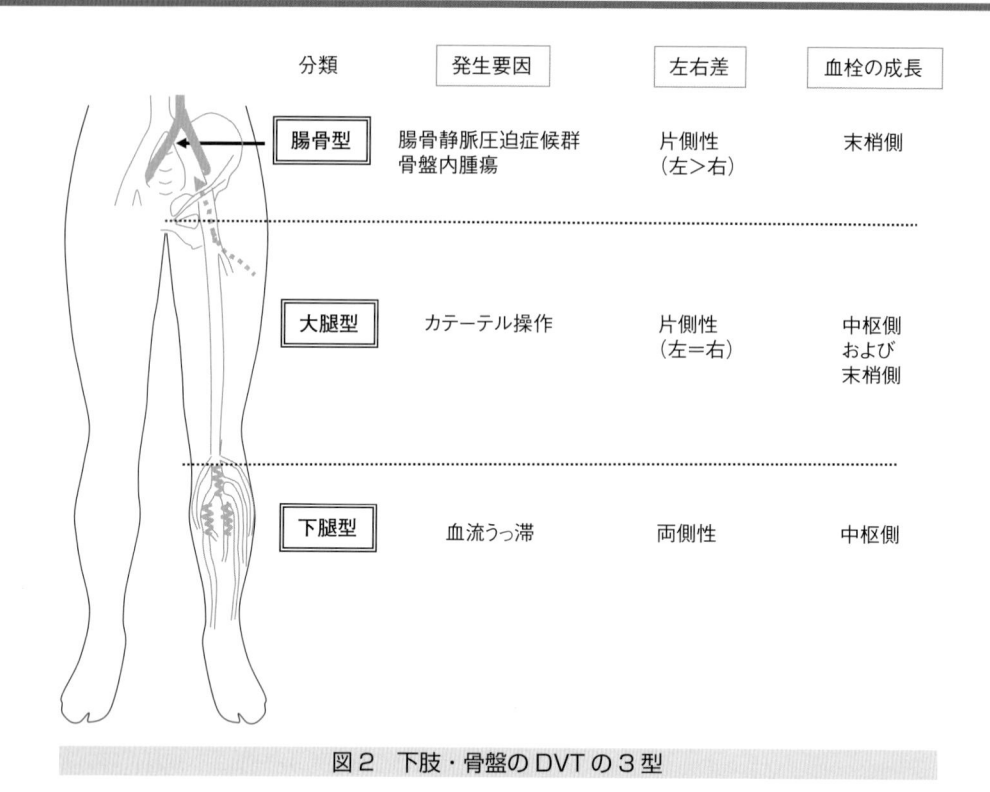

分類	発生要因	左右差	血栓の成長
腸骨型	腸骨静脈圧迫症候群 骨盤内腫瘍	片側性 (左＞右)	末梢側
大腿型	カテーテル操作	片側性 (左＝右)	中枢側 および 末梢側
下腿型	血流うっ滞	両側性	中枢側

図2　下肢・骨盤のDVTの3型

が起こりやすい。しかしながら，DVTの発生は静水圧の影響のみでは説明がつかず，下腿深部静脈におけるDVTの発生頻度は静脈によって異なる。致死性PTEの剖検症例の下肢DVTの局在を検討すると，ヒラメ筋静脈血栓がもっとも多く，全体の9割以上に認められ，血栓の性状ももっとも古かった[14]。このことから，ヒラメ筋静脈はPTEを合併する下腿型DVTの血栓発生源と考えられる。

下腿型DVTにおいて，ヒラメ筋静脈にDVTが形成されやすい理由として，ヒラメ筋とヒラメ筋静脈の解剖学的特徴が挙げられる。静脈の灌流機序には伴走動脈の拍動，静脈弁，筋ポンプ作用の3つがあるが，ヒラメ筋静脈の場合，ほとんどが筋ポンプ作用によって行われる。ベッドレストの状態ではヒラメ筋は抗重力筋のため，筋ポンプ作用による静脈灌流を十分に行えない。次に，ヒラメ筋静脈は，静脈弁が小さく不完全であり，弁が本幹にあまり存在せず，合流する細い静脈に小さな弁を持つために，うっ滞により静脈の血管径が拡張すると早期に弁機能不全が生じやすい。さらにヒラメ筋静脈は，吻合が多いため，血栓の器質化による静脈弁障害によって吻合を介して血流うっ滞が増悪しやすい[15]。

ヒラメ筋静脈は，いわゆる洞構造をとり，拡張しやすい性質がある。これは，静脈血を一時的に蓄えることによって筋ポンプ作用を有効に機能させる役目があり，下腿の静脈血を心臓に灌流する"第2の心臓"といわれている。このヒラメ筋静脈の解剖学的構造は，血流を一時的に貯留するうえで有用であるが，過度の血流うっ滞が生じた場合，ほかの下腿静脈よりも血流うっ滞の増悪が多くなり，結果として下腿型DVTの血栓発生源となりやすい。

3 ヒラメ筋静脈血栓の成長と灌流経路

　ヒラメ筋静脈は，下腿型DVTの血栓発生源として非常に重要であるが，孤立性ヒラメ筋静脈血栓が致死性PTEを発症する可能性はきわめて低いと考えられる。ヒラメ筋静脈は吻合が多く，容積の大きい遊離塞栓子塊を形成することができないためである。また，孤立性ヒラメ筋静脈の血栓は，ヒラメ筋静脈で形成された一次血栓であるため，付着した静脈壁から早期に器質化反応を受けて静脈壁に固着し，塞栓化しにくいと考えられる。さらに，肺はもともと静脈系の血栓を動脈系に移行させないフィルタの役目があり，線溶能が高い。仮に，孤立性ヒラメ筋静脈血栓が塞栓化したとしても，小さい塞栓子であることから肺の線溶能により症候性のPTEが発症することはまれであろう。

　しかしながら，ヒラメ筋静脈血栓は約2割が中枢側に進展するといわれ[16]，これが致死性PTEと深く関連していると考えられる。静脈血栓の成長には，①進展，②逆行性血栓形成，③静脈内塞栓化の3つの機序がある。多くの下腿型静脈血栓は，血流方向に沿って血管内を連続的に"進展"することによって成長する。このため，ヒラメ筋静脈血栓の成長を考える場合，ヒラメ筋静脈の灌流路に注目する必要がある。ヒラメ筋静脈の最大分枝であるヒラメ筋中央静脈は，膝窩静脈の合流部付近で腓骨静脈と合流し，次いで後脛骨静脈と合流して膝窩静脈に注ぐ[14]。この，ヒラメ筋静脈（中央静脈）→腓骨静脈→後脛骨静脈→膝窩静脈という流れは，ヒラメ筋静脈灌流静脈と呼ばれ，下腿深部静脈の中でも血栓の検出率が高い。一方，前脛骨静脈と腓腹筋静脈は，ヒラメ筋中央静脈と合流せずに直接膝窩静脈に注ぐ非灌流静脈のため，ヒラメ筋静脈血栓が成長して膝窩静脈が閉塞したのちに，二次性血栓が逆行性血栓によって形成される。このため非灌流静脈は，下腿静脈のなかでも灌流静脈に比べ血栓の検出率が低い[14]。

4 大腿部静脈への二次性血栓（フリーフロート血栓）形成

　ヒラメ筋静脈血栓が灌流路を経て大腿部の静脈に進展すると，大腿部静脈に二次性血栓が形成される。下腿静脈合流部より中枢である膝窩静脈や大腿静脈では，下腿の深部静脈と異なり，静脈が1本の太い筒状の構造をとり，多くの静脈灌流を受けている。このため，大腿部静脈に血栓が進展すると，血栓周囲の血管狭窄と本来の静脈径との格差が大きくなり，血栓先端部に乱流を発生させて，より中枢部に二次性血栓が形成される。この二次血栓は，一次血栓と異なり静脈壁との付着が少なく，末梢側の一部のみが血管壁に固定された形状をとり，フリーフロート血栓とも呼ばれる。フリーフロート血栓は血流に漂う風船のような形状をとり，小さなきっかけで固定部から遊離し，塊状の血栓塞栓子を形成する危険性がある。

　すなわち，同じ大腿部静脈のDVTであっても，前述したような腸骨型・大腿型DVTのように大腿部静脈で形成された一次血栓より，下腿型DVTから成長した二次血栓のほうが遊離・塞栓化しやすく危険である[15]。

2. 病態

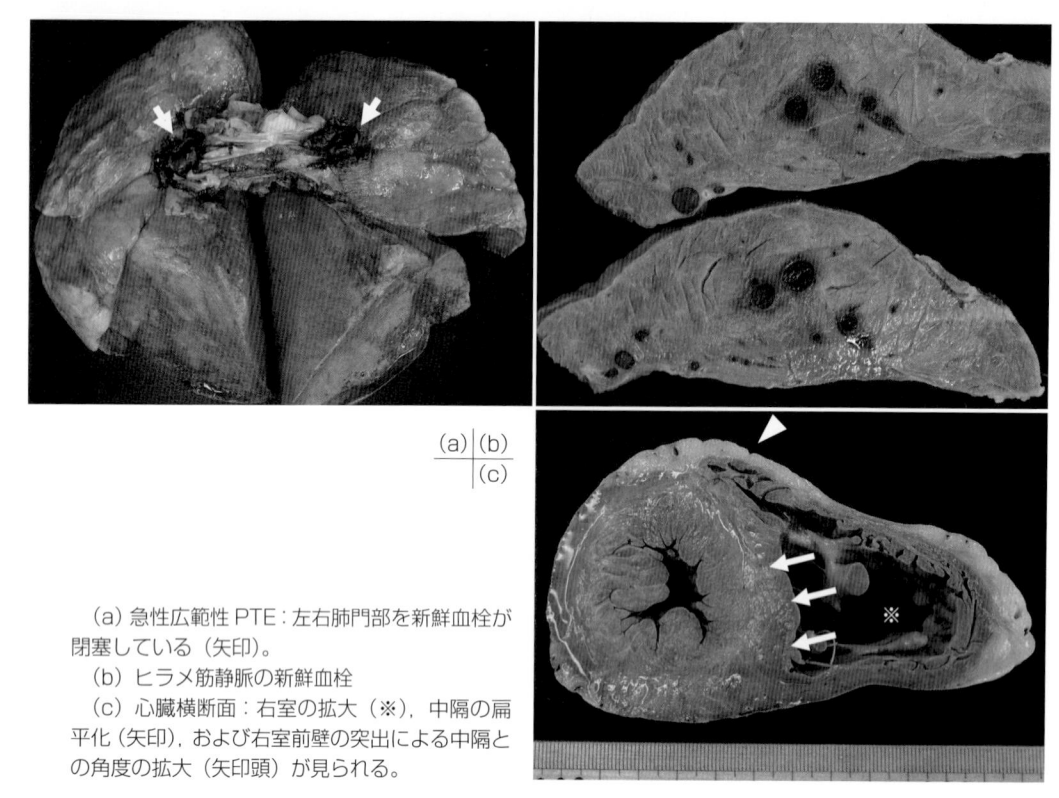

(a)|(b)
(c)

(a) 急性広範性 PTE：左右肺門部を新鮮血栓が閉塞している（矢印）。
(b) ヒラメ筋静脈の新鮮血栓
(c) 心臓横断面：右室の拡大（※），中隔の扁平化（矢印），および右室前壁の突出による中隔との角度の拡大（矢印頭）が見られる。

図3　周術期 VTE による突然死の剖検例：急性硬膜下血腫術後約 2 週間後の発症

5 急性広範性肺血栓塞栓症

　下腿静脈から二次性に形成されたフリーフロート血栓が，例えば安静解除後の初回歩行時の膝関節の屈曲で中枢側だけがちぎれ，血流に沿って塞栓化すると，大腿部静脈の長い血栓が肺門部を閉塞し，分岐部でとぐろを巻いた状態で閉塞し，急性広範性 PTE を生じる（図3-a，図3-b）。急性広範性 PTE の定義としては 2 葉枝以上の血栓閉塞とされるが，突然死症例の多くは左右の主肺動脈の閉塞があり，さらには左右の主肺動脈をまたがるような騎乗血栓が認められることもある。閉塞血栓は周囲の肺動脈壁との反応をほとんど認めず，剖検時に容易に血栓のみを取り外すことができる。肺門部の血栓は塊状であるが，詳細に観察すると鉛筆の太さほどの細長い血栓が藁束状になっていることが分かる。また，静脈弁の瘢痕が印章されていることがある。これらは，血栓塞栓子が静脈系で形成されたことを証明している。

　肺野の色調は高度に貧血調であるが，肺胞組織の壊死（病理学的な梗塞）には至っていない。これは，気管支動脈と二重支配であること，肺胞では気道による酸素交換が維持されているため，完全な虚血に至らないためと考えられる。

　急性広範性 PTE の急死の主たる要因は右心系の循環不全ではなく，肺動脈の閉塞による急激な右室の容量負荷によるショックと考えられる。事実，急性広範性 PTE の剖検症

例の多くは，右室の容量負荷を反映して右室の拡張，心室中隔の左室側への扁平化，右室前壁の突出による中隔との角度の拡大が認められる[2]（図3-c）。

6 acute on chronic PTE と chronic thromboembolic pulmonary hypertension

ヒラメ筋静脈血栓が進展する際に，非致死性の小塞栓子による潜在性PTE発作があり，最終的に中枢側にフリーフロート血栓が形成され致死性PTEを来す経過をacute on chronic PTEと称する。またVTEが反復性に経過し，右室不全が主体となる病態を慢性血栓塞栓性肺高血圧症（chronic thromboembolic pulmonary hypertension：CTPH）と呼ぶ。両者において，肺動脈や深部静脈には陳旧性VTEによる血管内腔の器質化血栓が索状物（いわゆるbands and webs）として確認できる[6)13)]。

市中発症症例においてはacute on chronic PTEが多く，先天性凝固能異常のある患者ではCTPHが多いが，周術期や院内発症症例については1回発症型のVTEであることが多い。もちろん，acute on chronic PTEやCTPHの患者が別疾患で入院した場合，入院中に再発性のPTE発作を起こす可能性は十分にあるため，これらの基礎的な病態を理解することは必要である。

病因から見た周術期VTEの特徴と予防

1 VTEの院内発症症例の特徴

院内発症症例は，市中発症症例に比べ前駆症状の出現率が低く，また病理所見も反復性塞栓症の経過が短いことが分かった[17)]。さらに個々のリスク因子とPTEの病理所見の比較においても，入院中，直近の外傷，直近の手術といった周術期にかかわるリスク因子のあるPTE症例では，反復性PTEの既往の少ない1回発症と考えられる症例が有意に多かった[6)]。

すなわち，市中発症症例ではDVTがゆっくり成長し，小塞栓子の遊離による潜在性PTEの小発作を繰り返しながら慢性的にVTEが経過するのに対し，院内発症症例では，臥床や手術などのリスク因子により入院後にDVTが短期間で形成され，安静臥床解除後の再歩行などをきっかけに大腿部のフリーフロート血栓が塞栓する1回発症型の病態を来しやすいことが考えられる。

こうした病態から予防策を検討すると，市中発症の事例は潜在性の反復性VTEを患者を重症化する前に発見する"早期発見"が大切であるが，院内発症症例は入院後のリスク因子の集中によってDVTが形成されることを避ける"予防"が重要である。本邦の予防ガイドライン[18)]においても，VTEの院内発症症例に対しては①発症頻度が高く，②早期診断が困難であり，③PTEを発症した場合の死亡率が高いが，④予防が費用対効果に優れる

ことから，予防の重要性を強調している。つまり，全入院患者のなかからPTE発症症例や予備軍の患者を抽出して重点的な治療を行うより，むしろ患者全般のDVT形成予防に努めることが合理的である。ただし整形外科においては，予定手術である変形性股関節・膝関節手術においては術後発症が多いのに対し，大腿骨骨折手術などでは術中発症症例が多いと報告[5]されている。つまり，術後の安静がDVTの契機になる事例では術後予防が重要であるが，骨折など入院・手術前からすでに臥床状態が続いていた事例では術前のDVTスクリーニングが重要となる。したがって，患者の置かれた病態に合わせた予防法の選択が必要なことはいうまでもない。

2 ヒラメ筋静脈の特性から見たVTE予防

病態から予想される効果的なVTE予防策としては，長期臥床によるDVTの初期発生源であるヒラメ筋静脈の血流うっ滞を改善することが重要と考える。ヒラメ筋静脈は灌流の多くを筋ポンプ作用に頼っているため，長期臥床によるヒラメ筋の収縮不全はただちにヒラメ筋静脈のうっ滞につながる。

ベッドレスト中の足関節は，一般的に底屈しており，ヒラメ筋は結果として受動的に短縮して張力発揮が抑制されるため，筋萎縮が進行するものと推察されている。宇宙環境の再現のために抗重力服をまとい数カ月ベッドレストさせた実験では，ヒラメ筋の筋線維直径がベッドレスト2カ月目に約8%，4カ月目に約36%低下したという[19]。しかしながら，この変化はヒラメ筋に負荷運動を与えることで予防できるという。ここでいう負荷運動とは，足関節の背屈によってヒラメ筋をストレッチさせた状態での膝の伸展・屈曲運動であり，膝の伸展・屈曲運動のみでは筋線維の萎縮は改善しなかった[19]。すなわち，ヒラメ筋は膝の伸展・屈曲運動には直接関与しないので，膝の運動よりヒラメ筋のストレッチそのものが効果的である。

ヒラメ筋は立位における抗重力作用であり，足関節を背屈させた状態で持続的に足底で平らな面を踏み締めるような動きをさせる必要がある。理学的予防として，下肢への間歇的空気圧迫装置や弾性ストッキングなどがあるが，なんといっても自力で立ち，歩行することによってヒラメ筋を十分に収縮させることに勝る道具はない。できるだけ臥床安静の時間を減らし，早期歩行によって下肢の血流うっ滞を予防することが重要である。手術や疾患によっては再歩行に時間のかかる場合，ベッド上に足を上げた状態での膝関節の伸展・屈曲運動や，いわゆるフットポンプのような足底への間歇的な加圧のみでは，ヒラメ筋の効果的な収縮が困難と考える。上述した足関節を背屈させて，ヒラメ筋をストレッチさせた状態での膝の伸展・屈曲運動や，横臥した状態でベッド柵か壁に足底をつけ，土踏まずで壁を持続的に押し続けるような運動がヒラメ筋の収縮に有用である。

3 周術期VTE予防のポイント

病態から見た周術期VTE予防の要点を以下にまとめる。
①周術期VTE予防の最終目的は，突然死のリスクが高い急性広範性PTEの回避と考え

②急性広範性PTEの回避のためには，院内発症における最大のDVTリスク因子である長期臥床による血流うっ滞を改善する必要がある。

　③血流うっ滞を契機とするDVTは下腿型が多く，特にヒラメ筋静脈に好発するため，ヒラメ筋静脈血栓の形成予防およびスクリーニングが有用である。

　④ヒラメ筋静脈血栓の患者については，中枢側への血栓進展の有無について十分な経過観察を行う。

　⑤下腿型DVTが中枢側に進展して大腿部に二次性に形成されたフリーフロート血栓は，急激に成長して大きな血栓塞栓子を形成する可能性があるので，急性広範性PTEの水際の予防としては大腿部静脈血栓の早期発見と対応が重要である。

■参考文献

1) Ro A, Hara M, Takada A. The factor V Leiden mutation and the prothrombin G20210A mutation was not found in Japanese patients with pulmonary thromboembolism. Thromb Haemost 1999；82：1769.
2) 呂　彩子，景山則正，福永龍繁．静脈血栓塞栓症：成因・診断から治療・予防まで．成因と病態．臨床画像 2006；22：246-56.
3) Heit JA, Silverstein MD, Mohr DN, et al. Risk factors for deep vein thrombosis and pulmonary embolism：A population-based case-control study. Arch Intern Med 2000；160：809-15.
4) Nakamura M, Sakuma M, Yamada N, et al. Risk factors of acute pulmonary thromboembolism in Japanese patients hospitalized for medical illness：Results of a multi center registry in the Japanese Society of Pulmonary Embolism research. J Thromb Thrombolysis 2006；21：131-5.
5) 黒岩政之．II肺血栓塞栓症　3最近の動向．小林隆夫編．静脈血栓塞栓症ガイドブック．改訂2版．東京：中外医学社；2010．p.35-44.
6) Ro A, Kageyama N, Tanifuji T, et al. Autopsy-proven untreated previous pulmonary thromboembolism：Frequency and distribution in the pulmonary artery and correlation with patients' clinical characteristics. J Thromb Haemost 2011；9：922-7.
7) 呂　彩子，景山則正，谷藤隆信ほか．精神科領域の肺血栓塞栓症行政解剖例の検討．Therapeu Res 2008；29：727-8.
8) 中村真潮，佐久間聖仁，榛沢和彦ほか．精神科病棟入院患者における肺塞栓症に関する検討．厚生労働省科学研究費補助金難治性疾患克服事業・血液凝固能異常に関する調査研究平成18年度統括・分担研究報告書．東京：厚生労働省；2007．p.167-72.
9) 呂　彩子，景山則正，谷藤隆信ほか．院内発症の広範性肺血栓塞栓症における下肢深部静脈血栓症の病理形態学的検討．静脈学 2005；16：61-8.
10) 阿部俊太郎．法医剖検例における肺動脈血栓塞栓症と医療関連死発生状況の検討．慈恵医大誌 2006；121：191-8.
11) Ota M, Nakamura M, Yamada N, et al. Prognostic significance of early diagnosis in acute pulmonary thromboembolism with circulatory failure. Heart Vessels 2002；17：7-11.
12) 呂　彩子．周術期の肺血栓塞栓症による突然死を予防するために：法医学的検証．日本手術医学会誌 2011；32：314-6.
13) Ro A, Kageyama N, Tanifuji T, et al. Pulmonary thromboembolism：Overview and update from medicolegal aspects. Legal Med（Tokyo）2008；10：57-71.

14) Kageyama N, Ro A, Tanifuji T, et al. The significance of the soleal vein and its drainage veins in cases of massive pulmonary thromboembolism. Ann Vasc Dis 2008；1：35-9.
15) 景山則正, 呂 彩子, 福永龍繁. 塞栓源としてのヒラメ静脈. 呼吸器科 2005；7：622-8.
16) Labropoulos N, Kang SS, Mansour MA, et al. Early thrombus remodelling of isolated calf deep vein thrombosis. Eur J Vasc Endovasc Surg 2002；23：344-8.
17) 呂 彩子, 景山則正, 谷藤隆信ほか. 急性広範性肺血栓塞栓症の臨床経過と病理所見の対比. 脈管学 2004；44：241-6.
18) 肺血栓塞栓症 深部静脈血栓症（静脈血栓塞栓症）予防ガイドライン作成委員会. 肺血栓塞栓症/深部静脈血栓症（静脈血栓塞栓症）予防ガイドライン. 東京：メディカルフロントインターナショナル；2004.
19) 大平充宣. 重力と神経・筋の機能及び発育・発達の関係. JSUP宇宙環境利用の展望. 2002. http://www.jaros.or.jp/space%20utilization%20view/utilization%20view%20list.htm

（呂　彩子）

I. 総論

3 症状，検査，診断

はじめに

　肺血栓塞栓症（pulmonary thromboembolism：PTE）に特異的な症状はなく，周術期をとおして深部静脈血栓症（deep vein thrombosis：DVT）を含めた静脈血栓塞栓症（venous thromboembolism：VTE）を診断するためには，まず"疑う"ことが大切である。日本麻酔科学会[1,2]の調査では，周術期PTEは術後発症が75～81％ともっとも多く，術前に3.7～12％，麻酔・手術中に11～15％が発症している。VTEの診断は，肺塞栓子の証明（PTEの確定診断），右心負荷の評価（重症度判定と治療方針の決定），DVTの評価（PTEの予防）を念頭に置く。鑑別すべき疾患としては，循環器系疾患としての心不全，狭心症，心筋梗塞，心タンポナーデ，収縮性心膜炎，呼吸器系疾患としての気胸，無気肺，肺炎，胸水貯留，などが考えられる。PTEの最重症症例では失神，ショックや心停止で発症する症例もあるため，診断と並行して治療を進めなければならない。

　本項では，麻酔前のDVT，麻酔中のPTE，術後PTEの診断を中心に記する。

麻酔・手術前のDVT

　PTEの原因となる血栓は下肢由来のDVTが多く，麻酔・手術前にDVTの危険度を判定し，その有無を診断することは，周術期PTE全体の発症率の抑制につながると思われる。DVTの存在部位としては，膝窩静脈より上位の腸骨，大腿静脈に発症する中枢型と下腿静脈に発症する末梢型に分類できる。PTEの塞栓源となるのは大腿静脈由来のものが多いが，末梢型からでも発症する。DVTの確定診断は静脈造影であるが，手技のリスク・煩雑さ，経済的な問題などがある。

1 麻酔前評価

a．問診

　表1にDVTの危険因子を示す[3]。これらの要件を満たす患者に対しては，特に丁寧な問

表1 深部静脈血栓症の危険因子

事項	危険因子
背景	高齢者
病態	外傷：下肢骨折，下肢麻痺，脊椎損傷
	悪性腫瘍
	手術後
	下肢静脈瘤
	脱水・多血症
	肥満，妊娠・産後
	静脈血栓塞栓症既往：静脈血栓症・肺血栓塞栓症
	先天性凝固亢進：凝固抑制因子欠乏症
	炎症性腸疾患，抗リン脂質抗体症候群，血管炎
治療	整形外科手術（股関節置換術，膝関節置換術，股関節骨折手術）
	腹部外科（骨盤内手術，悪性腫瘍手術）
	カテーテル検査・治療・長期留置
	薬剤服用：女性ホルモン，止血薬，ステロイド
	長期臥床：下肢骨折周術期

〔安藤太三．循環器病の診断と治療に関するガイドライン（2008年度合同研究班報告）肺血栓塞栓症および深部静脈血栓症の診断，治療，予防に関するガイドライン（2009年改訂版）より一部改変引用〕

診が必要である．麻酔・手術前の患者については，下肢や中心静脈へのカテーテル留置，下肢の骨折や病態による長期のベッド上安静，四肢麻痺や固定による不動化が危険因子である．

b. 診察

中枢型では，下肢の腫脹，疼痛，色調変化，末梢型では疼痛に注意する．

c. 検査前確率の評価

PTEの可能性予測の指標として，数種類が提案されている．これらを基にして，症例ごとの危険度を把握しておくことが"疑う"ために必要である．

① Rogers score（表2）[4]
② Caprini score（表3）[5]
③ Wells score（表4）[6]
④ revised Geneva score（表5）[7]

2 検 査

問診や診察でDVTが疑われる症例について，検査前確率評価，d-dimer，下肢静脈エコー，静脈造影を組み合わせて，危険度に応じた検査を進める[8]．

表2 venous thromboembolic event complication risk index for general and vascular surgery patients

risk factor	risk score points
operation type other than endocrine	
respiratory and hemic	9
thoracoabdominal aneurysm, embolectomy/thrombectomy, venous reconstruction, and endovascular repair	7
aneurysm	4
mouth, palate	4
stomach, intestines	4
integument	3
hernia	2
ASA physical status classification	
3, 4, or 5	2
2	1
female sex	1
work RVU	
>17	3
10〜17	2
two points for each of these conditions	2
disseminated cancer	
chemotherapy for malignancy within 30 d of operation	
preoperative serum sodium>145 mmol/l	
transfusion. 4 units packed RBCs in 72 hr before operation	
ventilator dependant	
one point for each of the conditions	1
wound class (clean/contaminated)	
preoperative hematocrit level ≦38%	
preoperative bilirubin level ≦1.0 mg/dl	
dyspnea	
albumin level ≦3.5 mg/dl	
emergency	
zero points for each of these conditions 0	0
ASA physical status class 1	
work RVU<10	
male sex	
risk level	score range
low	<7
medium	7〜10
high	>10

ASA：American Society of Anesthesiologists, RBC：red blood cell, RVU：relative value unit
(Rogers SO Jr, Kilaru RK, Hosokawa P, et al. Multivariable predictors of postoperative venous thromboembolic events after general and vascular surgery：Results from the patient safety in surgery study. J Am Coll Surg 2007；204：1211-21 より改変引用)

a. d-dimer

フィブリノゲンやフィブリンがプラスミンにより分解された物質（fibrin/fibrinogen

表3 Caprini risk assessment model

1 point	2 points	3 points	5 points
age 41～60 y minor surgery BMI>25 kg/m² swollen legs varicose veins pregnancy or postpartum history of unexplained or recurrent spontaneous abortion oral contraceptives or hormone replacement sepsis (<1 mo) serious lung disease, including pneumonia (<1 mo) abnormal pulmonary function acute myocardial infarction congestive heart failure (<1 mo) history of inflammatory bowel disease medical patient at bed rest	age 61～74 y arthroscopic surgery major open surgery (>45 min) laparoscopic surgery (>45 min) malignancy confined to bed (>72 hr) immobilizing plaster cast central venous access	age≧75 y history of VTE family history of VTE factor V Leiden prothrombin 20210A lupus anticoagulant anticardiolipin antibodies elevated serum homocysteine heparin-induced thrombocytopenia other congenital or acquired thrombophilia	stroke (<1 mo) elective arthroplasty hip, pelvis, or leg fracture acute spinal cord injury (<1 mo)

〔Gould MK, Garcia DA, Wren SM, et al；American College of Chest Physicians. Prevention of VTE in nonorthopedic surgical patients：Antithrombotic Therapy and Prevention of Thrombosis, 9th ed：American College of Chest Physicians evidence-based clinical practice guidelines. Chest 2012；141（2 Suppl）：e227S-77S より引用〕

表4 Wells model for clinical diagnosis of pulmonary embolism

clinical findings		provability of PE	
clinical signs and symptoms of DVT	3	low	<2
PE as likely or morelikely than an alternative diagnosis	3	moderate	2～6
previous, objectively diagnosed PE or DVT	1.5	high	>6
heart rate>100/min	1.5		
immobilization at least 3 days, or surgery in the previous 4 weeks	1.5		
hemoptysis	1		
malignancy(treatment for cancer that is ongoing, within 6 mo, or palliative)	1		

DVT：deep vein thrombosis, PE：pulmonary embolism

（Wells PS, Hirsh J, Anderson DR, et al. Accuracy of clinical assessment of deep-vein thrombosis. Lancet 1995；345：1326-30 より改変引用）

表5 revised Geneva Score

variable	points
risk factors	
age>65 y	1
previous DVT or PE	3
surgery(under general anesthesia)or fracture(of the lower limbs) within 1 month	2
active malignant condition(solid or hematorogic malignant condition, currently active or considererd cured<1y)	2
symptoms	
unilateral lower limb pain	3
haemoptysis	2
clinical signs	
heart rate	
75〜94 beats/min	3
≧95 beats/min	5
pain on lower-limb deep venous palpation and unilateral edema	4
clinicaly probability	
low	0〜3 total
intermediate	4〜10 total
high	≧11 total

DVT : deep vein thrombosis, PE : pulmonary embolism
(Le Gal G, Righini M, Roy PM, et al. Prediction of pulmonary embolism in the emergency department : The revised Geneva score. Ann Intern Med 2006 ; 144 : 165-71 より引用)

degradation products:FDP)のうち，架橋化された安定化フィブリンの分解（二次線溶）による産物のみを反映する。体内での血栓形成を反映するため，血栓症の判定に用いられる。血栓症以外の疾患や病態（悪性腫瘍，播種性血管内凝固症候群，加齢，感染症，妊娠，手術または外傷後，炎症，心房細動，脳卒中など）でも上昇するため，確定診断には用いられないが，スクリーニングとしては有用で鑑別診断の指標となる。つまり，d-dimer値が低い場合には急性期のVTE診断を除外できるが，異常値を示した場合には画像診断と組み合わせる必要がある（図）。

d-dimer検査方法は数種類のものがあり，それぞれの方法により感度が異なる。測定用の試薬が各種市販されておりそれぞれに利点があり，診断，治療における臨床的な有用性に関しての参考基準値も一定ではない[9)10)]。

b. 画像検査

問診や診察，症状で臨床確率が高い症例やd-dimerが異常を示した症例では，画像検査が必要となる。

(1) 下肢超音波検査

DVTの診断のためにもっとも広く使われている非侵襲的な方法である。ベッドサイドで簡便に繰り返し検査することで，再発リスクも評価できる。超音波プローブの圧迫によ

3. 症状，検査，診断

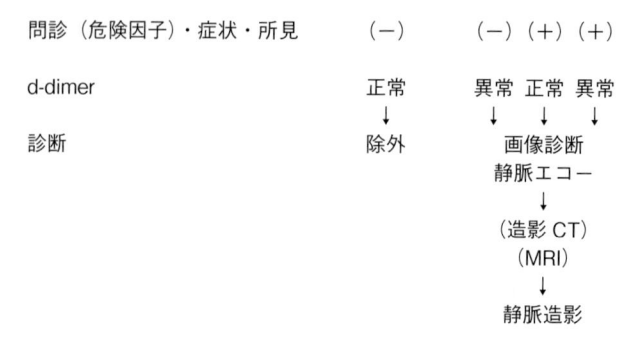

```
問診（危険因子）・症状・所見    （−）      （−）（＋）（＋）
d-dimer                  正常      異常 正常 異常
                          ↓        ↓   ↓   ↓
診断                      除外      画像診断
                                   静脈エコー
                                       ↓
                                   （造影 CT）
                                    （MRI）
                                       ↓
                                   静脈造影
```

図　VTE 診断の流れ

問診・症状・所見で異常が認められず，かつ d-dimer が正常値の場合には急性期 VTE を除外できる。どちらかが，異常値を示した場合には画像診断などによる急性期 VTE の診断を実施する必要がある。

表6　d-dimer 検査方法

一般 d-dimer 検査	全血 d-dimer アッセイ
	ラテックス半定量的アッセイ
高感度 d-dimer	酵素結合免疫蛍光アッセイ
	マイクロプレート酵素結合免疫吸着アッセイ（ELISA）
	定量的ラテックス免疫比濁アッセイ

る静脈虚脱の程度，呼吸性変動の有無，カラードプラー法による血流の有無により，DVT の診断が可能である。血栓症の部位（大腿静脈，膝窩静脈および下肢腓骨・後脛骨・ひらめ筋静脈），病期（急性期，慢性期），血栓の範囲による病型（腸骨型，大腿型，下腿型），塞栓源としての危険性（不安定，安定）を判定する。

遠位 DVT のみが存在する場合は PTE の危険性は低いが，遠位 DVT が近位側に伝播し PTE につながる危険性があるため，d-dimer 検査（表6），または近位圧迫超音波画像検査などの追加調査を 5～7 日後に実施する必要がある。

（2）下肢静脈造影

下肢静脈造影が DVT 確定診断のもっとも良好な標準検査であるが，経済的負担，腎機能障害，めまい，吐気，造影剤アレルギー反応，足背の静脈へのカニューレ挿入困難，読影の習熟度の違いによる診断の差などの理由により，臨床の現場で有用性は低い。ほかの検査では DVT の確定診断が得られないか，除外できないときに使用される。

（3）静脈造影 CT スキャン

通常，DVT と PTE の両方が疑われた際に，胸部コンピュータ断層撮影（computed tomography：CT）と組み合わせで実施されることが多い。造影剤の注入は腕の静脈で可能であるが，静注造影剤の投与によるリスクは存在する。

(4) MRI, MRV

単純磁気共鳴画像（magnetic resonance imaging：MRI）では造影剤を必要とせずに血流を可視化できるが，造影剤の使用によって診断力はより高まる。多くの施設では，下肢DVTの診断には実用的ではない。

麻酔・手術中のPTE

1 術中発症症例の特徴

麻酔・手術中に発症したPTEでは情報は非常に限られており，少なくとも全身麻酔下では呼吸困難や胸痛，意識障害などの自覚症状は得られない。また，人工呼吸中であれば頻呼吸も認められない。

麻酔中の所見として有用なものは，突然生ずる呼気終末二酸化炭素分圧（Et_{CO_2}）の低下，経皮的動脈血酸素飽和度（Sp_{O_2}）の低下，血圧低下，頻脈などの不整脈である。特に，麻酔中の体位変換や，大腿，下肢，骨盤腔内の手術操作時に注意する。

また，血栓の成長や頻回の遊離・塞栓化により急速な経過をとり，ショック・心停止に至る症例もあり，麻酔・手術前の既往歴や所見によってPTE発症の危険性の高さを認識しておくことが大切である。

2 所　見

a. Et_{CO_2}

PTEが発症した場合にはEt_{CO_2}は急激に低下するため，早期発見に有用である。日本麻酔科学会のワーキンググループ調査では，30症例（9.3％）にEt_{CO_2}の変化が所見として報告されている（表5）。これらは，全身麻酔中に発症したものと考えられる。同報告によると，麻酔中発症PTEは37症例で，多くの症例でEt_{CO_2}に変化が認められたことになる。

b. Sp_{O_2}

Sp_{O_2}低下は，周術期PTEの54.9％の症例に認められている。麻酔中はもちろん，周術期のPTEの発見には術後の一定期間までのモニターが有用である。

3 心エコー

麻酔・手術中に発症したPTEに対する画像診断としては，もっとも有効である。突然発症したEt_{CO_2}の低下やSp_{O_2}の低下で原因が特定できない場合には，経食道心エコー検査を実施すべきである。

経胸壁心エコーでも観察可能であるが，気管挿管中であれば，経食道心エコーのほうが有用性が高い場合がある。

PTE は肺動脈を閉塞させ物理的に肺血管抵抗を上昇させるが，塞栓部位からのセロトニンやトロンボキサンなどの内因性物質の放出による血管平滑筋や気管支平滑筋攣縮，加えて低酸素性肺血管収縮（hypoxic pulmonary vasoconstriction：HPV）によりさらに肺動脈圧は上昇する。

心不全の鑑別診断の段階では，左心系に比べて右心系の機能異常が見られる場合には PTE を疑うべきである。血栓塞栓が肺動脈を閉塞する程度により所見が変化するが，30％以上[11]の肺動脈が閉塞された重症症例の場合には，右心系に負荷がかかる結果として右房・右室の拡張，壁運動異常（McConnell 徴候），運動性の低下，心室中隔の変位や奇異性運動，三尖弁の閉鎖不全を伴う肺高血圧，下大静脈の拡張などが認められる。

巨大血栓による急速な肺動脈閉塞では，右心不全が急速に生じ，左心系への血液還流の低下から心拍出量・体血圧の低下，左室機能自身の低下，冠動脈血流の低下から心筋虚血を生じる。さらに血栓の量が多い場合には，右室内血栓，右室系の拡大（傍胸骨断面），左室腔＜右室腔（心尖部四腔断），心室中隔扁平化（傍胸骨短軸断）が観察される。ドプラー法による肺動脈圧の推定は，重症度の判定に有用である。

鑑別可能な疾患として，心不全や心タンポナーデ，収縮性心膜炎や左房粘液腫などがある。

経食道心エコーでは，肺動脈中枢側の血栓塞栓を直接観察することができれば確定診断が可能である。肺動脈主幹，右肺動脈，左肺動脈それぞれを描出できるが，気管の干渉により左肺動脈の血栓を描出することは難しい。

PTE の重症度分類に患者の血行動態とともに，心エコー上の右心負荷所見が用いられる。心エコー上の右心負荷所見の有無により予後や再発率が有意に異なるとされることからも，心エコーは PTE 診断のみならず予後の判定にも有用である（表7）。

表7　急性肺血栓塞栓症の臨床重症度分類

	血行動態	心エコー上右心負荷
cardiac arrest collapse	心停止あるいは循環虚脱	あり
massive（広範型）	不安定	あり
	ショックあるいは低血圧（定義：新たに出現した不整脈，脱水，敗血症によらず，15分以上継続する収縮期血圧＜90 mmHg あるいは≧40 mmHg の血圧低下）	
submassive（亜広範型）	安定（上記以外）	あり
non-massive（非広範型）	安定（上記以外）	なし

〔安藤太三．循環器病の診断と治療に関するガイドライン（2008年度合同研究班報告）肺血栓塞栓症および深部静脈血栓症の診断，治療，予防に関するガイドライン（2009年改訂版）より引用〕

4 その他

a. 動脈血ガス分析

換気血流不均等によるPa_{O_2}の低下，重症症例ではPa_{CO_2}の上昇も生じる。

b. 胸部単純X線写真

所見については術後の項参照。

c. 心電図所見

急性の右心負荷を示す所見，新たに生じた右脚ブロック，右側胸部誘導のT波の逆転などがあるがPTEに特異ではない（術後の項参照）。

d. 肺動脈圧の上昇

肺動脈カテーテルが留置されている場合には，肺動脈圧，心拍出量，混合静脈血酸素分圧などを測定することで，重症度の判定が可能で，治療法の決定に有用である。

e. 肺動脈造影，肺シンチグラフィなど

肺動脈造影，肺シンチグラフィなどの画像診断は，手術の進行度，患者の重症度，搬送困難などの理由により適応が困難な場合もある。詳細は術後の項参照。

術　後

日本麻酔科学会[1)2)]の調査では，周術期PTEは75〜81％が術後に発症している。PTEは特有の症状が少ないため，自覚症状のみでは診断は困難である。特に，術前から呼吸器や，循環器系に合併症を持つ患者は術後の心不全や呼吸不全の危険性が高いため，基礎疾患との鑑別は困難である。最重症症例では突然のショック，心停止などの循環器症状や，失神などで発症するため診断よりも対応した治療が優先される。いずれの場合も，周術期にはPTEを"疑う"ことが大切である。

1 症　状 (表8)

術後PTEは，最初の体動時に多いとされる。体位変換時，歩行時，トイレ時には特に注意が必要で，必ず介助者の監視下に行う。

a. 呼吸器症状（呼吸困難，胸痛，頻呼吸，咳嗽，喘鳴，血痰など）

最重症症例でなければ，急性PTEは呼吸器症状で発症することが多い。気胸との鑑別

表8　急性肺血栓塞栓症の自覚症状

症状	長谷川ら (n=224)	肺塞栓症研究会 (n=579)
呼吸困難	171 (76%)	399/551 (72%)
胸痛	107 (48%)	233/536 (43%)
発熱	50 (22%)	55/531 (10%)
失神	43 (19%)	120/538 (22%)
咳嗽	35 (16%)	59/529 (11%)
喘鳴	32 (14%)	記載なし
冷汗	19 (8%)	130/527 (25%)
血痰	記載なし	30/529 (6%)
動悸	記載なし	113/525 (22%)

〔安藤太三．循環器病の診断と治療に関するガイドライン（2008年度合同研究班報告）肺血栓塞栓症および深部静脈血栓症の診断，治療，予防に関するガイドライン（2009年改訂版）より引用〕

が必要である。

b. 循環器症状

重症症例では，突然のショック，心停止で発症することがある．血圧低下（22.5%），ショック（15.7%），心停止（13.3%）など，循環器症状が認められている（表5）．

c. 一般的な症状

意識下での症状・所見としては，比較的軽症と思われる冷汗，胸痛，発熱，動悸から重症症例としての失神（12.0%）がある．

2 所　見

a. Sp_{O_2}

術後症例では，有益なモニターとなりうる．変形性股関節症では術後8日目以降に発症のピークが認められており[12]，比較的長期のモニターが必要である．

3 検　査

a. 動脈血ガス分析

多くの場合，換気血流不均等によりPa_{O_2}は低下する．さらに，呼吸困難感によって引き起こされた頻呼吸が原因となり，Pa_{CO_2}も低下する．特にPa_{CO_2}低下はほかの一般的な呼吸不全との鑑別に有用である．A-aD_{O_2}の開大も認められるが，軽症症例では正常症例も存在するため，注意を要する．

b. 胸部単純 X 線写真

下記所見が特徴とされるが，PTE に固有ではなく，ほとんど異常の認められない症例も多い。

（1）肺血流の不均等による所見

血流のない閉塞側の末梢肺血管陰影の減弱，消失（ウェスターマーク徴候），反体側の肺血流の増加。

（2）肺血圧の上昇による所見

左右の肺動脈陰影の突出（ナックル徴候），心陰影拡大。

（3）肺出血や肺梗塞の合併

肺炎様陰影（浸潤影・索状影），胸水の貯留。

（4）その他

横隔膜挙上。

c. 心電図

もっとも多いとされるのは，右心負荷所見（右側胸部誘導を中心とした ST-T 変化）である。そのほかに，急性肺性心の特徴的所見として第 1 誘導の深い S 波，第 3 誘導の Q 波と陰性 T 波を示す所見（S1Q3T3 型：McGinn-White pattern）が重要である。右脚ブロック，軸偏位，非特異的 ST-T 変化，洞性頻脈，心房細動，肺性 P 波などが認められることがあるが，PTE に固有ではない。狭心症や心筋梗塞，肺気腫，気管支喘息，などとの鑑別診断を要する。

d. d-dimer

手術による，出血・止血凝固・線溶系の影響を受けるため，術後症例では評価が困難で有益性は低い。正常値であれば PTE を否定できることより，除外診断法としては有用である。

4 画像診断

以上の所見や，検査結果から肺塞栓を疑った場合にはただちに画像による確定診断を行う。画像診断は，各施設によって用いることができる方法が異なると思われる。従来は肺動脈造影および肺換気・血流シンチグラフィが実施されていたが，現在では CT が装置の発達に伴う診断能力の向上に伴い第一選択の検査とされる。

日本麻酔科学会のアンケートで，周術期 PTE の診断に用いられた画像診断でも CT が 69％の症例で用いられている（表 9）。

3. 症状，検査，診断

表9 項目別に見た周術期 PTE 症例の特徴

	症例数	割合（%）
症状・所見		
Sp_{O_2}低下	178	54.9
Et_{CO_2}低下	30	9.3
血圧低下	73	22.5
ショック	51	15.7
心停止	43	13.3
冷汗，胸痛，呼吸困難	118	36.4
失神	39	12.0
そのほか	72	22.2
空白	13	4.0
診断		
胸部 CT スキャン	224	69.1
心臓超音波	106	32.7
肺動脈造影	52	16.0
肺血流シンチ	40	12.3
MRI	9	2.8
剖検	9	2.8
換気血流シンチ	3	0.9

〔黒岩政之，古家　仁，瀬尾憲正ほか．2008 年周術期肺血栓塞栓症発症調査結果から見た本邦における周術期肺血栓塞栓症の特徴—（社）日本麻酔科学会安全委員会肺血栓塞栓症ワーキンググループ報告—．麻酔 2010；59：667-73 より一部改変引用〕

a. 胸部 CT スキャン

　胸部造影 CT は有用で，確定診断は肺動脈内塞栓子（肺動脈内造影欠損）の描出である。左右肺動脈主幹部などの中枢部に存在する血栓はもとより，多列検出器型（multidetector）CT ではより末梢の左右葉動脈や区域支動脈レベルの塞栓子も描出も可能である。外科的血栓除去術などの治療方法の決定にも有用である。塞栓より中枢側の肺動脈の拡張が観察されることもある。さらに，腹部や骨盤，下肢を同時に撮影することで下肢 DVT を検索できるため，PTE の確定診断に第一選択として使用される頻度が増えている。

b. 心エコー

　麻酔中の項参照。
　術後の PTE に対しては経胸壁心エコーが有用であり，心腔内や肺動脈内の浮遊血栓が描出できれば直接診断に繋がる。診断，重症度判定，予後推定も可能である。

c. 肺動脈造影

　PTE 確定診断の基準評価法（ゴールデンスタンダード）で肺血流障害の部位や程度を正確に評価できるが，煩雑さや合併症などの理由から現在での診断方法としての臨床的重症度は低い。しかし，経カテーテルによる血栓溶解療法や血栓除去術などの処置が可能で，

診断と並行して治療が必要な重症症例には適している。所見としては造影欠損（filling defect）や血流途絶（cut-off sign）が見られる。最近ではX線撮影装置の進歩もあり，digital subtraction angiography（DSA）による評価も行われている。

d. 肺シンチグラフィ

典型的な所見は，換気シンチと血流シンチの組み合わせによる換気血流ミスマッチである。PTE部位において，血流シンチで楔状血流欠損が認められる。血流欠損はPTE以外の疾患でも生じるため，同部位の換気が正常であればPTEと診断される。判定が困難な場合もあり，重症度を反映しないため，肺動脈造影法と同じく，高速CTの普及によりPTE診断における重要度は低下している。

しかし，比較的簡便に非侵襲的に実施可能で，息止めの必要がないため呼吸不全状態の症例や放射性同位元素によるため被曝も少なく，腎機能が低下している症例にも，繰り返し実施可能であり経過観察には適している。

e. MRI

長時間の息止めを必要とするため，呼吸不全状態では困難である。放射線被曝がないが，普及するには至っていない。

まとめ

PTEに特異的な症状はない。麻酔前のDVT高リスク群を念頭に，麻酔中・術後の症状，所見からまず"疑う"ことが大切である。最重症症例では失神，ショックや心停止で発症するため，診断と並行して治療を進めなければならない。

■参考文献

1) 黒岩政之，古家 仁，瀬尾憲正ほか．2008年周術期肺血栓塞栓症発症調査結果から見た本邦における周術期肺血栓塞栓症の特徴―（社）日本麻酔科学会安全委員会肺血栓塞栓症ワーキンググループ報告―．麻酔 2010；59：667-73.
2) 黒岩政之，古家 仁，瀬尾憲正ほか．2005-2007年周術期肺血栓塞栓症発症調査結果から見た本邦における周術期肺血栓塞栓症の特徴―（社）日本麻酔科学会安全委員会肺血栓塞栓症ワーキンググループ報告―．麻酔 2009；58：1567-73.
3) 安藤太三．循環器病の診断と治療に関するガイドライン（2008年度合同研究班報告）肺血栓塞栓症および深部静脈血栓症の診断，治療，予防に関するガイドライン（2009年改訂版）．
4) Rogers SO, Kilaru RK, Hosokawa P, et al. Multivariable predictors of postoperative venous thromboembolic events after general and vascular surgery : Results from the patient safety in surgery study. J Am Coll Surg 2007；204：1211-21.
5) Michael KG, David AG, Sherry MW. Prevention of VTE in nonorthopedic surgical patients antithrombotic therapy and prevention of thrombosis, 9th ed : American College of Chest Physicians evidence-based clinical practice guidelines. Chest 2012；141 Suppl：e227S-77S.
6) Wells PS, Hirsh J, Andersone DR, et al. Accuracy of clinical assessment of deep-vein thrombosis. Lancet 1995；345：1326-30.

7) Le Gal G, Righini M, Roy P-M, et al. Prediction of pulmonary embolism in the emergency department：The revised Geneva score. Ann Intern Med 2006；144 Suppl：165-71.
8) Shannon MB, Roman J, Scott M, et al. Diagnosis of DVT：Antithrombotic therapy and prevention of thrombosis, 9th ed：American College of Chest Physicians evidence-based clinical practice guidelines. Chest 2012；141：e351S-418S.
9) Elf JL, Strandberg K, Nilsson C, et al. Clinical probability assessment and d-dimer determination in patients with suspected deep vein thrombosis, a prospective multicenter management study. Thromb Res 2009；123：612-6.
10) Fancher TL, White RH, Kravitz RL. Combined use of rapid d-dimer testing and estimation of clinical probability in the diagnosis of deep vein thrombosis：Systematic review. BMJ 2004；329：821-9.
11) Wood KE. Major pulmonary embolism. Review of a pathophysiologic approach to the golden hour of hemodynamically significant pulmonary embolism. Chest 2002；121：877-905.
12) 北口勝康，瀬尾憲正，黒岩政之ほか．社団法人日本麻酔科学会周術期肺血栓塞栓症調査（2003年-2005年）における主な整形外科手術別の解析．Therapeutic Research 2008；29：654-6.

（北口　勝康）

I. 総論

4 治　　療

A 内科的治療

i) 抗凝固薬

はじめに

　周術期肺血栓塞栓症，深部静脈血栓症に対する予防，治療で重要な役割を果たすのが薬物療法，特に抗凝固薬である。現在わが国では抗凝固薬としてヘパリン，ワルファリン，低分子量ヘパリン，Xa阻害薬が使われている。これらの薬物の効果については広く認められている[1)~3)]。

　周術期の使用方法として，深部静脈血栓症の有無により，また深部静脈血栓症を生じるリスクにより，さらに肺血栓塞栓症の状況によって使用方法は変わってくる。各疾患における使用方法，血栓症の予防方法，肺塞栓症が生じたときの使用方法などは他章で詳細に述べられているため本項では薬物の特徴と使用方法について記述する。各薬物とも，わが国では保険診療下に使用されるため投与方法などは添付文書の内容が基本となる。そのため必要な箇所は添付文書の内容を中心に記載した。また，脊椎穿刺，硬膜外穿刺と抗凝固薬については，別項で述べられているため本項では記述していない。

未分画ヘパリン（unfractionated heparin：UFH）

　ヘパリンは20世紀初頭に犬の肝臓から発見された抗凝固物質であるが，いまだに臨床の現場で使用されている価値ある薬物である。

1 作用機序

　未分画ヘパリンは分子量3,000から30,000 kDa，平均15,000 kDaの高硫酸化グリコサミノグリカンである。
　ヘパリンの作用機序を考えるうえで重要な要素がアンチトロンビン（従来はアンチトロンビンⅢと呼ばれていたが，1994年に国際血栓止血学会でアンチトロンビンⅢを単にアンチトロンビンと呼ぶように決定され，最近はⅢを取って呼ばれることが多い）である。

アンチトロンビンは，内在性のセリンプロテアーゼ阻害物質で，その存在により凝固反応を制御する。すなわち，生態系で凝固系が活性化されるとトロンビンが生成される。生成されたトロンビンは，アンチトロンビンと複合体を形成することで不活化される。凝固過剰にならないために生体に備わっている生理機序である。ヘパリンは，このアンチトロンビンと複合体を作ることにより，アンチトロンビン単独よりトロンビンなど血液凝固に働くセリンプロテアーゼ〔トロンビン（Ⅱa），Ⅸa，Ⅹa，Ⅺa，Ⅻa*〕とより結合しやすくなって，結果としてセリンプロテアーゼを不活化し，抗凝固作用を呈する。抗Ⅹa活性/抗Ⅱa活性比は1である[4]。

　　*：Ⅹaのaは活性化された状態を示す。すなわちⅩaは第Ⅹ因子が活性化された状態であることを示す。

2 種　類

a．ヘパリンナトリウム

　一般に用いられているヘパリンである。わが国では，ヘパリンナトリウム注射液（1,000単位/ml）として複数の製薬会社（タケダ，フソーなど）から発売されている。

b．ヘパリンカルシウム

　わが国で用いられているヘパリンカルシウムは皮下注射用のカプロシン®（2万単位/0.8 ml, バイアル）とヘパリンカルシウム皮下注5,000単位/0.2 ml シリンジ：モチダ®である。

3 薬物動態

a．ヘパリンナトリウム注射液

　治療上有効な血中濃度は0.1〜1.0単位/ml（700〜7,000 mg/ml）で，静脈内投与では投与直後から，皮下注では3時間で最高血中濃度に到達すると報告されている。
　健常人にヘパリンを静注し血漿からの消失を検討した結果，ヘパリンは投与量に応じた速度で，血中から指数関数的に消失する（血漿半減期：100単位/kgで56分，200, 400単位/kgではそれぞれ96, 152分）と報告されている。代謝は肝臓で行われ腎臓から排泄される。

b．ヘパリンカルシウム

　（1）ヘパリンカルシウム皮下注5,000単位/0.2 ml シリンジ：モチダ®
　治療上有効な血中濃度は，皮下投与1時間後より出現し，3時間後に最高値を示し，投与12時間後には投与前値と同程度の値に復したと報告されている。

(2) カプロシン®

静注：35単位/kg静注した場合，血漿中ヘパリン濃度は15分後に最高に達し，2時間後にはほぼ前値に復した報告されている。

皮下注：250単位/kgを腹部に皮下注射した場合，血漿中ヘパリン濃度は4時間後に最高に達し，12時間後にも認められ，24時間後には前値に復したと報告されている。

4 使用方法

a. わが国における使用方法

(1) 薬物に関して

静脈内点滴注射法，静脈内間歇注射法に関してはヘパリンナトリウム，ヘパリンカルシウムとも同様である。皮下注射についてはヘパリンナトリウム，ヘパリンカルシウムとで異なっている。

(2) 静脈内点滴注射法に関して

添付文書では体重に関係なく投与量が決められており，少し問題があると思われる。添付文書に記載されている投与方法とは異なる方法を記載するが，必要なら添付文書を参照願いたい。

目標は全血凝固時間（Lee-White法）または活性化部分トロンボプラスチン時間（activated partial thromboplastin time：aPTT）が正常値の2～3倍（aPTT比：患者血漿/正常血漿）であるが，年齢・症状に応じて適宜用量をコントロールする。

(3) 静脈内点滴注射法（持続静注法）

最初1分間かけてあるいは単回投与で5,000単位あるいは80単位/kgを投与する。続いて持続で1,000単位/hr，あるいは18単位/kg/hrで投与する。その後，定時的にaPTTが投与前の1.5～2.5倍になるように，あるいはそれぞれの疾患に応じて必要な測定値になるように投与速度を調節しながら投与する。測定の間隔は6時間間隔で2回測定し，治療域になれば1日1回測定が一般的である。

(4) 静脈内間歇注射法

1回5,000～10,000単位を4～8時間ごとに静脈内注射する。注射開始3時間後から，2～4時間ごとに全血凝固時間またはaPTTを測定し，投与前の2～3倍になるようにコントロールする。

(5) 皮下注射・筋肉内注射法

①ヘパリンナトリウム

1回5,000単位を4時間ごとに皮下注射または筋肉内注射する。なお，筋肉内注射にあたっては，組織・神経などへの影響を避ける配慮をする。

②ヘパリンカルシウム

初回に 15,000〜20,000 単位,続いて維持量として 1 回 10,000〜15,000 単位を 1 日 2 回,12 時間間隔で皮下注射する.

手術後または心筋梗塞などに続発する静脈血栓症の予防には,5,000 単位を 12 時間ごとに 7〜10 日間皮下注射する.

b. ノモグラム

上記は,わが国において添付文書に記載されている投与方法を中心に記載したが,欧米のガイドラインでは,ノモグラムを使った使用方法が推奨されている.投与方法は上記静脈内投与に準じており,18 単位/kg/hr で持続投与した後,開始後 6 時間後の aPTT 比でノモグラムに沿って投与量を変更する.表 1 はその一例である[5].また,aPTT 値を用いたノモグラムの一例もある(表 2)[3].

表 1 ヘパリンノモグラム

ヘパリンナトリウム静脈内持続投与(1,000 単位/ml に調整して投与することが多い)

aPTT 比	投与量の変え方
>5.0	2 時間中断,500 単位/hr 減量後持続投与,再開後 4 時間ごとにチェック
4.1〜5.0	1 時間中断,300 単位/hr 減量後持続投与,再開後 4 時間ごとにチェック
3.6〜4.0	200 単位/hr 減量
3.1〜3.5	100 単位/hr 減量
2.0〜3.0	継続
1.5〜1.9	100 単位/hr 増量
1.2〜1.4	200 単位/hr 増量
<1.2	2,500 単位の単回投与を検討.400 単位/hr を増量

〔Universiy College London Hospitals. Unfractionated heparin (UFH) for systemic anticoagulation-ADULTS. http://www.uclhguide.com/fragr_image/media/heparin(2013 年 8 月 1 日確認)より改変引用〕

表 2 aPTT 値を用いたヘパリンノモグラム

最初に 80 単位/kg を単回投与,その後引き続いて 18 単位/kg/hr で持続投与

aPTT<35 秒	80 単位/kg を単回投与,その後引き続いて 4 単位/kg/hr 増量で持続投与
aPTT 35〜45 秒	40 単位/kg を単回投与,その後引き続いて 2 単位/kg/hr 増量で持続投与
aPTT 46〜70 秒	そのまま継続
aPTT 71〜90 秒	2 単位/kg/hr 減量で持続投与
aPTT>90 秒	1 時間中断,3 単位/kg/hr 減量後持続投与

〔Garcia DA, Baglin TP, Weitz JI, et al. Parenteral anticoagulants: Antithrombotic therapy and prevention of thrombosis, 9th ed: American College of Chest Physicians evidence-based clinical practice guidelines. Chest 2012;141(2 Suppl):e24S-43S より改変引用〕

5 投与上の注意

①血液凝固能検査など出血管理を十分に行いつつ使用する。
②脊髄くも膜下麻酔，硬膜外麻酔あるいは腰椎穿刺などとの併用は穿刺の時期を考えて行う。奈良県立医科大学では原則として禁止している。

6 禁 忌

①出血している患者
②出血する可能性のある患者
③重篤な肝障害のある患者
④重篤な腎障害のある患者
⑤中枢神経系の手術または外傷後日の浅い患者
⑥本薬物に対し過敏症の既往歴のある患者
⑦ヘパリン起因性血小板減少症（heparin-induced thrombocytopenia：HIT，下記）の既往歴のある患者

7 合併症

a. 出血

状況を判断して必要ならプロタミン硫酸塩で中和する。未分画ヘパリン100単位あたり硫酸プロタミンの必要量は1 mg の割合で緩徐投与する。

b. ヘパリン起因性血小板減少症（HIT：heparin-induced thrombocytopenia）[6]

(1) 特徴
ヘパリン投与中に発症する，血小板数が急激に減少する，ヘパリンの投与中止により血小板数が急速に回復する，しばしば動静脈血栓・塞栓を合併する，などが挙げられている。

(2) 分類
TypeⅠ：ヘパリンによる軽度の血小板凝集作用の結果，血小板減少が引き起こされる。ヘパリン開始後1～2日後に軽度の血小板減少が生じるが，臨床症状や血栓の合併症はなく，自然に血小板数は回復する。
TypeⅡ：一過性に出現するヘパリン依存性自己抗体〔ヘパリン-PF4（血小板第4因子）複合体に対する抗体〕が血小板を活性化するために血小板減少を引き起こす。

(3) 診断
HITの診断はまず疑うことである。その兆候として，血小板数の減少，動静脈血栓症の

発症（脳梗塞，心筋梗塞，下肢壊死など），体外循環症例では，回路内の凝固・残血が初期兆候などである．臨床検査として，ヘパリン惹起血小板凝集能測定，酵素結合免疫吸着検査法（ELISA）による HIT 抗体の検出により診断する．実際の臨床の場では，血小板凝集能と HIT 抗体の検出を組み合わせて診断を行う必要がある．

(4) 治療

まずヘパリンの中止である．薬物として以下が挙げられている．

抗凝固薬として，低分子ヘパリン，ダナパロイド，ヒルジン，アルガトロバン，メシル酸ナファモスタット，ワルファリンなどが，また抗血小板薬も症状，病状によって使用される．いずれにしても専門家と相談しながら診断治療すべきである．

低分子量ヘパリン

表現として低分子ヘパリンか低分子量ヘパリンかは明確ではない．英語表記(low molecular weight heparin) から和訳すると低分子量ヘパリンであるが，わが国では両者が使用されている．日本で使用可能な低分子量ヘパリンは，ダルテパリン（フラグミン®など）1薬物のみであったが，深部静脈血栓症（deep vein thrombosis：DVT）予防としてエノキサパリン（クレキサン®）が保険収載され使用可能になり，現在多くの施設で深部静脈血栓症の予防に使われている．ACCP ガイドラインにおいて，一般外科手術領域の中・高リスク群での VTE 予防として grade 1A で推奨されている．

1 作用機序

未分画ヘパリンの分子量に比べて，3,800～5,000 kDa，平均分子量約 4,500 kDa と小さい．

未分画ヘパリンと同様，アンチトロンビンと複合体を形成し，アンチトロンビンの Xa および IIa 阻害作用を促進して抗凝固作用を発現するが，未分画ヘパリンと比べて IIa に対する阻害作用は小さい．抗 Xa 活性/抗 IIa 活性比は 2～5 である[4]．

2 薬物動態

低分子量ヘパリンの生物活性は 90％と高く，皮下注射時の半減期は 3～6 時間で，抗 Xa 活性のピークは投与後 3 から 5 時間である．

ほぼ完全に生体内で利用され，腎から排泄される．

3 使用方法

a. 適用

①股関節全置換術，膝関節全置換術，股関節骨折手術など下肢整形外科手術施行患者における静脈血栓塞栓症の発症抑制

②静脈血栓塞栓症の発症リスクの高い，腹部手術施行患者における静脈血栓塞栓症の発症抑制

b. 投与量

通常，エノキサパリンナトリウムとして，1回2,000単位を，原則として12時間ごとに1日2回連日皮下注射する。

クレアチニンクリアランス30〜50 ml/min，体重40 kg未満，80歳以上の高齢者に該当する患者では2,000単位を1日1回へ減量する。

また最大投与期間は14日間である。

4 投与上の注意

①原則として，術後24〜36時間に手術創などからの出血がないことを確認してから投与を開始する。

②腎障害のある患者では本薬物の血中濃度が上昇し，出血の危険性が増大するおそれがある。

③出血の危険性が高いと考えられる場合には，投与間隔を延長することが望ましい（エノキサパリンナトリウムとして2,000単位を1日1回投与する）。

④脊髄くも膜下麻酔，硬膜外麻酔などと併用するとき，カテーテルの挿入または抜去は本薬の抗凝固作用が低下した時点で行う（詳細はⅡ各論—7．硬膜外麻酔と静脈血栓塞栓症の項を参照）。

⑤添付文書には，警告として"脊椎・硬膜外麻酔あるいは腰椎穿刺等との併用により，穿刺部位に血腫が生じ，神経の圧迫による麻痺があらわれるおそれがある。併用する場合には神経障害の徴候及び症状について十分注意し，異常が認められた場合には直ちに適切な処置を行うこと"と記載されている。

5 禁 忌

①本薬の成分またはヘパリン，ヘパリン誘導体（低分子量ヘパリンなど）に対し過敏症の既往歴のある患者

②出血している患者

③急性細菌性心内膜炎患者

④重度の腎障害（クレアチニンクリアランス 30 ml/min 未満）のある患者
⑤HIT の既往歴のある患者

6 合併症

出血，血腫，血小板減少が主たる副作用である。

過量投与した場合，出血性の合併症を引き起こすおそれがあり，プロタミン硫酸塩による中和が必要になる。一般的に本薬100単位につきプロタミン硫酸塩1.0 mgの割合で投与するが，0.5 mgずつ活性凝固時間（activated coagulation time：ACT）を測定しながら中和することが望ましい。

Xa 阻害薬フォンダパリヌクス

フォンダパリヌクスは，ヘパリンの最小有効単位であるペンタサッカライドの合成化合物で，アンチトロンビンと結合し，血液凝固第Xa因子を選択的に阻害する。2001年に米国で下肢整形外科手術施行患者における静脈血栓塞栓症予防薬として承認が下りてから世界中で使用されるようになり，わが国では2011年から使用承認された新しい薬物である。

1 作用機序

分子量は1,728 kDaと小さい。アンチトロンビンに結合し，そのトロンビン阻害作用には影響せずにほぼ特異的にXaのみを阻害して抗凝固作用を発現する。抗Xa活性/抗Ⅱa活性比は7,400である[4]。

2 薬物動態

単回皮下投与後，最高血漿中濃度（C max）には投与後約2時間で達し，消失半減期は14〜17時間と長い。血漿タンパク結合率は97〜98.6％で，主にアンチトロンビンと結合する。

3 使用方法

a. 適用

静脈血栓塞栓症の発現リスクの高い，下肢整形外科手術施行患者および腹部手術施行患者の静脈血栓塞栓症の発症抑制

b. 投与量

通常，成人には，フォンダパリヌクスナトリウムとして 2.5 mg を 1 日 1 回皮下投与する。なお，腎障害のある患者に対しては，腎機能の程度に応じて 1.5 mg 1 日 1 回に減量する。

4 投与上の注意

①本薬物は皮下注射のみに使用し，筋肉内投与はしない。

②初回投与は，手術後 24 時間を経過し，手術創などからの出血がないことを確認してから行う。

③本薬物の初回投与は，硬膜外カテーテル抜去あるいは腰椎穿刺から少なくとも 2 時間を経過してから行う。また，初回投与以降にこれらの処置を行う場合には，前回投与から十分な時間を空け，かつ予定した次回の投与の少なくとも 2 時間以上前に実施する。

④腎障害のある患者

クレアチニンクリアランス 20〜30 ml/min の患者では，フォンダパリヌクスナトリウムとして 1.5 mg を 1 日 1 回，クレアチニンクリアランス 30〜50 ml/min の患者ではフォンダパリヌクスナトリウムとして 2.5 mg あるいは出血の危険性が高いと考えられる場合には 1.5 mg を 1 日 1 回皮下投与する。

⑤添付文書には，クレキサンと同様に警告として"脊椎・硬膜外麻酔あるいは腰椎穿刺等との併用により，穿刺部位に血腫が生じ，神経の圧迫による麻痺があらわれるおそれがある。併用する場合には神経障害の徴候及び症状について十分注意し，異常が認められた場合には直ちに適切な処置を行うこと"と記載されている。

5 禁 忌

①本薬の成分に対して過敏症の既往歴のある患者
②出血している患者
③急性細菌性心内膜炎の患者
④重度の腎障害（クレアチニンクリアランス 20 ml/min 未満）のある患者

6 合併症

出血，肝機能障害が主たる副作用である。

過量投与による出血を伴う場合，本薬物の抗凝固作用を中和する薬物は知られていないため，投与を中止し原因を確認する。症状に応じて，外科的止血，新鮮凍結血漿輸注，血漿交換などの適切な治療の開始を検討する。

ワルファリン

 ワルファリンは，1943年K.P.Linkにより合成されたクマリン系抗凝固薬で，現在も抗凝固療法の中心に位置する経口薬剤として使用されている．その適用や使用方法に関しては多くの研究実績があり，各種疾患における使用に関するガイドラインも作成されている．

1 作用機序

 ビタミンKの作用に拮抗し，肝臓におけるビタミンK依存性血液凝固因子〔プロトロンビン（II），VII，IXおよびX因子〕の生合成を抑制して抗凝血効果および抗血栓効果を発揮する．
 ワルファリンによってビタミンKの作用が阻害されると，プロトロンビンは活性のないタンパクであるPIVKA II（protein induced by vitamin K absence or antagonist：プロトロンビン前駆体）の形で血中に出現する．言い換えると，この増加はプロトロンビン活性がないため結果として抗凝血作用および血栓形成抑制作用を発揮する．PIVKAはそれぞれの凝固因子に対応してPIVKA-II，VII，IX，Xと呼ばれる．

2 薬物動態

 経口投与後0.5～1.0時間で最高血中濃度に到達する．半減期は55～133時間である．
 抗凝固効果は投与後12～24時間目に発現し，十分な効果は36～48時間後に得られる．その効果は，その後48～72時間持続する．
 代謝は主として肝薬物代謝酵素CYP2C9によって行われる．

3 使用方法

a. 適用

 血栓塞栓症（静脈血栓症，心筋梗塞症，肺塞栓症，脳塞栓症，緩徐に進行する脳血栓症など）の治療および予防

b. 投与方法

 ※使用上の注意（添付文書に詳細に記載されており，引用する）
 ①本薬は，血液凝固能検査（プロトロンビン時間およびトロンボテスト）の検査値に基づいて，投与量を決定し，血液凝固能管理を十分に行いつつ使用する薬剤で，初回投与量を1日1回経口投与した後，数日間かけて血液凝固能検査で目標治療域に入るように用量調節し，維持投与量を決定する．
 ②プロトロンビン時間およびトロンボテストの検査値は，活性（％）以外の表示方法と

して，一般的にINR（international normalized ratio：国際標準比）が用いられており，もっとも基本的と考えられる治療域を，INR 2～3とするものが多いが，国内外の学会のガイドラインなど，最新の情報を参考にし，年齢，疾患および併用薬などを勘案して治療域を決定する．

③成人における維持投与量は1日1回1～5 mg程度となることが多い．

c. bridging therapy

手術に際して術中の出血を抑えるためにワルファリンをやめることが一般的であるが，症例によっては抗凝固が必要な場合もあり，そのためコントロール可能な未分画ヘパリンなどに切り替え，手術が終了した後ワルファリンに戻す方式が採られることが多い．日本循環器学会のガイドライン[7]では"ヘパリン（1.0～2.5万単位/日程度）を静注もしくは皮下注し，リスクの高い症例ではaPTTが正常対照値の1.5～2.5倍に延長するようにヘパリン投与量を調整する．術前4～6時間からヘパリンを中止するか，手術直前に硫酸プロタミンでヘパリンの効果を中和する．いずれの場合も手術直前にaPTTを確認して手術に臨む．術後は可及的速やかにヘパリンを再開する．病態が安定したらワルファリン療法を再開し，PT-INRが治療域に入ったらヘパリンを中止する"とされている．

4 禁　忌

①出血している患者
②出血する可能性のある患者
③重篤な肝障害・腎障害のある患者
④中枢神経系の手術または外傷後日の浅い患者
⑤本薬物の成分に対し過敏症の既往歴のある患者
⑥妊婦または妊娠している可能性のある婦人
⑦骨粗鬆症治療用ビタミンK2（メナテトレノン）製剤を投与中の患者
⑧イグラチモドを投与中の患者

5 投与上の注意

①急に投与を中止した場合，血栓を生じるおそれがあるので徐々に減量する必要がある．
②抗凝固療法施行中に，新たな他の薬物の併用，あるいは休薬する場合には，凝固能の変動に注意する必要がある．

6 合併症

出血，皮膚壊死，肝機能障害が主たる副作用である．

本薬物が出血などの副作用に関与していると考えられる場合，投与を中止するとともに，ビタミンK製剤の投与を要することがある．また重篤な出血が発現した場合には，新

鮮凍結血漿の輸注などの処置も必要である。

本薬物投与開始による早期にプロテインC活性の急速な低下が原因で，一過性の過凝固状態となり，その結果，微小血栓を生じ皮膚壊死に至る場合がある。

静脈血栓塞栓症（VTE）予防に対する新しい抗凝固薬

抗凝固薬として注射薬では，上記の未分画ヘパリン，低分子量ヘパリン，フォンダパリヌクスが使用されており，経口薬としてはワルファリンが使用されている。ワルファリンは複数の凝固因子に対して阻害効果を持ち慎重な投与量の調節が必要であった。最近また今後の展望として，凝固機転の特定の箇所に選択的に作用し，抗凝固活性のモニタリングによる調節を不要とするような薬物，特に経口薬が市場に出てくると思われる。

1 トロンビン阻害薬

ダビガトラン

商品名はプラザキサCap®。適用は非弁膜症性心房細動患者における虚血性脳卒中および全身性塞栓症の発症抑制で，2011年3月11日に薬価収載されている。ダビガトランとして1回150 mg（75 mgカプセルを2カプセル）を1日2回経口投与する。反復経口投与では，経口後4時間で最高血中濃度に達し，半減期は10.7～11.8時間である。

膝関節置換術施行患者2,076症例を対象として行われたダビガトランとエノキサパリンとの比較試験であるRE-MODEL試験の結果では，VTE予防効果はエノキサパリンと同等であると報告されている[8]。

2 Xa阻害薬

a. リバロキサバン

商品名はイグザレルト錠®。適用は非弁膜症性心房細動患者における虚血性脳卒中および全身性塞栓症の発症抑制で，薬価基準未収載である。リバロキサバンとして1回15 mgを1日1回経口投与する。反復経口投与では，経口後3時間で最高血中濃度に達し，半減期は5～9時間である。

膝関節置換術施行患者3,148症例を対象にして行われたリバロキサバンとエノキサパリンとの比較試験であるRECORD4の結果では，VTE予防に関してはエノキサパリンと比べて安全性に差異はないが，有意に有効性が高いと報告されている[9]。

b. アピキサバン

商品名はエリキュース錠®。適用は非弁膜症性心房細動患者における虚血性脳卒中およ

び全身性塞栓症の発症抑制で 2012 年 12 月 25 日に薬価収載されている。アピキサバンとして 1 回 5 mg を 1 日 2 回経口投与する。反復経口投与では，経口後 3 時間で最高血中濃度に達し，半減期は 6〜8 時間である。

　人工股関節置換術を施行する患者の血栓予防にアピキサバンを用いた場合，エノキサパリンを用いた場合と比較して，静脈血栓塞栓症の発症率が低く，出血の増加は見られなかったと報告されている[10]。

c. エドキサバン

　商品名はリクシアナ錠®。適用は膝関節全置換術，股関節全置換術，股関節骨折手術などの下肢整形外科手術施行患者における静脈血栓塞栓症の発症抑制で 2011 年 7 月 19 日に薬価収載されている。エドキサバンとして 1 回 30 mg を 1 日 2 回経口投与する。反復経口投与では，経口後 1〜1.5 時間で最高血中濃度に達し，半減期は約 9 時間である。

　本薬物はわが国で開発された Xa 阻害薬であり，一般に行われるエノキサパリンとの比較試験の結果はまだ海外の雑誌に掲載されていないが，わが国における第Ⅲ相試験の結果，膝関節全置換施行術（TKR）後および股関節全置換施行術（THR）後の静脈血栓塞栓症の予防における比較試験では，エドキサバンはエノキサパリンより有効性が高く，出血に関しては有意な増加は見られなかったとの結果が出されている[11]。

まとめ

　わが国における周術期肺血栓塞栓症，深部静脈血栓症に対する予防に関しては 2004 年の肺血栓塞栓症/深部静脈血栓症（静脈血栓塞栓症）予防ガイドラインの発表，肺血栓塞栓症予防管理料の設定により飛躍的に前進した。その結果，発生件数の減少が明らかに見られているが，いったん肺血栓塞栓症を発症した後の死亡率に関しては大きな減少は見られていない[12]。その理由として考えられるのが，わが国において抗凝固薬の使用がいまだに十分ではない結果であると思われる。本項では現在使用できる抗凝固薬について記述した。今後，周術期の抗凝固療法がさらに普及し，また経口薬による予防も普及していくと思われる。

■参考文献

1) 日本循環器学会．循環器病の診断と治療に関するガイドライン（2008 年度合同研究班報告）肺血栓塞栓症および深部静脈血栓症の診断，治療，予防に関するガイドライン（2009 年改訂版）．班長：安藤太三．掲載：ホームページ公開のみ
　（http://vte-protection.jp/guideline.html）［2013 年 8 月 1 日確認］

2) 肺血栓塞栓症/深部静脈血栓症（静脈血栓塞栓症）予防ガイドライン作成委員会：肺血栓塞栓症/深部静脈血栓症（静脈血栓塞栓症）予防ガイドラインダイジェスト版．東京：メディカルフロントインターナショナル；2004.
　（http://www.jsth.org/committee/ssc07_03.html）［2013 年 8 月 1 日確認］

3) Garcia DA, Baglin TP, Weitz JI, et al. Parenteral anticoagulants: Antithrombotic therapy and prevention of thrombosis, 9th ed: American College of Chest Physicians evidence-based

clinical practice guidelines. Chest 2012；141（2 Suppl）：e24S-43S.
4) 朝倉英策，林　朋恵，前川実生ほか．Ⅳ．後天性疾患の診断と治療　3．播種性血管内凝固症候群（DIC）2）DIC の治療戦略．日内会誌 2009；98：1640-7.
5) University College London Hospitals. Unfractionated heparin (UFH) for systemic anticoagulation-ADULTS.
（http://www.uclhguide.com/fragr_image/media/heparin）［2013 年 8 月 1 日確認］
6) 重篤副作用疾患別対応マニュアル　ヘパリン起因性血小板減少症（HIT）平成 22 年 3 月　厚生労働省
（http://www.info.pmda.go.jp/juutoku/file/jfm1003009.pdf）［2013 年 8 月 1 日確認］
7) 日本循環器学会．循環器病の診断と治療に関するガイドライン．循環器疾患における抗凝固・抗血小板療法に関するガイドライン（2009 年改訂版）．班長：堀　正二．p.18．掲載：ホームページ公開のみ
（http://vte-protection.jp/guideline.html）．［2013 年 8 月 1 日確認］
8) Eriksson BI, Dahl OE, Rosencher N, et al. Oral dabigatran etexilate vs. subcutaneous enoxaparin for the prevention of venous thromboembolism after total knee replacement：the RE-MODEL randomized trial. J Thromb Haemost 2007；5：2178-85.
9) Turpie AG, Lassen MR, Davidson BL, et al. Rivaroxaban versus enoxaparin for thromboprophylaxis after total knee arthroplasty (RECORD4)：A randomised trial. Lancet 2009；373：1673-80.
10) Lassen MR, Gallus A, Rascob GE, et al. Apixaban versus enoxaparin for thromboprophylaxis after hip replacement. N Engl J Med 2010；363：2487-98.
11) Fuji T, Fujita S, Tachibana S, et al. Edoxaban versus enoxaparin for the prevention of venous thromboembolism：Pooled analysis of venous thromboembolism and bleeding from STARS E-Ⅲ and STARS J-V：The 53rd American Society of Hematology Annual Meeting and Exposition, December 10-13, 2011.
12) 黒岩政之．日本の周術期静脈血栓塞栓症予防の行方を考える　日本における周術期肺血栓塞栓症の特徴　日本麻酔科学会周術期肺血栓塞栓症ワーキンググループの報告から．日本血栓止血学会誌　2008：19：584．

〈古家　仁〉

I. 総論

4 治 療

A 内科的治療

ii）カテーテルインターベンション

はじめに

　静脈血栓塞栓症に対するカテーテルインターベンションとしては，肺塞栓の再発を予防するための下大静脈フィルタ，および肺塞栓の治療のためのカテーテルインターベンションが挙げられる．本項では，まず，欧米および本邦のガイドラインを比較検討し，その適用について論ずる．次に，代表的な臨床研究を通して，有効性や合併症を提示する．そして最後に，それぞれについて種類や特徴を記述する．

PE再発予防のカテーテルインターベンションの基本的方針：下大静脈フィルタ

　1868年Trousseauによって提唱された，肺塞栓症（pulmonary embolism：PE）予防手段としての下大静脈（inferior vena cava：IVC）遮断は，IVCフィルタとして進化し臨床応用されるようになり，1973年Greenfieldら[1]によって経皮的留置が報告された．以来40年近くにわたり，本邦および諸外国で広く臨床使用されている[2)3)]．通常は，腎静脈分岐部以下のIVCに経皮的に留置されるが，腎静脈以下に血栓が認められる場合は，より高位での留置が考慮される．

1 フィルタの適用，有効性，合併症

　PE予防に対するIVCフィルタ留置について，欧米のガイドラインで唯一言及されている臨床研究は，1998年に報告された前向き無作為化臨床試験であるprevention du risque d'embolie pulmonaire par interruption cava（PREPIC）trial[4)]である．同研究は2年追跡までの結果を報告しているが，2005年には8年追跡結果が報告[5)]された．近位部深部静脈血栓（deep vein thrombosis：DVT）を有しPE高リスクである400症例が，2種類の抗凝固薬（未分画ヘパリンまたは低分子ヘパリン）およびIVCフィルタの使用有無により，2×2要因計画の中で無作為に割り付けられた．最初の12日間においてPE発症率は，IVC

フィルタ使用群1.1%であり，未使用群4.8%に対して有意に低値であった（P=0.03）．しかし2年追跡では，症候性PE発症率の有意差は消失し（3.4% vs. 6.3%, P=0.16），DVT再発率がIVCフィルタ使用群で有意に高値であった（20.8% vs. 11.6%, P=0.02）．8年追跡では，IVCフィルタ使用群は未使用群に比較してPE再発率は低値であったが（6.2% vs. 15.1%, P=0.008），DVT発症率は，IVCフィルタ未使用群27.5%に対し，使用群で35.7%と有意に高率となり（P=0.042），全死亡については両群間で差は認められなかった（48.1% vs. 51.0%, P=0.83）．すなわち，IVCフィルタのPE再発予防効果は，DVT再発率の増加によって相殺され，生存率には効果を示さなかった．

　ヨーロッパ心臓病学会（European Society of Cardiology：ESC）2008年のガイドライン[6]では，IVCフィルタに関し，classⅠ，Ⅱa適用がなく，抗凝固療法の絶対禁忌があり，かつ静脈血栓塞栓症（venous thromboembolism：VTE）の高リスク症例においてclassⅡb（level B）適用となっている．PE症例におけるIVCフィルタの日常的使用はclassⅢである．また，浮遊血栓を有する近位部DVTに関しても，IVCフィルタの日常的な使用を支持するデータがないこと，十分な抗凝固療法が施されていればPE再発率は3.3%と低率であるとの報告[7]を挙げている．同様に，血栓溶解療法は予防的フィルタ留置の適用ではないと記載している．

　2011年，米国心臓協会（American Heart Association：AHA）からのscientific statement[8]では，PREPIC trialのほかに，2000年に報告された地域住民を対象とした観察研究[9]に言及している．カリフォルニア州で1991年から1995年の間にVTEで入院し，IVCフィルタを使用した3,632症例と対照64,333症例を検討している．IVCフィルタは，PE再入院の1年発症率の有意な低下とは関連せず，DVT再入院率がより高率であった．また，少数症例ではあるがInternational Cooperative Pulmonary Embolism Registry（ICOPER）[10]についても言及している．広範型PE 108症例中，IVCフィルタが留置された11症例では，そのすべてでPE再発はなく，そのうち10症例は少なくとも90日間生存した．少数症例での検討のため結論づけが困難ではあるが，IVCフィルタは90日間死亡率を低減させ，低心肺予備能の症例ではその使用は妥当であるかもしれないと示唆している．以上を基に，2011年のAHA scientific statementでは，抗凝固療法禁忌あるいは活動性出血を有する急性PEまたは近位部DVTがclassⅠ（level B）適用となっている．治療域の抗凝固療法が施されているにもかかわらず，再発した急性PEはclassⅡa（level C），広範型PEを含む低心肺予備能の急性PEはclassⅡb（level C）適用となっている．急性PEに対する抗凝固療法や全身線溶療法に対する付加的治療としての日常的なIVCフィルタの使用は，ESC 2008年ガイドライン同様，classⅢとなっている．

　日本循環器学会（Japanese Circulation Society：JCS）2009年ガイドライン[11]でも，十分に計画された無作為割付試験としてはPREPIC trialのみが挙げられ，IVCフィルタの適用や有効性については十分に実証されたものとはいい難いと記されている．また，急性PEの死亡率低減にIVCフィルタは有効であったとする本邦での全国調査[12]についても言及している．最近では，本邦での急性PEに対するモンテプラーゼ全症例調査データを用いた観察研究から，IVC使用群（n=357）では，非使用群（n=409）に比較して，30日生存率が有意に高かった（95.2% vs. 84.0%, P＜0.0001）という結果が報告[13]されている

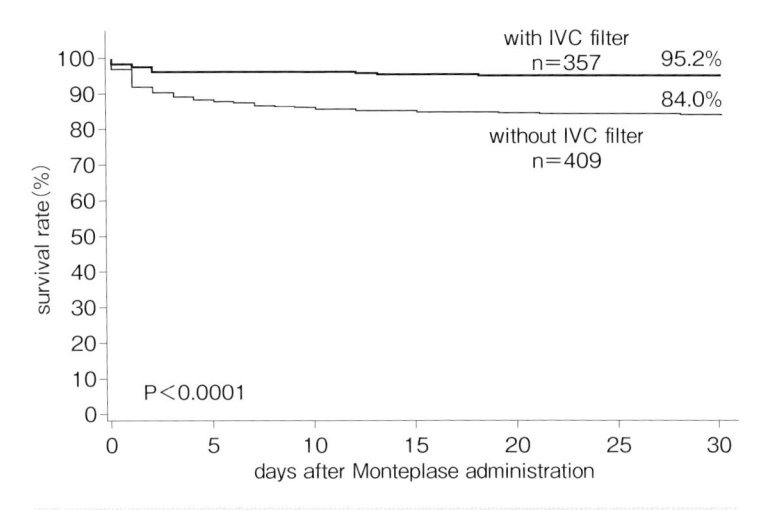

図1 カプラン・マイヤー生存曲線
急性肺塞栓症に対するIVCフィルタ留置群では，未使用群に比較して生存率が有意に高かった（95.2% vs. 84.0%，log rank P<0.0001）。
（Niwa A, Nakamura M, Harada N, et al. Observational investigation of thrombolysis with the tissue-type plasminogen activator monteplase for acute pulmonary embolism in Japan. Circ J 2012；76：2471-80 より引用）

（図1）。JCS 2009年ガイドラインでは，欧米のガイドラインと異なり，永久留置型と非永久留意型フィルタに分けて記載している。永久留置型IVCフィルタのclass I 適用は，VTE症例で，抗凝固療法の禁忌や副作用出現，維持不能症例，十分な抗凝固療法下でのVTE再発症例である。class II a 適用は，VTE症例のうち，骨盤内やIVC血栓，近位部の大きな浮遊血栓，血栓溶解療法または血栓摘除を行う重症PE，心肺予備能のないVTE，フィルタ留置後のPE再発，抗凝固薬のハイリスク，血栓内膜摘除を行う慢性肺血栓塞栓症となっている。class II b 適用は，VTEを有しない症例で，VTEハイリスクの外傷症例，手術症例である。class III 適用は，抗凝固療法中の急性PEで，右心不全やDVTがない症例，または末梢型DVTを有する症例となっている。

　非永久留置型IVCフィルタの基本的な考え方は，限られた期間のみ急性PEの発症予防を行えばよい症例が適用となる。前述したとおり，唯一の無作為化試験であるPREPIC trial，カリフォルニア州での大規模な観察研究，そして少数症例ではあるがICOPERのいずれにおいても，IVCフィルタの急性期PE再発予防の有効性が示唆されている。急性期の有効性を相殺してしまう慢性期DVT再発が問題であり，慢性期合併症を防ぐ観点からも，IVCフィルタを急性期に二次予防目的で短期間使用する方針は理にかなっているものと考えられる。

　欧米および本邦のガイドラインを比較すると，VTEに対するIVCフィルタ使用に関し，前述の信頼できる数少ない臨床研究結果を基に，もっとも慎重な適用基準を設けているのは，class I，class II a 適用を設けず，抗凝固療法不能症例の高リスクPEをclass II b としているESC 2008年ガイドラインである。IVCフィルタの乱用を警戒し，長期合併症予防を最重要視した内容になっている。AHA 2011年ガイドラインでは，抗凝固療法不能症例

をclass Iとし，急性期PE再発予防を重視している．また，慢性期に問題となるDVTを予防するために，抗凝固療法が可能となったら可及的速やかに開始すべきであること，回収可能型フィルタでは定期的に回収を検討すべきことをclass Iと明記し，慢性期合併症発症予防も重視している．フィルタのリスクとベネフィットを考慮したバランスのよい指標と考えられる．本邦のガイドラインも，AHA 2011年ガイドラインにほぼ匹敵しているが，後者ではclass IIaとなっている治療域の抗凝固療法下でのPE再発が，前者ではclass I，また後者でclass IIbである心肺予備能のないPE症例が前者ではclass IIaと一段上の適用となっており，より適用を広げたものとなっている．急性期PE発症，再発予防をより重視した結果と考えられる．また，慢性期合併症を予防する観点から，急性期のみ使用可能な非永久留置型IVCフィルタを別枠で取り上げ，より重視しているものと考えられる．周術期においては，術後離床までの限られた時間の中でのVTE予防が目標であり，その期間に限定して使用できる非永久留置型フィルタは有用であると考えられる．ESCおよびAHAのガイドラインでは，PEに対するIVCフィルタの日常的な使用をclass IIIと明記し，十分適用を検討したうえでの使用を勧告している．このことは，慢性期DVT合併症の予防を強く示唆しているものと思われる．一方，JCSガイドラインでは，右心不全やDVTのない抗凝固療法中の急性PEと抗凝固療法中の遠位部DVTにclass IIIを限定している．その結果，フィルタはより幅広く急性期再発予防目的で使用されることとなるが，その反面，慢性期DVTの発症率の増加が危惧されるため，十分に適用を検討し不用意なフィルタ使用を厳に慎むべきである．

　周術期におけるIVCフィルタの使用に関しては，次の2通りある．一つは，術前に近位部DVTやPEが判明した場合である．手術を待てる状況であればVTE治療をまず行うが，手術施行の必要性がある場合はPE発症やさらなる増悪を予防しなければならない．術前・術中は十分な抗凝固薬の使用が困難であり，このような状況でのIVCフィルタの使用は，JCS 2009年ガイドラインやAHA 2011年scientific statementでのclass I適用，ESC 2008年ガイドラインのclass IIb適用に相当すると考えられる．次に，術後VTEを発症した場合である．手術から一定期間経過し抗凝固療法が施行可能な場合は，抗凝固療法を中心とするガイドラインにのっとった治療が行われる．術後早期発症のVTEで抗凝固療法が使用できない場合は，術前にVTEが判明した場合と同様，IVCフィルタ使用は，JCS 2009年ガイドラインやAHA 2011年scientific statementでのclass I適用，ESC 2008年ガイドラインのclass IIb適用に相当すると考えられる．いずれの場合も，周術期の抗凝固療法が施行できない期間に限定された使用である．AHA 2011年scientific statementでは，期間が限定されたフィルタ適用の場合において，回収可能型フィルタを選択することはclass IIaとされている．またJCS 2009年ガイドラインでは，永久留置型フィルタ適用症例のうち，数週間急性PEが予防できればよい病態において，非永久留置型フィルタがclass IIa適用となっている．これらのガイドラインを踏まえ，周術期のフィルタ使用に関しては，一時留置型や回収可能型などの非永久留置型IVCフィルタが好ましいと考えられる．AHA 2011年scientific statementでは，回収可能型フィルタを留置した場合，回収可能期間内において定期的にフィルタの抜去を判断するべきであるとclass Iとして記述している．術後一定期間経過し抗凝固療法が可能となった場合は，可及的速やかに抜去すべ

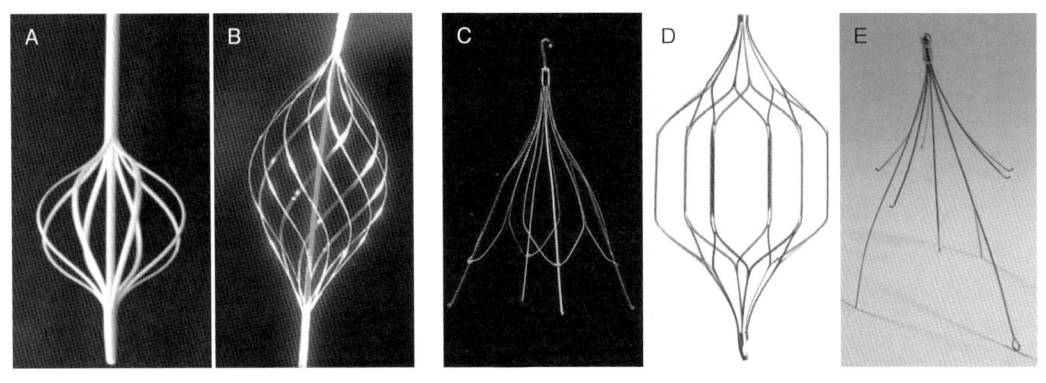

(a) 一時留置型フィルタ   (b) 回収可能型フィルタ

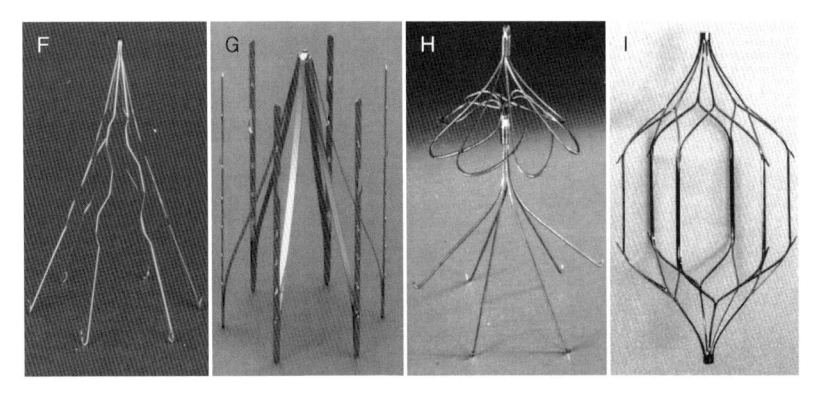

(c) 永久留置型フィルタ

図2 本邦で使用可能なIVCフィルタ（2012年4月現在）
A：Neuhaus Protect®（Toray製, Tokyo, Japan），B：Filtrethery®（Prothia製, Paris, France）
C：Gunther Tulip®（Cook Medical製, IN, USA），D：OptEase®（Cordis製, NJ, USA），E：ALN®（ALN製, Ghisonaccia, France）
F：Greenfield®（Boston Scientific製, MA, USA），G：LGM Vena-Tech®（B. Braun Celsa製, Chasseneuil, France），H：Simon nitinol®（Simon製, MA, USA），I：TrapEase®（Cordis製, NJ, USA）

きである。

2 フィルタの種類と特徴

IVCフィルタは留置期間によって，一時留置型，回収可能型，そして永久留置型の3種類に分類される。2012年4月現在，本邦で使用可能なIVCフィルタを図2に示す。

a. 一時留置型フィルタ

フィルタがカテーテル先端部位に付属しており，シャフトと一体になっている。内頸静脈または鎖骨下静脈穿刺でシースを留置し，フィルタカテーテルを挿入する。造影で適切な部位を確認し，フィルタを広げ，カテーテルを固定する（図3）。利点は，必ず抜去できること，また，抜去の際，再穿刺が不要なことである。欠点は，体動に伴うフィルタの移動や穿刺部出血，感染が挙げられる。Neuhaus Protect®では，フィルタ内血栓の予防目的

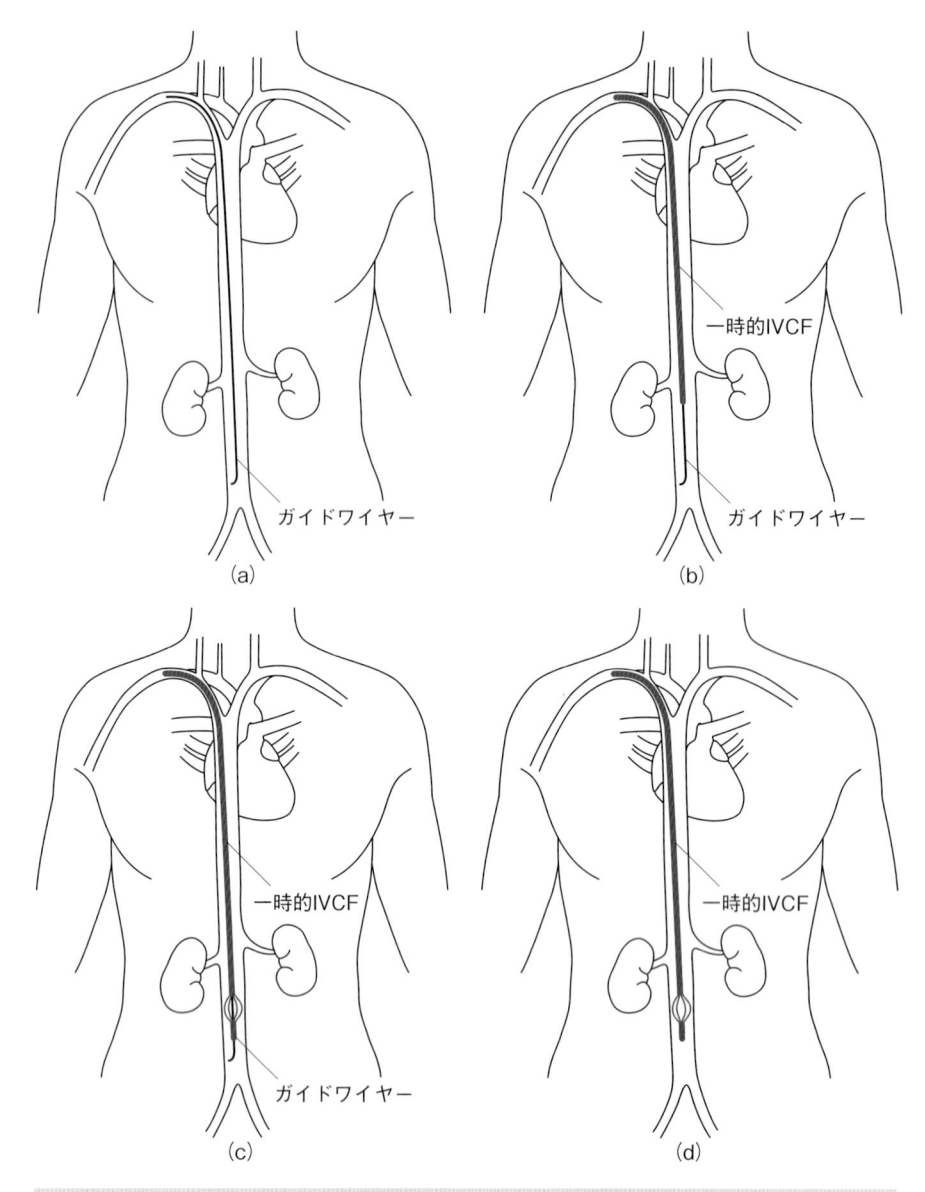

4. 治療〔A 内科的治療　ii）カテーテルインターベンション〕

図3　一時留置型 IVC フィルタの留置方法
（a）右鎖骨下静脈穿刺でガイドワイヤーを下大静脈（inferior vena cava：IVC）まで挿入，IVC 造影で腎静脈の位置や IVC 径を確認．
（b）一時的 IVC フィルタを腎静脈下の適切な位置まで挿入．
（c）IVC 径に合わせてフィルタを拡大．
（d）ガイドワイヤーを抜去し，造影でフィルタの位置や拡大を確認．
（丹羽明博．肺塞栓症の治療：適応と実際．下大静脈フィルター．Heart View 2002；6：1768-74 より引用）

で，カテーテル先端から持続静注を行う必要がある．

b. 回収可能型フィルタ

永久留置型フィルタの慢性期合併症を解決するために考案された．回収せずにそのまま

留置すれば，永久留置型として使用可能である。代表的な Gunther Tulip® フィルタ（図2-C）は，1992年ヨーロッパで一時留置型および永久留置型フィルタとして使用開始された。2000年にはアメリカで永久留置型として使用開始され，2003年回収可能型として認可された。本邦では2000年に材料費保険適用となり，本格販売開始となった。以後，使用頻度が増加している。2011年7月には10日間という回収期間が撤廃され，2012年4月にはIVCフィルタ除去術が保険適用となった。内頸静脈または大腿静脈穿刺でシースおよび留置用カテーテルを挿入し，造影で適切な位置を確認後，フィルタを留置する。回収は，フィルタ先端部にフックが付いており，スネアでフックを捕捉し，回収用カテーテルを被せる形でフィルタを回収する。利点としては，穿刺部出血や感染のリスクが低いこと，不快感が少ないことが挙げられる。欠点は，まず回収時に再度，静脈穿刺が必要となることである。回収時は抗凝固療法中であることが多く，穿刺に際し出血性合併症の併発に十分注意する必要がある。次に，回収率はおおむね良好であるが100％とは限らないことである。本邦からは，Gunther Tulip® フィルタの回収を試みた66症例中，60症例（90.9％）で回収可能であったと報告[14]されている。海外からの報告でも，症例数は20症例前後と少ないが回収成功率100％と報告[15]しているものから，84〜93％までさまざまである[16〜18]。留置期間が長くなったり，フィルタの傾きが大きくなると，回収は不成功となりやすい[19,20]。アメリカで行われた Gunther Tulip® フィルタの市販後臨床試験[21]では，273症例に対し，留置後71週（0〜494日）までにフィルタの回収を行い，その結果から留置期間ごとの回収成功率を予想するためのカプラン・マイヤー曲線が作成された。回収成功率は留置後4週間で99％超，12週間で94％，26週間で67％超，52週間で37％超であった。この結果から，最初の12週間での回収成功率はかなり安定しているが，12週間を過ぎると回収はしだいに難しくなり，26週間を過ぎると40％に近い値にとどまることが判明した。Gunther Tulip® フィルタを留置された188症例を対象とした報告[19]では，回収の初期成功は166症例（88.3％）で得られ，全成功率は94.2％であった。フィルタの平均留置期間は63日間であったが，回収不成功群での平均期間は95.4日間であり，前述の市販後調査結果と一致する結果が示されている。回収不成功のもっとも多い理由は，フィルタの傾きである。回収型フィルタを留置された92症例の検討[20]では，39症例で回収が試みられ，30症例で成功している。フィルタ頭部のIVC壁への接触が，回収成功に有意に影響していた（回収成功率；接触群50％ vs. 非接触群88％，P＝0.021）。フィルタがIVC壁に対し傾いている状況では，頭部のフックがIVC壁に接するため，回収用スネアをフックに掛けるのが困難となり，またフックやセカンダリーレッグなどIVC壁に接する表面積が増えるため癒着の頻度が増加するためと考えられる。長い留置期間が回収不成功に関連していることも，フィルタと組織癒着の影響を表している可能性が考えられる。通常の方法で回収が困難な場合であっても，長期合併症を予防する目的で，抜去が妥当と判断された場合は，可能な限り回収に努める必要がある。本邦では，2010年に厚生労働省から，回収可能型フィルタに関し，患者の状態などにより引き続き留置することが医学的に必要とされず，かつ抜去が安全に行えると判断される場合には，抜去することが望ましい，と勧告されている。回収困難症例に対しては，フィルタの傾きを修正する方法として，カーブ型カテーテルを用いたカテーテルツイスト法，変形スネア法，ループスネア法，癒着したセカンダ

リーレッグに対してはバルーン拡張など，さまざまな方法が考案されている[22]。そのほかの合併症としては，フィルタの破損や移動，ストラットのIVC壁への穿孔などがある[23)～25)]。ストラットの穿孔を調査した研究によると，フィルタ脚の穿孔はストラットの破損や移動の発生増加に関連しており，またストラットが穿孔しているフィルタの抜去に関しては成功率や安全性に関し懸念があるとしている[26]。回収可能型フィルタは，急性期PE再発予防および慢性期DVT併発予防を目的とした合理的な医療機器と考えられるが，前述のような欠点や合併症の可能性もあり，おのおのの症例に応じて，適用を慎重にかつ適切に考える必要があると考えられる。

c. 永久留置型フィルタ

回収可能型フィルタが認可される前は主流であったが，回収可能型フィルタが永久留置としても使用可能であり，現在，その使用頻度は減少している。留置方法は，回収可能型フィルタと同じである。長所や合併症も回収可能型とほぼ同様であるが，永久留置であるがゆえの慢性期DVTの併発の懸念が最大の欠点である。信頼できる臨床試験や大規模な観察研究から一致した結果が得られており，慢性期合併症を十分考慮して適用を判断する必要がある。

PE治療のカテーテルインターベンションの基本的方針

1 カテーテルインターベンションの適用，有効性，合併症

PEに対するカテーテルインターベンションの治療効果を検討した無作為化臨床試験はこれまでになく，その臨床効果を判断する臨床研究は，少数症例の観察研究や症例報告に限られている。AHA 2011年のscientific statementでは，PEに対するカテーテルインターベンションに関し，これまでに報告[27]された研究のシステマティックレビューが引用されている。その対象症例348症例において，急性広範型PEに対するインターベンション単独の治療成功率は81％（吸引血栓除去81％，血栓破砕82％，流体力学的血栓除去75％）であり，血栓溶解薬の局所注入療法を併用すると，95％（吸引血栓除去100％，血栓破砕90％，流体力学的血栓除去91％）であった。また，広範型あるいは亜広範型PEでAngio-Jet®流体力学的血栓除去カテーテルによって治療された51症例（ショック28％，低血圧16％，心エコーでの右室機能障害57％）の後ろ向き研究[28]も取り上げられており，手技成功率は92％，重篤な出血性合併症が8％，入院死亡率は16％であった。以上のような高い治療成功率を背景として，JCS 2009年ガイドラインでは，急性広範型PEのうち，さまざまな治療を行ったにもかかわらず不安定な血行動態が持続する症例が適用と記載されている。また，ESC 2008年ガイドラインおよびAHA 2011年ガイドラインでは，危機的な状況にある高リスクPE症例を救命できる可能性があり，血栓溶解療法禁忌症例における代替療法として，また血栓溶解法が奏効しなかった場合の付加的治療として，そして緊

急外科的血栓除去術が施行できない場合の代替療法として施行されうると記載している。

　ガイドラインでの勧告の程度は，JCS 2009年ガイドラインでは，カテーテル的血栓溶解療法およびカテーテル的血栓破砕・吸引術はclass II bとなっている。またECS 2008年ガイドラインでも，高リスクPE症例で血栓溶解療法が禁忌または奏効しなかった場合，外科治療の代替療法としての肺動脈近位部血栓に対するカテーテル的血栓除去あるいは血栓破砕はclass II bとされている。AHA 2011年 scientific statementでは，血栓溶解療法禁忌の広範型PEに対するカテーテル血栓除去および血栓破砕が，専門技術のある施設での施行がclass II a (level C) となっている。血栓溶解療法後も持続して不安定な広範型PEに対するカテーテル血栓除去および血栓破砕も，class II a (level C) とされている。また，血栓溶解療法禁忌またはその施行後も不安定な広範型PEに対し，カテーテル血栓除去が施行できない施設で安全な転送が可能な場合は，治療可能施設への転送もclass II a (level C) となっている。そして，亜広範型PEでも予後不良の臨床所見（新たに出現した不安定な血行動態，増悪する呼吸不全，重度の右室機能障害，心筋壊死）を有すると判断された場合は，カテーテル血栓除去はclass II b (level C) とされている。以上のように，ガイドラインの発行元は異なるが，2008年のclass II bから2011年ではclass II aと経年的に上がっており，救命困難な高リスクPEに対し，カテーテルインターベンションのコンセンサスが得られつつあると考えられる。

　周術期においては，術後早期の血栓溶解療法が施行不可能な期間に発症した広範型PEに対する，専門技術のある施設におけるカテーテルインターベンションは，AHA 2011年のscientific statementのclass II a適用と考えられる。また，血栓溶解療法が施行できない術後早期に発症した，予後不良の臨床所見を呈する亜広範型PEに対するカテーテルインターベンションも，AHA 2011年 scientific statementのclass II b適用に相当すると考えられる。周術期PEは医療安全の観点からも重要な疾患であり，血栓溶解療法が施行不可能な状況でも，低侵襲に肺血流を改善させうるカテーテルインターベンションの有効性や安全性について，適用の広がりとともにさらに知見が深まることが期待される。

　血行動態の安定が得られた時点で，血管造影所見のいかんにかかわらず，カテーテルインターベンションは終了されるべきである[6)8)29)]。血管造影上の改善が少しであっても，肺血流は著明に改善しうるため，深追いをしないことが肝要である。

　カテーテルインターベンションの合併症としては，穿刺部合併症や血管壁損傷，心臓穿孔，タンポナーデ，造影剤副作用，末梢塞栓，血栓症再発，外傷性溶血，血液損失が挙げられる[6)8)30)]。このうち，右房や右室穿孔，それらに続発する心タンポナーデは重篤な合併症であり，また肺動脈区域枝の穿孔や血管解離は広範な肺出血を起こし致命的になりうる[8)]。

2 カテーテルインターベンションの種類

　経カテーテル的に血栓に対し薬物を局所投与するカテーテル的血栓溶解療法と，カテーテルを用いて血栓を機械的に吸引または破砕するカテーテル的血栓破砕・吸引術がある。

a. カテーテル的血栓溶解療法

　急性広範型PE 34症例に対し，rtPAの末梢静脈投与と肺動脈内投与の効果を比較した，ヨーロッパの8施設で行われた多施設前向き無作為化試験において，肺動脈内の選択的rtPA投与は末梢静脈投与と比較して治療効果に有意差を示さなかった[31]。JCS 2009年ガイドラインではこの研究結果に言及し，単純な経カテーテル的局所薬物投与は現在否定的で，治療効果を改善させるためにはパルススプレー法などの工夫が不可欠との見解を示している。本邦でパルススプレー法を施行するためのカテーテルには，Pulse*spray®カテーテル（図4，Toray製，Tokyo，Japan）やFountain infusion®カテーテルシステム（Merit Medical製，UT，USA）がある。ESC 2008年ガイドラインでは，カテーテル血栓溶解療法については記載されていない。AHA 2011年 scientific statementでは，機械的血栓除去療法で効果がなかったときに，rtPAなどの血栓溶解薬（rtPA 0.6 mg/kg，50 mgまで）を15分かけて肺動脈内に直接投与することは有効かもしれないと記述している。

b. カテーテル的血栓吸引・破砕術

　血栓吸引除去（aspiration thrombectomy）と血栓破砕（thrombus fragmentation），流体力学的血栓除去（rheolytic thrombectomy）の3種類に分類される。

(1) 血栓吸引術（aspiration thrombectomy）

　Greenfield吸引血栓除去カテーテル®（Medi-tech/Boston Scientific製，Nnatick，MA，USA）は，1969年に使用可能となり，現在でも唯一US Food and Drug Administration

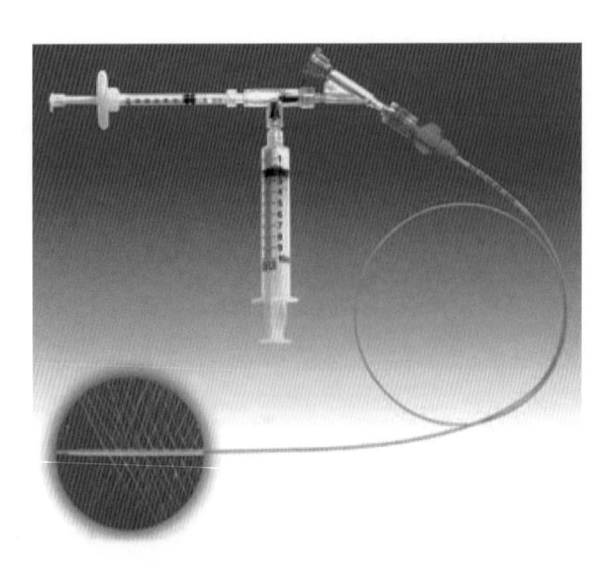

図4　Pulse*spray®カテーテル
リザーバーシリンジ内の血栓溶解薬が1 ccシリンジへ吸引され，一方向弁を介して，カテーテルに注入される。カテーテル先端を血栓内に留置し，血栓溶解薬を直接投与する。

(FDA) に認可されている血栓吸引用デバイスである[32]。10 Fr の可動性のあるカテーテルであり，大きなシリンジを使用して用手吸引で血栓を除去する。欠点は，大腿静脈あるいは内頸静脈を静脈切開して挿入しなければならないこと，留置に際しガイドワイヤーを使用できないことである。血栓除去に際しては，血栓と本デバイスを一体として静脈切開部から回収する必要がある。これらの欠点のため，本邦では使用されていない。

　理想的な PE に対する血栓除去用カテーテルは，操作性がよく，右心系から肺動脈まで迅速に到達し，閉塞機転となっている血栓を効果的に除去し，心臓や肺動脈への傷害や，大量の失血，末梢への血栓塞栓，機械的溶血などの合併症もなく，血行動態を改善させるものである。この観点から，冠動脈血行再建術として 1977 年以来，35 年間にわたり成熟してきた経皮経管的冠動脈形成術（percutaneous transluminal coronary angioplasty：PTCA）の技術，デバイスを応用して行う血栓吸引療法が施行されている。Meyerovitz technique は，10 Fr シースに 8 Fr あるいは 9 Fr の PTCA ガイドカテーテルを使用し，60 ml シリンジで用手吸引する[33]。本邦からも，15 症例の血行動態不安定な急性広範型 PE に対する，8 Fr PTCA ガイドカテーテルを用いた用手血栓吸引療法が報告[34]されている。すべての症例で血管造影上の肺動脈血流の改善が得られ，平均肺動脈圧も 29.6 mmHg から 22.5 mmHg に低下した。全症例に生存，全身状態の改善が得られ，重大な合併症も見られなかった。この 8 Fr PTCA ガイドカテーテルを利用した血栓吸引療法の不利な点は，吸引できる血栓の大きさがカテーテルの内腔径によるため，制限されることである。

(2) 血栓破砕術（thrombus fragmentation）

　海外では，Amplatz Thrombectomy Device® (Bard-Microvena 製，Minn，USA) などの高速回転する羽根車を利用し血栓を粉砕する血栓破砕用デバイスが使用可能であるが，本邦では未承認であり使用されていない。本邦では，ピッグテイルカテーテルを回転させ肺動脈近位部の血栓を，多数のより小さな血栓に破砕する方法が用いられている。末梢に散布するが，血栓の表面積が増加するため，血栓溶解療法を併用すると，その効果が増強すると考えられる。海外では，Pigtail rotation catheter (Cook Medical 製，IN，USA) がある（図 5，本邦では未承認で販売されていない）。回転用に改良された 5 Fr のピッグテイルカテーテルで 10 個の側孔が付いており，ピッグテイルループの外側に楕円形の側溝が付いてあり，ガイドワイヤーが通るようになっている。ガイドワイヤーは，ピッグテイルカテーテルが回転するときの軸となる。血管造影で確定診断された急性広範型 PE 20 症例に対し，pigtail rotation catheter を使用した研究が報告[35]されている。広範型 PE 治療のゴールドスタンダードである血栓溶解療法の使用は，倫理上の理由から制限されなかった。このため血栓破砕直後の血管造影所見は，術前または術中に併用開始された血栓溶解療法に影響されたが，血栓溶解療法を併用した 5 症例での再疎通率 36.4％に対し，血栓破砕のみが施行された 15 症例においても 32.9％の再疎通率が得られ，血栓破砕療法の有効性が示唆された。ピッグテイルカテーテルを回転させる血栓破砕療法の欠点は，肺動脈末梢への血栓塞栓である。肺動脈中枢側の非閉塞性血栓を破砕した際に，それまで閉塞していなかった末梢の肺動脈で塞栓を起こし，さらなる血行動態の増悪を招く可能性もある。そのほかでは，機械的な破砕による溶血や神経内分泌学的に肺血管攣縮を誘発し肺高血圧

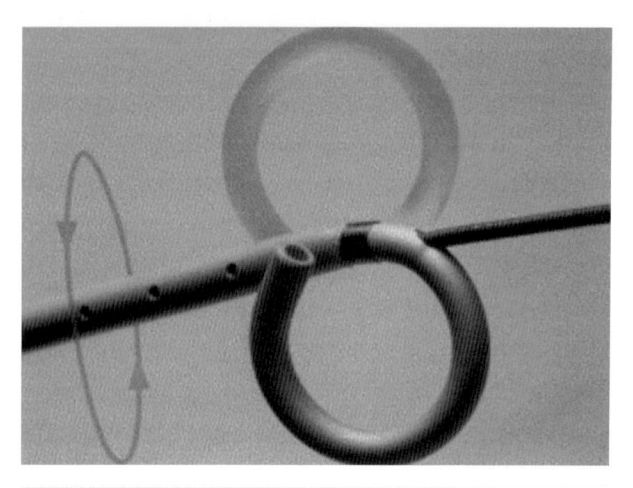

図5　Pigtail rotation カテーテル
X線不透過マーカーの遠位部にある楕円形の側孔からガイドワイヤーが出て，血栓の中を通過し，回転軸となる。用手でカテーテルを回転させ，血栓の中をゆっくり前後に移動させる。血栓はピッグテイルの回転により機械的に破砕される。
（Schmitz-Rode T, Janssens U, Duda SH, et al. Massive pulmonary embolism：Percutaneous emergency treatment by pigtail rotation catheter. J Am Coll Cardiol 2000；36：375-80 より引用）

も続発しうる。また，バルーン血管形成術による血栓破砕療法もある[36)37)]。閉塞性血栓に対しバルーン血管形成術を行い，肺動脈血流を回復させ血行動態を改善する。バルーン拡張により血栓を血管壁に圧排し，また血栓を部分的に破砕する。遠位塞栓を伴うが，大抵の場合，局所的血栓溶解療法が併用され，肺動脈圧の低下が得られる。

(3) 流体力学的血栓除去術（rheolytic thrombectomy）

速い流速の領域では低圧域を生ずる，というベルヌーイの原理を利用している。カテーテル先端から生理食塩液をジェット状に噴出することにより，同部位における圧力の低下が得られる。すると，カテーテル先端と周囲との間に圧較差が生じ，カテーテル周辺の血栓が引き込まれ，機械的に血栓が破砕される。そして，小さな血栓の破片は同カテーテルにより吸引される。この分類のカテーテルの一つに，Hydrolyser® (Cordis 製，Miami, FL) 血栓除去カテーテルがある（図6）。7 Fr，80 cm 長の over-the-wire カテーテルで，先端付近に大きな側孔が付いており，前述のメカニズムにより血栓を吸引する。発症5日以内の広範型 PE 11 症例に対する Hydrolyser® カテーテルの治療成績が報告[38)]されている。4症例で，血栓除去術後に低用量のウロキナーゼが使用された。10 症例が広範型 PE から回復し，11 日以内に退院している。施術前後で，動脈血酸素分圧は $72.8±16.4$ mmHg から $93.5±5.6$ mmHg に改善し（$P<0.005$），肺動脈圧も $45.5±14.2$ mmHg から $29.5±13.6$ mmHg まで低下した（$P<0.0001$）。Hydrolyser® カテーテルにより，血栓の平均74％が除去されていた。血栓を除去する際に遠位塞栓のリスクが少ないという利点はあるが，吸引力が弱いため小血管のみで有効であり，肺動脈近位部の PE に対しては小さすぎるという

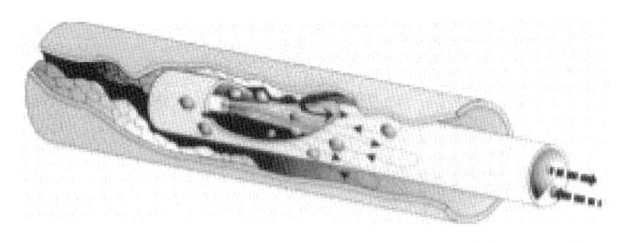

図6 Hydrolyser® カテーテル

カテーテル先端から生理食塩液をジェット状に噴出し，同部位における圧力を低下させる。カテーテル先端と周囲との間に圧較差が生じ，カテーテル周辺の血栓が引き込まれ，機械的に血栓が破砕される。小さな血栓の破片は，同カテーテルの先端付近にある大きな側孔から吸引される。

(Uflacker R. Interventional therapy for pulmonary embolism. J Vasc Interv Radiol 2001；12：147-64 より引用)

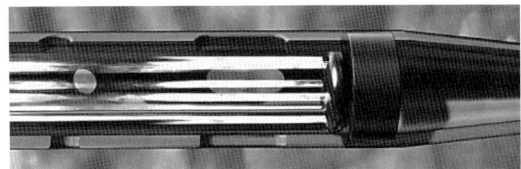

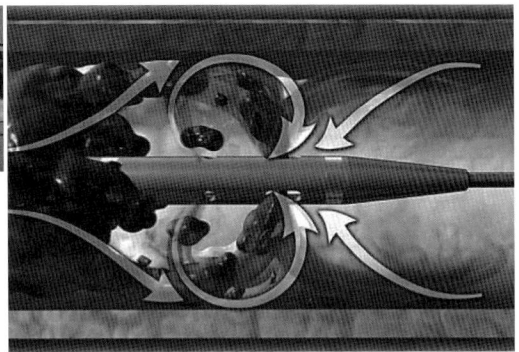

図7 Angiojet® カテーテル

カテーテル先端から生理食塩液をジェット状に噴出し，同部位における圧力を低下させる。カテーテル先端と周囲との間に圧較差が生じ，カテーテル周辺の血栓が引き込まれ，機械的に血栓が破砕される。小さな血栓の破片は，同カテーテルの先端付近にある複数の側孔から吸引される。

(Suarez JA, Meyerrose GE, Phisitkul S, et al. Review of catheter thrombectomy devices. Cardiology 2004；102：11-5 より引用)

欠点がある。Angiojet®（Possis 製, Minneapolis, MN）血栓吸引カテーテルは，先端付近に複数の側孔を有する，6 Fr の over-the-wire カテーテルである（図7）。流体力学的デバイスの中では，もっとも効力があると考えられており，主肺動脈の PE に対しても使用されうる。ただし，12 mm 以上の径を有する血管に対しては設計されていない。血栓溶解療法が禁忌であった広範型 PE に対し，Angiojet® カテーテルを使用した2症例が報告[39]されている。2症例とも，血栓除去直後に血管造影上の良好な結果が得られた。その後のフォローアップでも，臨床症状や血管造影所見の改善は維持されており，収縮期肺動脈圧も正常範囲であった。本カテーテルは，本邦では未承認である。

■参考文献

1) Greenfield LJ, McCurdy JR, Brouwn PP, et al. A new intracaval filter permitting continued flow and resolution of emboli. Surgery 1973；73：599-606.

2) Stein PD, Kayali F, Olson RE. Twenty-one-year trends in the use of inferior vena cava filters. Arch Intern Med 2004 ; 164 : 1541-5.
3) Jaff MR, Goldhaber SZ, Tapson VF. High utilization rate of vena cava filters in deep vein thrombosis. Thromb Haemost 2005 ; 93 : 1117-9.
4) Decousus H, Leizorovicz A, Parent F, et al. A clinical trial of vena caval filters in the prevention of pulmonary embolism in patients with proximal deep-vein thrombosis. Prevention du Risque d'Embolie Pulmonaire par Interruption Cave Study Group. N Engl J Med 1998 ; 338 : 409-15.
5) PREPIC Study Group. Eight-year follow-up of patients with permanent vena cava filters in the prevention of pulmonary embolism : The PREPIC (Prevention du Risque d'Embolie Pulmonaire par Interruption Cave) randomized study. Circulation 2005 ; 112 : 416-22.
6) Torbicki A, Perrier A, Konstantinides S, et al. Guidelines on the diagnosis and management of acute pulmonary embolism : The task force for the diagnosis and management of acute pulmonary embolism of the European Society of Cardiology (ESC). Eur Heart J 2008 ; 29 : 2276-315.
7) Pacouret G, Alison D, Pottier JM, et al. Free-floating thrombus and embolic risk in patients with angiographically confirmed proximal deep venous thrombosis. A prospective study. Arch Intern Med 1997 ; 157 : 305-8.
8) Jaff MR, McMurtry MS, Archer SL, et al. Management of massive and submassive pulmonary embolism, iliofemoral deep vein thrombosis, and chronic thromboembolic pulmonary hypertension : A scientific statement from the American Heart Association. Circulation 2011 ; 123 : 1788-830.
9) White RH, Zhou H, Kim J, et al. A population-based study of the effectiveness of inferior vena cava filter use among patients with venous thromboembolism. Arch Intern Med 2000 ; 160 : 2033-41.
10) Goldhaber SZ, Visani L, De Rosa M. Acute pulmonary embolism : Clinical outcomes in the International Cooperative Pulmonary Embolism Registry (ICOPER). Lancet 1999 ; 353 : 1386-9.
11) JCS Joint Working Group. Guidelines for the diagnosis, treatment and prevention of pulmonary thromboembolism and deep vein thrombosis (JCS 2009). Circ J 2011 ; 75 : 1258-81.
12) Sakuma M, Nakamura M, Nakanishi N, et al. Inferior vena cava filter is a new additional therapeutic option to reduce mortality from acute pulmonary embolism. Circ J 2004 ; 68 : 816-21.
13) Niwa A, Nakamura M, Harada N, et al. Observational investigation of thrombolysis with the tissue-type plasminogen activator monteplase for acute pulmonary embolism in Japan. Circ J 2012 ; 76 : 2471-80.
14) Ota S, Yamada N, Tsuji A, et al. The Gunther-Tulip retrievable IVC filter : Clinical experience in 118 consecutive patients. Circ J 2008 ; 72 : 287-92.
15) Asch MR. Initial experience in humans with a new retrievable inferior vena cava filter. Radiology 2002 ; 225 : 835-4.
16) Lam RC, Bush RL, Lin PH, et al. Early technical and clinical results with retrievable inferior vena caval filters. Vascular 2004 ; 12 : 233-7.
17) Terhaar OA, Lyon SM, Given MF, et al. Extended interval for retrieval of Gunther Tulip filters. J Vasc Interv Radiol 2004 ; 15 : 1257-62.
18) Grande WJ, Trerotola SO, Reilly PM, et al. Experience with the recovery filter as a retrievable inferior vena cava filter. J Vasc Interv Radiol 2005 ; 16 : 1189-93.
19) Marquess JS, Burke CT, Beecham AH, et al. Factors associated with failed retrieval of the

Gunther Tulip inferior vena cava filter. J Vasc Interv Radiol 2008 ; 19 : 1321-7.
20) Hermsen JL, Ibele AR, Faucher LD, et al. Retrievable inferior vena cava filters in high-risk trauma and surgical patients : Factors influencing successful removal. World J Surg 2008 ; 32 : 1444-9.
21) Van Ha TG, Vinokur O, Lorenz J, et al. Techniques used for difficult retrievals of the Gunther Tulip inferior vena cava filter : Experience in 32 patients. J Vasc Interv Radiol 2008 ; 20 : 92-9
22) Smouse HB, Rosenthal D, Thuong VH, et al. Long-term retrieval success rate profile for the Gunther Tulip vena cava filter. J Vasc Interv Radiol 2009 ; 20 : 871-7.
23) Ferris EJ, McCowan TC, Carver DK, et al. Percutaneous inferior vena caval filters : Follow-up of seven designs in 320 patients. Radiology 1993 ; 88 : 851-6.
24) Athanasoulis CA, Kaufman JA, Halpern EF, et al. Inferior vena caval filters : Review of a 26-year single-center clinical experience. Radiology 2000 ; 216 : 54-66.
25) Binkert CA, Sasadeusz K, Stavropoulos SW. Retrievability of the recovery vena cava filter after dwell times longer than 180 days. J Vasc Interv Radiol 2006 ; 17 : 299-302.
26) Hull JE, Robertson SW. Bard recovery filter : Evaluation and management of vena cava limb perforation, fracture, and migration. J Vasc Interv Radiol 2009 ; 20 : 52-60.
27) Skaf E, Beemath A, Siddiqui T, et al. Catheter-tip embolectomy in the management of acute massive pulmonary embolism. Am J Cardiol 2007 ; 99 : 415-20.
28) Chechi T, Vecchio S, Spaziani G, et al. Rheolytic thrombectomy in patients with massive and submassive acute pulmonary embolism. Catheter Cardiovasc Interv 2009 ; 73 : 506-13.
29) Kucher N. Catheter embolectomy for acute pulmonary embolism. Chest 2007 ; 132 : 657-63.
30) Sharafuddin MJ, Hicks ME. Current status of percutaneous mechanical thrombectomy. Part I. General principles. J Vasc Interv Radiol 1997 ; 8 : 911-21.
31) Verstraete M, Miller GA, Bounameaux H, et al. Intravenous and intrapulmonary recombinant tissue-type plasminogen activator in the treatment of acute massive pulmonary embolism. Circulation 1988 ; 77 : 353-60.
32) Greenfield LJ, Proctor MC, Williams DM, et al. Long-term experience with transvenous catheter pulmonary embolectomy. J Vasc Surg 1993 ; 18 : 450-7.
33) Bravo SM, Reinhart RD, Meyerovitz MF. Percutaneous venous interventions. Vasc Med 1998 ; 3 : 61-6.
34) Tajima H, Murata S, Kumazaki T, et al. Manual aspiration thrombectomy with a standard PTCA guiding catheter for treatment of acute massive pulmonary thromboembolism. Radiat Med 2004 ; 22 : 168-72.
35) Schmitz-Rode T, Janssens U, Duda SH, et al. Massive pulmonary embolism : Percutaneous emergency treatment by pigtail rotation catheter. J Am Coll Cardiol 2000 ; 36 : 375-80.
36) Handa K, Sasaki Y, Kiyonaga A, et al. Acute pulmonary thromboembolism treated successfully by balloon angioplasty—A case report. Angiology 1988 ; 39 : 775.
37) Fava M, Loyola S, Flores P, et al. Mechanical fragmentation and pharmacologic thrombolysis in massive pulmonary embolism. J Vasc Interv Radiol 1997 ; 8 : 261-6.
38) Fava M, Loyola S, Huete I. Massive pulmonary embolism : Treatment with the Hydrolyser thrombectomy catheter. J Vasc Interv Radiol 2000 ; 11 : 1159-64.
39) Koning R, Cribier A, Gerber L, et al. A new treatment for severe pulmonary embolism : Percutaneous rheolytic thrombectomy. Circulation 1997 ; 96 : 2498-500.

〔大西　隆行, 丹羽　明博〕

I. 総論

4 治 療

B 外科的治療

はじめに

　肺血栓塞栓症（pulmonary thromboembolism：PTE）の原因のほとんどは深部静脈血栓症（deep vein thrombosis：DVT）であり，PTEはDVTの合併症ともいえる．したがって，PTEとDVTは一つの連続した病態であるとの考えから，これを合わせて静脈血栓塞栓症（venous thromboembolism：VTE）と呼ばれる．PTEには，急性症例と慢性症例がある．周術期に発生するのは急性PTEであるが，その数％が慢性に移行して外科的治療が行われる．急性と慢性の相違点を表1と図1に示した．
　本項では，DVTとPTEの最近の外科的治療法を述べる．

深部静脈血栓症

1 DVTの治療方針

　本症に対する治療法は，PTEの合併を防ぎ，速やかに静脈血栓を除去ないし溶解させ，

表1 肺血栓塞栓症の病態と治療法の相違点

	急性症例	慢性症例
○臨床症状	胸痛，循環虚脱	呼吸困難，心不全
○診断	臨床症状，低酸素血症，心エコー，体部CT	肺血流シンチ，肺動脈造影，体部CT
○内科治療	血栓溶解療法が有効，時に外科的治療を要する	対症療法のみ，外科的治療が有用
○手術適用	多量血栓でショック症例	症状と肺動脈の閉塞形態
○塞栓血栓	柔らかい暗赤色血栓	黄白色の器質化血栓
○補助手段	体外循環，PCPS	超低体温循環停止
○手術方法	血栓摘除	血栓内膜摘除

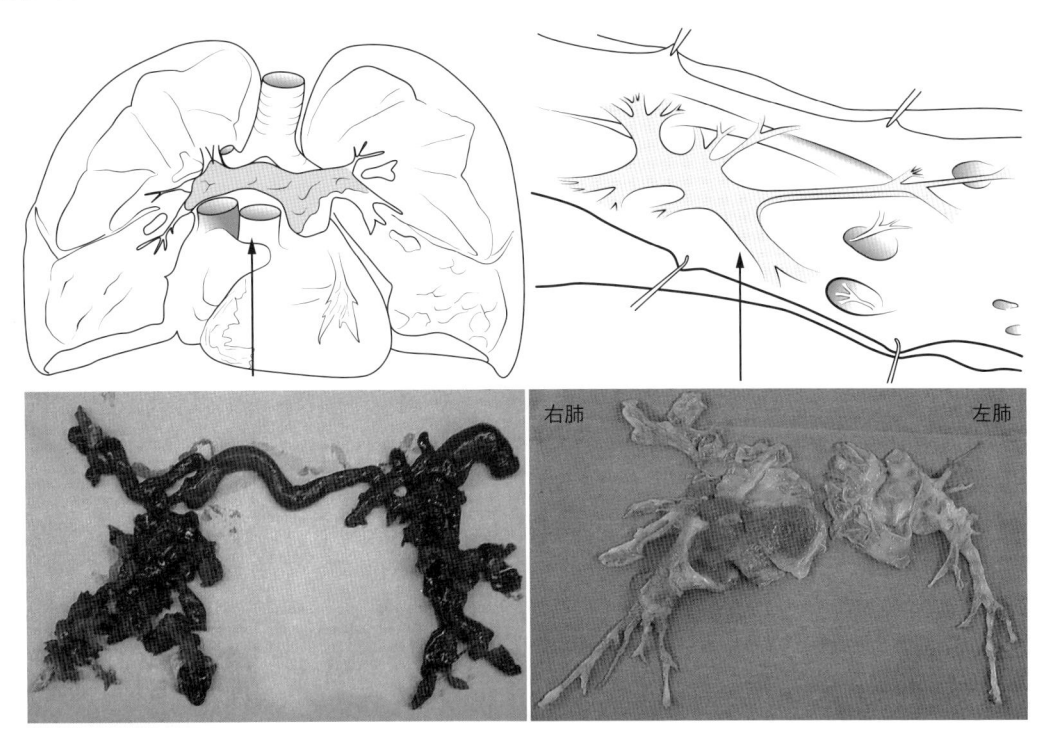

(a) 58歳，女性の急性肺血栓塞栓症における新鮮塞栓血栓 　　(b) 55歳，男性の慢性肺血栓塞栓症における器質化壁在血栓

図1　急性症例と慢性症例における血栓の相違

再発を防ぐことにより静脈の開存性を確保して，静脈弁機能を温存することにある。急性期は臨床的重症度，自然経過を十分考慮して，薬物療法，カテーテル治療，外科的血栓摘除などを選択する[1]。

2 外科的血栓摘除術

外科的な血栓摘除は，広範な血栓症で発症後早期において有効なことがある。そして，健康な患者で重症血栓後遺症を予防したり，有痛性青股腫で静脈性壊死を防止する場合に有用であり，カテーテルアクセス不能，血栓溶解不成功，あるいは抗凝固療法禁忌の場合に適応とする。手術成績向上のために，発症が7日以上前の患者はできるだけ手術しない。外科的血栓摘除術は優れた短期，長期成績を示しているが，本邦において施行される手術数は最近では少ない。日本循環器学会ガイドライン[2]の勧告の程度は，class Ⅱb である。

急性肺血栓塞栓症

発症2週間以内のPTE症例が，急性とされている。本症は欧米では多いが，わが国に

4. 治療（B 外科的治療）

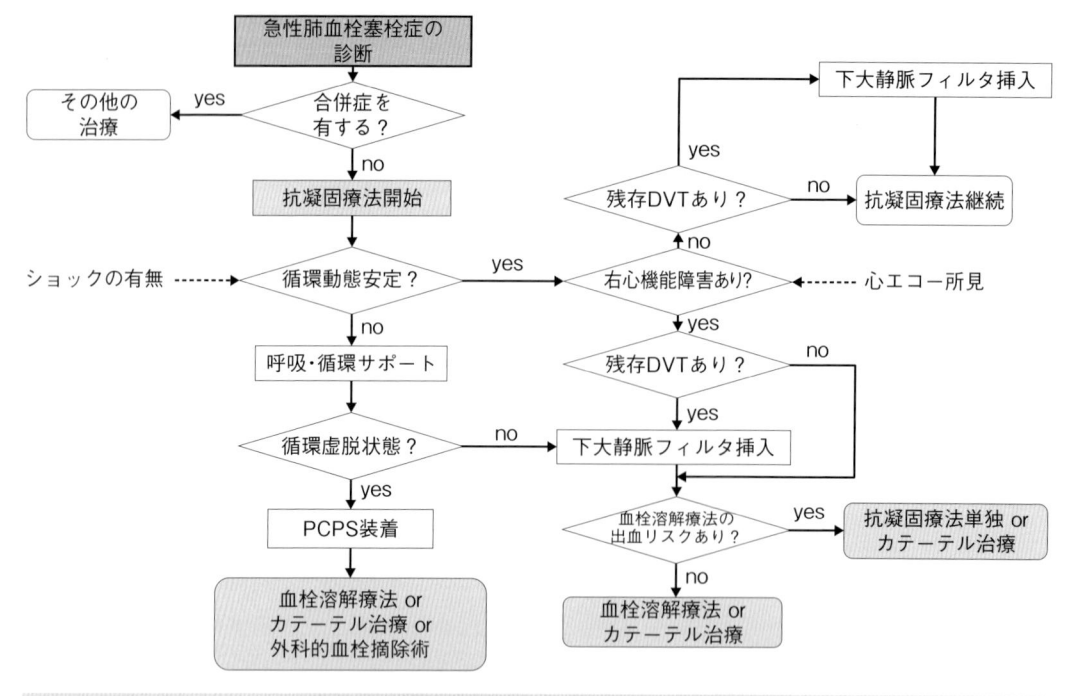

図2 急性肺血栓塞栓症の治療アルゴリズム

表2 急性肺血栓塞栓症：治療の基本

1. 生理的補助
   循環：補液，カテコラミン，血管拡張薬，PCPS
   呼吸：酸素療法，人工呼吸
2. 血栓除去
   血栓溶解療法：ウロキナーゼ，t-PA
   直視下血栓摘除術
   カテーテルを用いた治療（吸引，破砕）
3. 再発予防
   抗凝固療法：ヘパリン，ワルファリン
   下大静脈フィルタ（一時的，永久的）

おいても生活様式の欧米化，高齢者の増加，疾患に対する認識および診断法の向上に伴い，最近増加している救急疾患である。一般外科，産婦人科，整形外科などの術後で安静臥床が長くなった患者では，注意しなくてはならない術後合併症の一つでもある。また，エコノミークラス症候群や地震後の意外な二次災害としてマスコミも注目した疾患であるとともに，術後肺塞栓症のため医療機関への訴訟が増加している現状も考慮する必要がある[2]。

1 急性肺血栓塞栓症の治療方針

図2に急性肺血栓塞栓症の治療アルゴリズムを示した[2]。本症の治療の基本は，呼吸・循環の生理的補助，塞栓血栓の除去と再発防止にある（表2）。発症直後では呼吸・循環を

表3　血栓の外科的摘除の適応

A．循環虚脱（ショック）を伴う急性広範型肺血栓塞栓症における直視下肺動脈血栓摘除術（classⅠ）
B．急性広範型肺血栓塞栓症で非ショック症例における直視下肺動脈血栓摘除術（classⅡa，積極的外科適応）
　1）循環動態が高度に不安定で内科的治療に反応しない症例
　2）肺動脈造影やCT検査所見で肺動脈の閉塞が広範囲である
　3）急速に心不全や呼吸不全が進行する症例
　4）血栓溶解療法が禁忌である症例
　5）右房から右室にかけて浮遊血栓が存在する症例

保持するうえでも，可及的早期に肺動脈内の塞栓血栓の除去がもっとも重要である．初期治療にあたっての要点は患者の状態の把握で，ショックになっているか否かをまず診断する．そして内科的治療が可能か，カテーテル的治療法を選ぶか，外科的治療とするかを選択する（図2）．本症に対しては，内科的治療である血栓溶解療法や抗凝固療法が有効な症例が多く，塞栓血栓の溶解や縮小が見られるため，外科的治療を要する症例はそれほど多くはない．しかし，血栓溶解療法の経過中に増悪する症例や心停止を来す症例があるので，常に外科的治療の必要性を念頭に置いて慎重に内科的治療をする．

2 血栓の外科的摘除の適応

両側の主肺動脈が急速に閉塞する急性広範性肺血栓塞栓では，ほとんどが発症数時間以内に死亡する．また，本症による死亡症例の多くは，発症早期の循環虚脱と早期再発による．そのため循環不全やショックを呈した症例では，閉塞肺動脈をいかに速く再開通させるかが重要で，開心術を行っている施設では直視下血栓摘除術を適応とする（日循ガイドラインの勧告の程度classⅠ）．次の場合には，積極的に外科的除去を考えてよい(非ショック症例ではclassⅡa，表3)．①循環動態が高度に不安定で内科的治療に反応しない症例，②血管造影やコンピュータ断層撮影（computed tomography：CT）検査所見で肺動脈の閉塞が広範囲な場合，③急速に心不全や呼吸不全が進行する症例，④血栓溶解療法が禁忌である症例，⑤右房から右室にかけて浮遊血栓が存在する場合，などである．本症と診断される前に突然に循環虚脱となった症例では，外科的治療まで持って行くのが困難な場合が多い．術後や長期臥床の患者で急に呼吸困難を訴えたり，低酸素血症や心エコーで右室の拡大を認めたら本症を疑い，病棟でただちに経皮的心肺補助（percutaneous cardiopulmonary support：PCPS）を開始する[3]．そして，致命的な脳合併症がなく，急性肺血栓塞栓によるショックと診断されたら肺動脈の血栓除去を行う．

3 直視下血栓摘除の方法

胸骨正中切開後に体外循環を開始して，左右の主肺動脈に切開を加えて直視下に血栓摘除を行う方法である[3)4)]．術前の呼吸・循環動態が不良な症例では，大腿動静脈間の体外循

4. 治療（B 外科的治療）

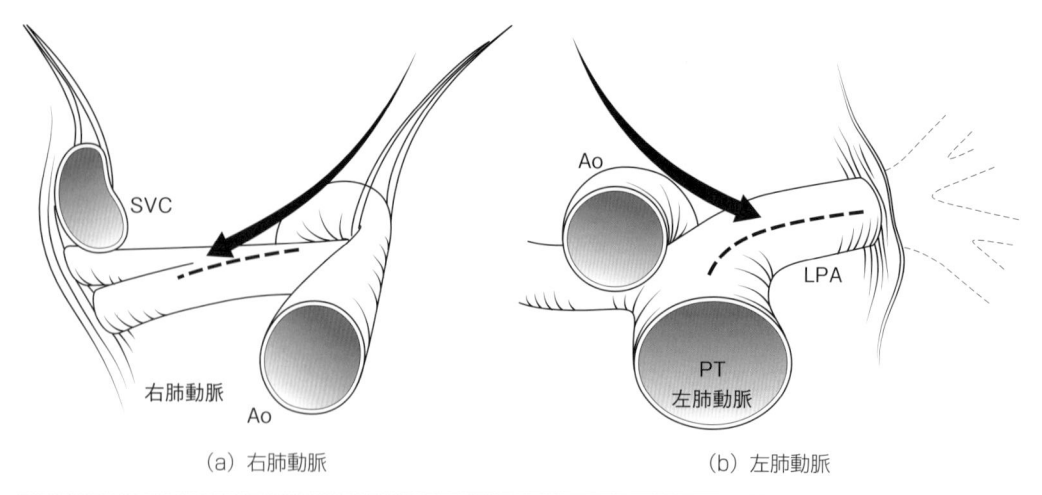

(a) 右肺動脈

(b) 左肺動脈

図3　急性肺血栓塞栓症に対する手術方法（直視下血栓摘除術）
●胸骨正中切開（ショック症例は PCPS 装着後）
●人工心肺による体外循環，軽度低体温-心停止（±）
●両側主肺動脈切開，血栓摘除

環（F-F bypass）を速やかに開始する。

　図3に，左右の肺動脈への到達法を示した。本症では，慢性肺血栓塞栓症における器質化血栓と異なり，通常軟らかい棒状の比較的新しい赤色血栓が摘除可能である（図1）。血栓摘除は末梢まで可能なかぎり行うことが望ましいが，中枢側の血栓が大部分摘除されれば呼吸・循環動態は改善する。図4に，呼吸困難で入院した急性肺血栓塞栓症の3症例の術前の体部 CT と摘除血栓を示した。2週間以上経過した塞栓血栓（亜急性血栓塞栓症）が混在している症例では，血栓が強固に肺動脈壁に付着しているので，肺動脈壁を損傷しないように血栓摘除を行う必要がある。図5に亜急性期の2手術症例を示したが，一部に器質化しかかった血栓が含まれており，術後造影では残存血栓が存在するのが分かる。血栓摘除は心拍動下でも可能であるが，小さな血栓が多数の区域動脈に存在したり，血栓が強固に壁に付着した症例では，心停止下に血栓摘除を行う。

4 周術期静脈血栓塞栓症に対して外科的治療を行った症例

　図6に，術後に発症した急性肺血栓塞栓症3症例の術前体部 CT と摘除標本を示した。図6-a は49歳の女性で，不整脈に対してカテーテルアブレーションを施行したのちに発症した。呼吸困難を訴えたため，CT 検査を施行して診断された。大きな肺動脈血栓塞栓であったため，緊急に直視下血栓除去術を施行した。図6-b は38歳の女性，帝王切開後にショックとなり，心臓マッサージを施行しながら緊急手術を行い，救命可能であった。図6-c は53歳の男性で，整形外科で下肢の手術後にショックとなり，緊急に血栓摘除術を施行した。ショック状態は乗り切ったが，術後にメチシリン耐性黄色ブドウ球菌（MRSA）縦隔炎を合併して手術死亡した。

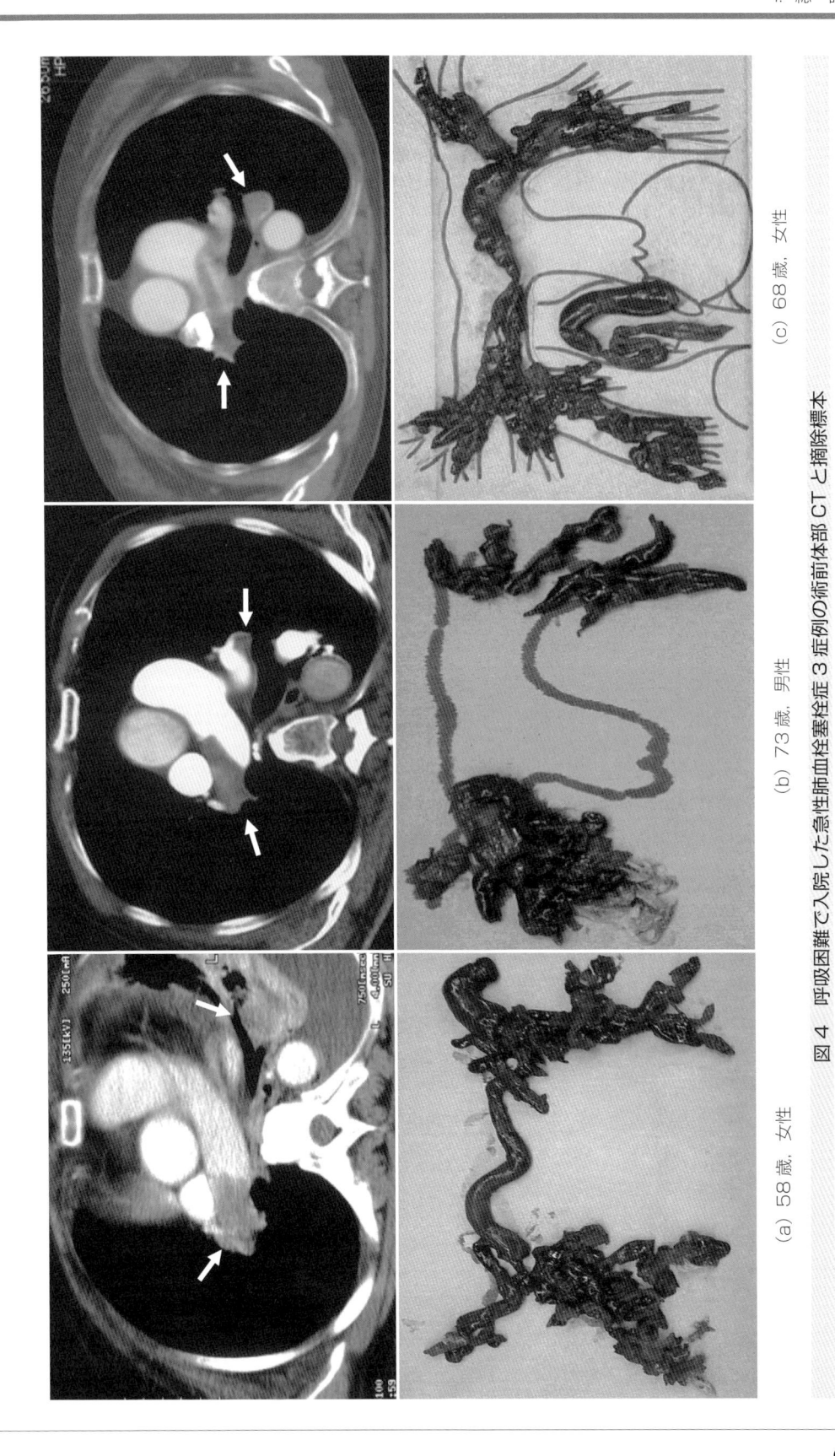

I. 総論

図4 呼吸困難で入院した急性肺血栓塞栓症3症例の術前体部CTと摘除標本

(a) 58歳, 女性

(b) 73歳, 男性

(c) 68歳, 女性

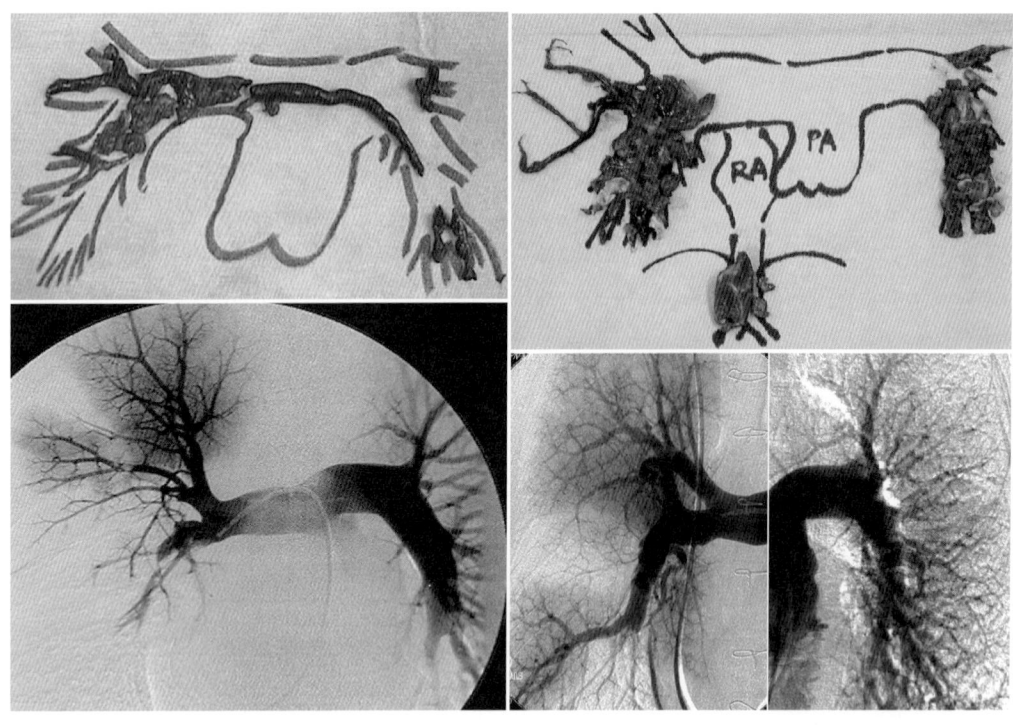

(a) 53歳，男性　　　　　　　　　(b) 65歳，男性

図5　亜急性血栓塞栓が混在した症例の摘除血栓と術後の肺動脈造影

5 外科的血栓摘除の手術成績

a. 著者の経験症例

　2012年までに，国立循環器病センターと藤田保健衛生大学心臓血管外科で，23症例の広範型急性肺血栓塞栓症に対して直視下血栓摘除術を施行した。このうち，周術期の症例は6症例であった（表4）。術前にショック状態を呈した症例が5症例で，このうち4症例に心肺蘇生術が行われ，2症例は病棟でPCPSを装着して手術となった。3症例が手術死亡して，成績は不良であった。外科的血栓摘除術23症例を危険因子別に手術成績を見てみると，術後発症，ショックあり，心肺蘇生ありが成績不良であった（表5）。術後発症の広範型急性肺血栓塞栓症は，突然発症して呼吸・循環動態が急速に悪化するため，手術に間に合わないことが多く，手術を施行しても術後合併症として脳障害，呼吸不全，心不全から多臓器不全を呈する症例が多くなってしまう傾向にある。

b. 文献的報告

　最近約10年間の本邦および海外からの報告では，術前の心肺停止症例で死亡率が高いことが共通しており，血行動態の悪化が見られる症例では，心肺停止に陥る前に補助循環

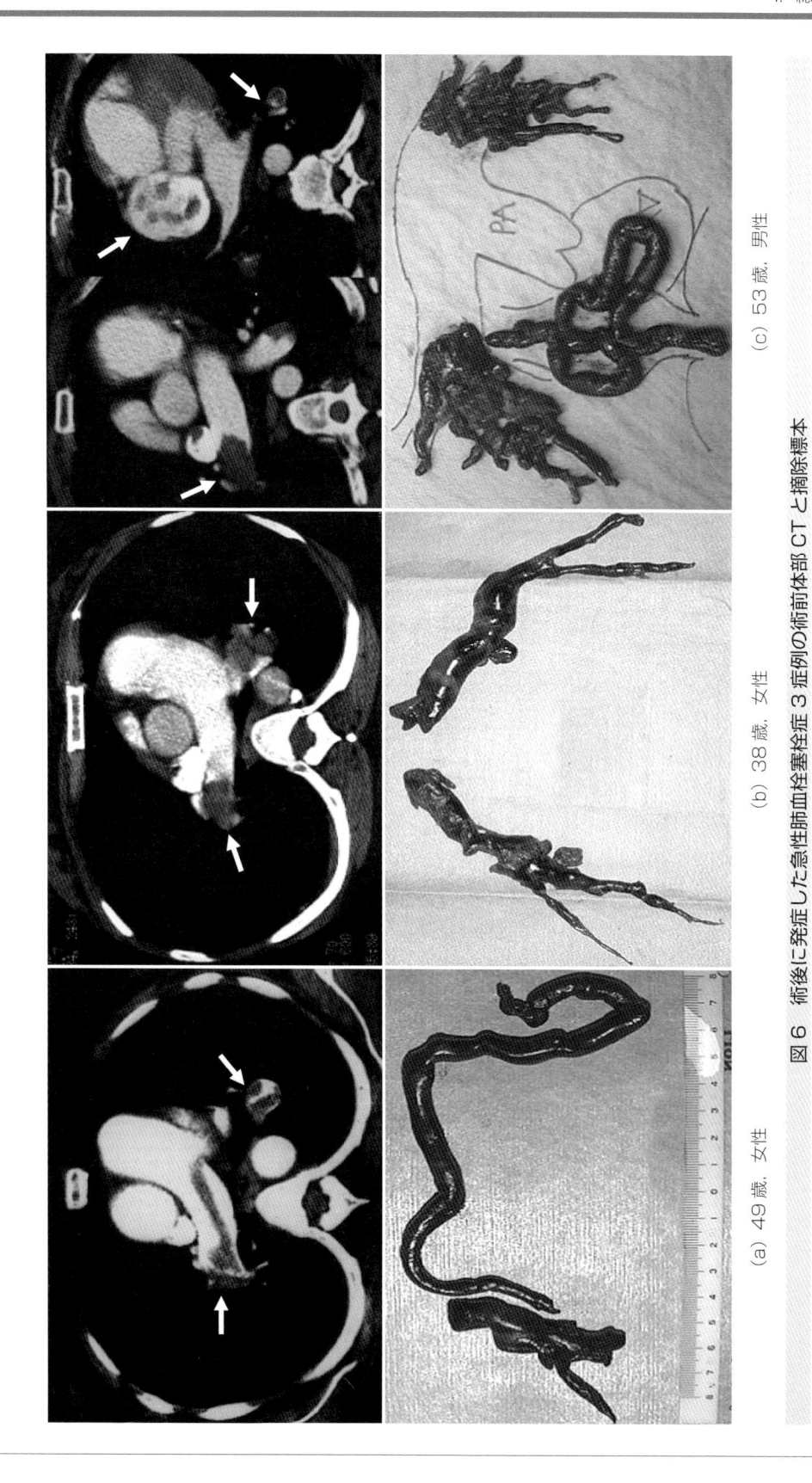

I. 総論

図6 術後に発症した急性肺血栓塞栓症3症例の術前体部CTと摘除標本

(a) 49歳, 女性

(b) 38歳, 女性

(c) 53歳, 男性

4. 治療（B 外科的治療）

表4　周術期急性肺血栓塞栓症に対する手術症例と成績

No	年齢	性	術前状態	DVT	内科治療	ショック	PCPS	手術	術後合併症	転帰
1	81	女	冠動脈バイパス後	(＋)	(－)	(＋)*	(＋)	血栓摘除	脳障害，LOS	死亡
2	49	女	不整脈アブレーション後	(＋)	(＋)	(－)	(－)	血栓摘除		生存
3	76	男	腹部大動脈瘤術後	(＋)	(－)	(＋)*	(＋)	血栓摘除	多臓器不全	死亡
4	38	女	帝王切開後	(＋)	(－)	(＋)*	(－)	血栓摘除		生存
5	53	男	整形外科下肢術後	(＋)	(－)	(＋)	(－)	血栓摘除	MRSA 縦隔炎	死亡
6	67	女	胸部大動脈瘤術後	(－)	(－)	(＋)*	(－)	血栓摘除		生存

＊：要心マッサージ，DVT：深部静脈血栓症，PCPS：経皮的心肺補助，LOS：低心拍出量症候群，MRSA：メチシリン耐性黄色ブドウ球菌

表5　急性肺血栓塞栓症に対する手術症例と成績—危険因子別の手術成績—

	危険因子	生存	死亡
術前状態：	呼吸困難で入院	10	1
	入院加療中	2	1
	産婦人科入院中	3	0
	術後発症	3	3
ショックの有無：	ショック（＋）	10	4
	ショック（－）	8	1
CPR の有無：	CPR（＋）	7	3
	CPR（－）	11	2
症例　23 症例		18	5

と外科的治療に踏み切るべきである。本症に対する直視下血栓摘除術の手術成績は，Gray ら[5]は 71 症例で手術死亡率 29.6％，Meyer ら[6]は 96 症例で 37.5％，福田ら[7]は 18 症例で 5.6％と報告している。Stein ら[8]は，過去の 46 論文，1,300 症例の文献を検討し，1985 年から 2006 年までの間の外科的肺血栓除去術の死亡率を 20％と報告している。日本胸部外科学会の年次報告を集計すると，わが国では 2000 年から 2006 年までの 7 年間に，急性肺血栓塞栓症 539 症例に対して外科的血栓除去術が行われ，その在院死亡率は 21.2％であった。

慢性肺血栓塞栓症

本症は，肺動脈に器質化血栓による閉塞や狭窄性病変が形成されて生じる。そして，肺高血圧や低酸素血症が生じて呼吸不全や右心不全を来すと，予後不良な疾患である。最近，急性症例の 3.8％が慢性化したとの報告があり，急性肺血栓塞栓症例では，常に本症への移行を念頭に置くことが重要である。慢性とは，本邦では 6 カ月以上にわたって肺血流分布ならびに肺循環動態の異常が大きく変化しない病態，と定義されている。本症に対する内科的治療には限界があり，手術により臨床症状と呼吸・循環動態が著明に改善して，術

後は生活の質の向上が得られるようになった[2]。

1 手術適応

本症に対する手術適応として，Jamieson ら[9]は①平均肺動脈圧 30 mmHg 以上，肺血管抵抗 300dyne/sec/cm^{-5}以上，②血栓の中枢端が手術的に到達しうる部位にあること，③重篤な合併症がないことなどを挙げている。手術適用症例を選択する場合，肺動脈の閉塞形態と臨床症状（NYHA Ⅲ度以上で非ショック症例）が重要である[10]。本症では形態的に，肺葉動脈から区域動脈に閉塞性病変が認められる中枢型（図7-a）と，区域動脈より末梢の小動脈の閉塞が主体である末梢型（図7-b）に分類することができる。Jamieson ら[11]は，摘除血栓内膜の形状から肺動脈の閉塞形態を 4 型に分類している。外科的治療には，この中枢型や Jamieson 分類のⅠ型やⅡ型が良い適用（日循ガイドラインの勧告の程度：中枢型は class Ⅰ）であり，閉塞が末梢型や Jamieson のⅢ型は手術困難であることが多い（末梢型の勧告の程度：class Ⅱa）。最近，末梢型に対するバルーンによる肺動脈拡張術の良好な成績が報告[12]されている。

2 血栓内膜摘除の方法

手術方法として，本症では肺動脈壁の器質化血栓を肺動脈内膜とともに摘除することが必要であり，San Diego グループ[9)11]が開始した胸骨正中切開，超低体温間歇的循環停止法を用いた両側肺の肺動脈血栓内膜摘除術が一般的術式として施行される。図3に示した肺動脈への到達法と同じ方法により行う。本症は通常両側病変であり，両側肺へ同時にアプローチできること，合併するほかの心病変にも対応可能なこと，開胸による肺出血の危険が少ないことなどにより，現在では慢性の本症に対する標準術式となっている。

a. 超低体温間歇的循環停止法による血栓内膜摘除術の要点

慢性症例では，内膜摘除を伴わない血栓摘除術はまったく有効ではない。このため，血栓内膜摘除を行うに際して，剥離面の決定が第一に重要となる。内弾性板と中膜の間が理想的な剥離面であり（図8），中膜の深い層に入ると薄いピンク色の外膜が見えてきて，外へと出る危険がある[9]。第二に重要な点は，通常器質化血栓は強固でちぎれにくいので，血栓内膜を少しずつ剥離して引っ張りながら末梢側に剥離を進めて行き，区域動脈まで樹枝状に器質化血栓を内膜とともに摘除することである。症例によっては摘除血栓内膜が脆いことがあり，この操作を慎重に行う必要がある。有効に手術できたかどうかは，摘除血栓内膜の量ではなくて，区域動脈まで樹枝状に器質化血栓が内膜とともに摘除されたかどうかである。図9に中枢型と末梢型の症例の摘除血栓内膜を示したが，末梢型では葉間動脈や主肺動脈からは器質化血栓は摘除されていない。第三に，無血術野を得ることが重要である。このために，血液吸引が同時にできる Jamieson 剥離子が有用であるし，適宜間歇的に循環停止を行う。1回の循環停止時間は15分までとして，10分間は必ず再灌流を行って再度循環停止とする。循環停止時間が長いと術後脳障害の原因となるが，通常は50〜60

4. 治療（B 外科的治療）

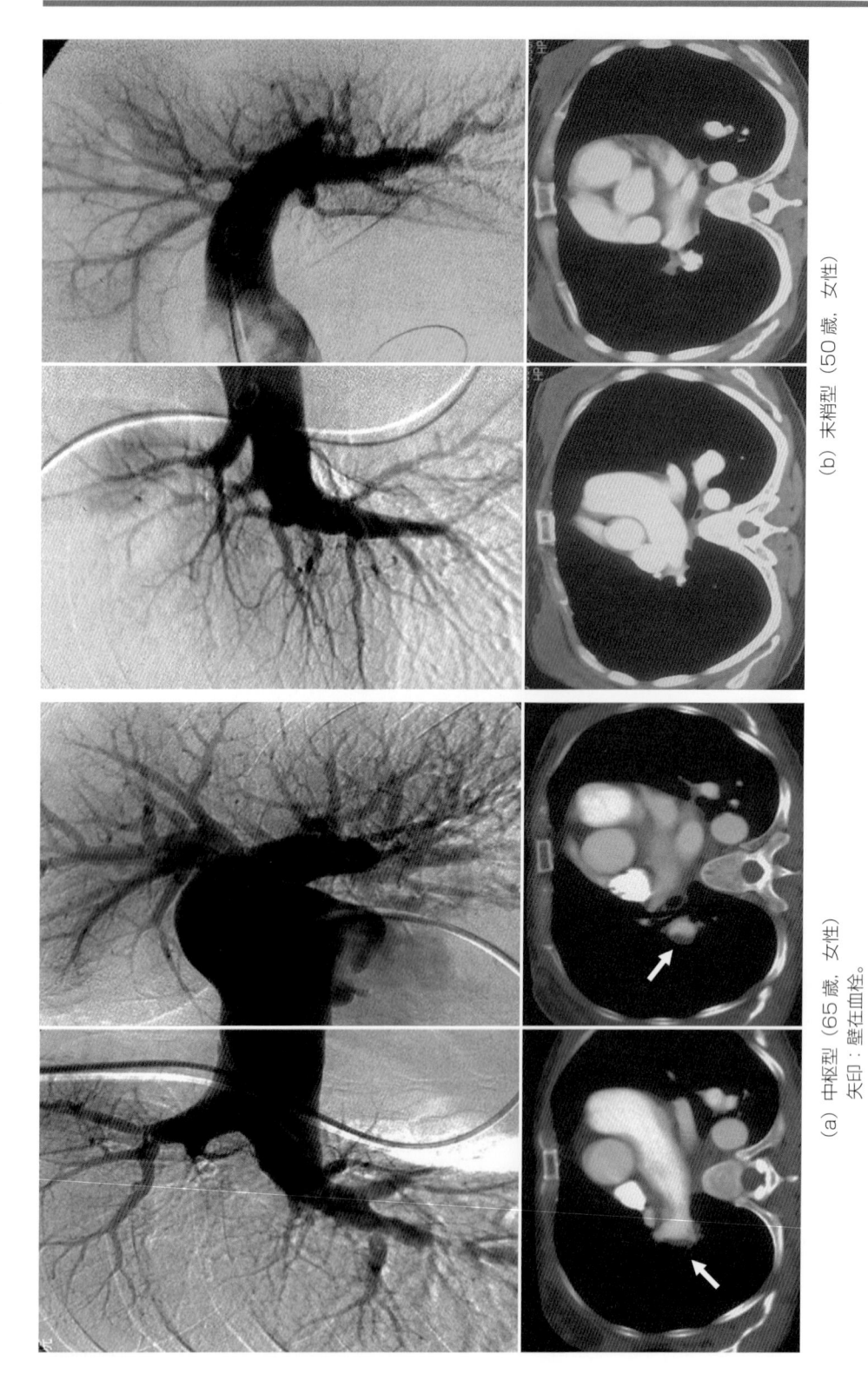

図7 慢性肺血栓塞栓症の閉塞形態
上段：肺動脈造影，下段：CT。
(a) 中枢型（65歳，女性）
矢印：壁在血栓。
(b) 末梢型（50歳，女性）

I. 総論

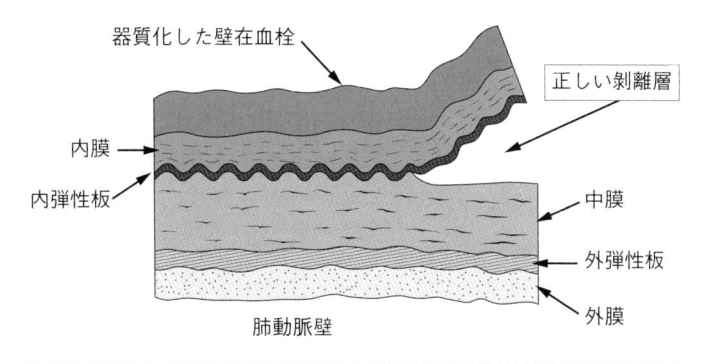

図8 肺動脈の正しい剥離層

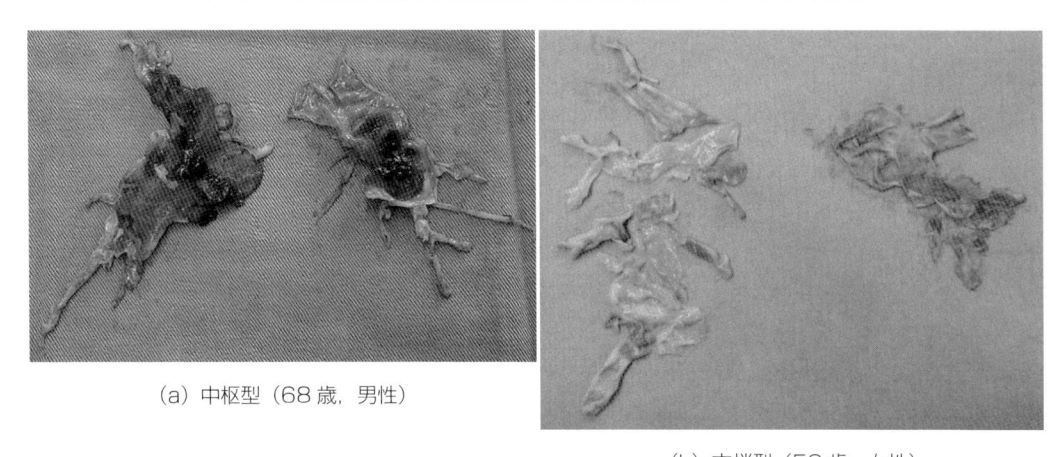

(a) 中枢型（68歳，男性）

(b) 末梢型（59歳，女性）

図9 慢性肺血栓塞栓症の摘除血栓内膜

分で安全に終了できる。

b. 血栓内膜摘除の手術手順

①術前準備：術前に，プロスタサイクリン製剤（エポプロステノール）を2〜3週間持続静脈内投与しながら安静加療を行って，手術とする。術中のモニターとして中枢温（咽頭温），動脈圧，パルスオキシメータ，術前後の検査用に経食道心エコーとスワン・ガンツカテーテルを準備する。肺出血に備えて分離気管挿管を行う。頭部を包む氷嚢を用意する。術前に深部静脈血栓症を合併している症例には，永久的下大静脈フィルタを挿入する。

②胸骨正中切開後，上行大動脈送血，上大静脈（直接）と下大静脈（右房より）の2本脱血で体外循環を開始する。中枢温を18℃まで冷却して，循環停止とする。

③右肺動脈血栓内膜摘除：患者の左側に立ち，上大静脈と上行大動脈の間に開創器をかけ，右主肺動脈を出す。前面中央を上行大動脈の下より右上肺静脈下まで切開して，肺動脈内を観察する。中枢型では肺動脈内に大きな器質化血栓や二次血栓があるが，末梢型では，肺動脈の軽度肥厚のみのことが多い。主肺動脈の後壁で剥離層を同定して，Jamieson剥離子を用いて区域動脈に向かい血栓内膜摘除を行う。末梢型では，区域動脈の入口部で剥離層を同定しなければならない。ちぎれないように慎重に引っ張りながら剥離して，で

きるだけ多くの区域動脈から血栓内膜を摘除する。終了したら，切開部を6-0モノフィラメント糸で二重に縫合閉鎖する。

④左肺動脈血栓内膜摘除：次に患者の右側に移り，心ネットで右側下方に心臓を引き，左主肺動脈を肺動脈幹より心膜翻転部まで切開する。同様に，間歇的循環停止下に後壁で剥離層を同定して，血栓内膜摘除を区域動脈に向けて行う。

⑤復温が完了して，人工心肺からの離脱を試みる。肺動脈圧が低下しないで体動脈圧と等圧となったり，多量の気道出血を認める症例では，PCPSを装着して人工心肺を終了する[13]。末梢型では，PCPSの頻度が高い。術後の心タンポナーデの予防に胸膜を一部切除して，左胸腔と交通させてドレーンを挿入しておく。

c. 術後管理

術後の再灌流障害による肺浮腫や気管内出血は，もっとも注意すべき合併症である。術後の気管内出血は，手術時の肺動脈壁損傷によることも多い。末梢型では術中の剥離層の作製が困難なことがあり，術後再灌流障害の頻度が高くなる。このために呼吸不全が遷延化したら，長期に呼気終末陽圧（PEEP）をかけながら人工呼吸管理を行う。術後も肺高血圧が持続する症例では，カテコラミンや血管拡張薬を投与して心不全の管理を行う。長期間のPCPS管理を行い，肺動脈圧が低下して救命できる症例もある[13]。気道出血や，ドレーンからの出血が心配なくなったらヘパリンを開始し，ワルファリンの経口投与に変更していく。

3 外科的治療成績

文献的報告ではDailyら[14]は12.6％（16/127），Jamiesonら[9]は8.7％（13/150），Oginoら[15]は病院死亡8.0％（7/88），Thistlethwaiteら[11]は4.7％（52/1,100），安藤ら[10]の待機手術84症例では7症例（8.3％），最近5年の75症例では2症例（2.7％），Mayerら[16]は4.7％（18/386）の手術死亡であった。末梢型の手術成績では，JamiesonのⅢ型で3/60（5.0％），12/192（6.3％）の死亡率の報告がある。

筆者らの最近の手術症例では，2006年1月〜2011年12月の期間に本症の90症例に上記の方法で外科治療を施行した。平均年齢は54.7歳，男性25症例，女性65症例であり，若年者は男性の比率が高く，また高齢者は女性が多かった。全症例で低酸素血症，高度の肺高血圧，低心拍出を有して，NYHAⅢ度以上が大多数であった。DVTの既往は30症例（33.3％）に認められ，術前に下大静脈フィルタを42症例（46.7％）に挿入した。血栓性素因は11症例（12.2％）に合併していた。手術成績は，病院死亡3症例（3.3％）と良好であった。耐術87症例では3症例が術後もNYHAⅢ度にとどまったが，ほかの84症例では著明な臨床症状と呼吸・循環動態の改善が得られた。

まとめ

DVTと，急性および慢性のPTEの最近の外科治療法を述べた。急性および慢性の肺血

栓塞栓症は，病態の認識の増加と画像診断法の進歩で早期に診断が可能となり，適切な治療法が施行されるようになった．外科的治療は，症例により非常に有効な治療手段となるので，その適用を慎重に判断することが重要である．

■参考文献

1) 八巻　隆, 平井正文, 太田　敬ほか. 深部静脈血栓症─本邦における静脈疾患に関するSurvey II ─. 静脈学 2004；15：79-85.
2) 安藤太三, 伊藤正明, 應儀成二ほか. 肺血栓塞栓症および深部静脈血栓症の診断・治療・予防に関するガイドライン（2009年改訂版）. 日本循環器学会ホームページ（http://www.j-circ.or.jp/guideline/index.htm）
3) 安藤太三, 田鎖　治, 花房雄治ほか. 急性肺血栓塞栓症に対する人工心肺使用下血栓摘除術症例の検討. Ther Res 2000；21：1131-3.
4) Ando M, Yamashita M, Sato M, et al. Surgical treatment for acute massive pulmonary thromboembolism in Japan. In：Shirato K, editor. Venous thromboembolism：Prevention and treatment. New York：Springer；2004. p.47-54.
5) Gray HH, Morgan JM, Paneth M, et al. Pulmonary embolectomy for acute massive pulmonary embolism. An analysis of 71 cases. Br Heart J 1988；60：196-200.
6) Meyer G, Tamisier D, Sors H, et al. Pulmonary embolectomy. A 20-year experience at one center. Ann Thorac Surg 1991；51：232-6.
7) 福田幾夫. 最近の急性肺血栓塞栓症の外科治療. メディカル・サイエンス・ダイジェスト 2007；33：983-6.
8) Stein PD, Alnas M, Beemath A, et al. Outcome of pulmonary embolectomy. Am J Cardiol 2007；99：421-3.
9) Jamieson SW, Auger WR, Fedullo PF, et al. Experience and results with 150 pulmonary thromboendarterectomy operations over a 29-month period. J Thorac Cardiovasc Surg 1993；106：116-27.
10) 安藤太三. 末梢型慢性肺血栓塞栓症に対する血栓内膜摘除術. 呼と循 2012；60：39-48.
11) Thistlethwaite PA, Mo M, Madani MM, et al. Operative classification of thromboembolic disease determines outcome after pulmonary endarterectomy. J Thorac Cardiovasc Surg 2002；124：1203-11.
12) Feinstein JA, Goldhaber SZ, Lock JE, et al. Balloon pulmonary angioplasty for treatment of chronic thromboembolic pulmonary hypertension. Circulation 2001；103：10-3.
13) Sato M, Ando M, Muto A, et al. Two cases of chronic pulmonary thromboembolism saved by postoperative use of a percutaneous cardiopulmonary support device. Ann Thorac Surg 2006；82：314-6.
14) Daily PO, Dembitsky WP, Iversen S, et al. Risk factors for pulmonary thromboendarterectomy. J Thorac Cardiovasc Surg 1990；99：670-8.
15) Ogino H, Ando M, Matsuda H, et al. Japanese single-center experience of surgery for chronic thromoboembolic pulmonary hypertension. Ann Thorac Surg 2006；82：630-6.
16) Mayer E, Jenkins D, Linder J, et al. Surgical management and outcome of patients with chronic thromboembolic pulmonary hypertension：Results from an international prospective registry. J Thorac Cardiovasc Surg 2011；141：702-10.

〈安藤　太三〉

I. 総論

5　予　防

はじめに

　静脈血栓塞栓症（venous thromboembolism：VTE），特に肺血栓塞栓症（pulmonary thromboembolism：PTE）は，発症後の救命の難しい疾患である．それゆえに，発症を抑止する予防の取り組みに意義がある．以前，本邦では発生頻度が低いとされていたが，近年PTEの発生頻度は増加[1]し，疾患によっては欧米とほぼ同等とされている．

　本邦では無予防のVTE発生頻度は十分に検討されたことがないため，予防の効果を正確に論ずることは難しい．欧米では，Geertsら[2]により無予防の症候性PTE発生頻度は低リスク0.2％，中リスク1〜2％，高リスク2〜4％，最高リスク4〜10％報告されており，症候性PTEは低リスクから見ると中リスクは5〜10倍，高リスクは10〜20倍，最高リスクは20〜50倍発生しやすいという意味であり，見過ごせない頻度である．また，本邦でのPTE発症後の死亡率は11.9％と報告[3]されており，心筋梗塞と比べても発症後の救命は困難である．

　本項では，さまざまな予防法の効果と合併症を述べ，最良の予防対策についての管理法を概説する．

VTEの危険因子

　VTEの危険因子は多岐に及ぶ．疾患そのものによるものから患者の病態や体質に関与するものまで多数あり，図1に示す．リスク因子は，ウィルヒョウの三徴（血流の停滞，血管内皮の損傷，凝固機能亢進状態）に大別される．三徴の複数にまたがるリスク因子も存在し，さらに先天性と後天性に分類される．欧米において，リスク因子の強度は内科系ではPadua prediction score[4]があり，外科系ではCaprini score[5,6]がある．Padua prediction scoreは電子カルテ上で自動集計され，電子アラートシステムの判定に用いられ，内科入院におけるVTE予防の効果も報告[7]されている．しかし外科系は病態が煩雑でリスク因子も多く，時間経過に伴い出血リスクも変動するため対策の調整は複雑である．表1にPadua prediction scoreとCaprini scoreの判定方法と対策の概略を示す．

　リスク因子の重要度については，Kitamukaiら[8]は本邦におけるPTEの危険因子として，

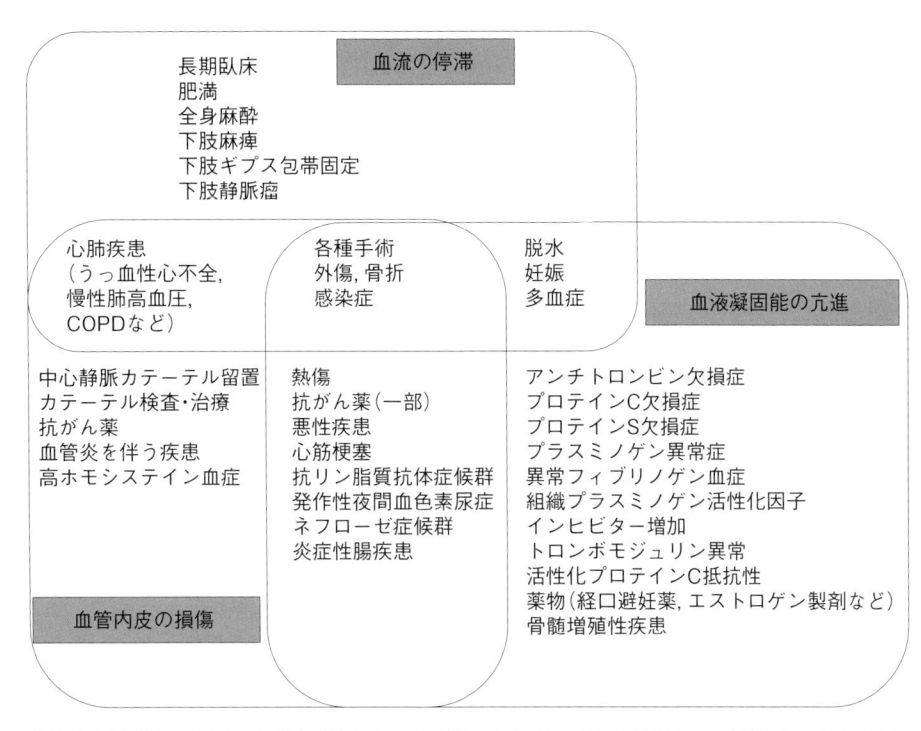

図1 ウィルヒョウの三徴

血流の停滞
- 長期臥床
- 肥満
- 全身麻酔
- 下肢麻痺
- 下肢ギプス包帯固定
- 下肢静脈瘤

- 心肺疾患（うっ血性心不全，慢性肺高血圧，COPDなど）
- 各種手術
- 外傷，骨折
- 感染症
- 脱水
- 妊娠
- 多血症

血管内皮の損傷
- 中心静脈カテーテル留置
- カテーテル検査・治療
- 抗がん薬
- 血管炎を伴う疾患
- 高ホモシステイン血症

- 熱傷
- 抗がん薬（一部）
- 悪性疾患
- 心筋梗塞
- 抗リン脂質抗体症候群
- 発作性夜間血色素尿症
- ネフローゼ症候群
- 炎症性腸疾患

血液凝固能の亢進
- アンチトロンビン欠損症
- プロテインC欠損症
- プロテインS欠損症
- プラスミノゲン異常症
- 異常フィブリノゲン血症
- 組織プラスミノゲン活性化因子インヒビター増加
- トロンボモジュリン異常
- 活性化プロテインC抵抗性
- 薬物（経口避妊薬，エストロゲン製剤など）
- 骨髄増殖性疾患

床上安静制限，手術，外傷，悪性疾患を挙げている。Sakonら[9]は，一般外科手術（産婦人科，泌尿器科を含む）のVTEの危険因子として手術3時間以上，骨盤腔手術，女性，悪性腫瘍が特に重要な危険因子と報告しており，因子を1点として合計3点以上の場合，無症候性VTE頻度は40％以上であり，薬物予防の導入を推奨している。また，日本麻酔科学会による周術期肺血栓塞栓症ワーキンググループのデータもあるが，別項で詳述されているため省略する。

当院では2002年に導入したスコア型予防リスク評価表（表2）を示す。作成時に各科の医師からのリスク因子の聴取および文献検討を行い，さらに当時までに経験した約30症例のPTEと近位側症候性DVT症例を判定し，すべての症例が高リスク以上（抗凝固薬による予防対象）となるように点数配分した。当院の判定も4段階としているが，高リスク以上は本邦のガイドラインと異なり，可能なかぎり抗凝固療法を優先するように立案した。また，経験症例の中には原因不明の胸痛発作を持つ症例も見られたため，因子に追加した。予防対策は，低リスクは早期離床と積極的な運動，中リスクは理学的予防方法，高リスクは弾性ストッキングと抗凝固療法の予防量（1/2量を標準とする），最高リスクは理学的予防法と抗凝固療法の予防量の併用とした。

本邦のVTE予防ガイドラインは疾患ごとのリスクにより4段階に判定するが，負荷リスク因子の影響と出血リスクを加味することは現段階ではできない。

表1 Padua prediction score；内科入院患者の基礎病態のリスク評価

Padua prediction score	VTE risk factor assessment tool (Caprini score)	Point
	1カ月以内の脳梗塞，多発外傷，予定された人工関節手術，1カ月以内の骨盤・股関節・下肢骨骨折，1カ月以内の脊髄損傷（麻痺あり）	5
活動性の悪性腫瘍，VTE既往，活動性の減少，血栓形成傾向の状態	75歳以上，家族内血栓症既往，VTE既往，プロトロンビン20210A陽性，factor V Leiden陽性，ループスアンチコアグラント陽性，血漿ホモシステイン量の上昇，HIT，抗リン脂質抗体の上昇，先天性＆後天性血栓傾向	3
1カ月以内の外傷や手術	61〜74歳，中心静脈法，関節鏡手術，45分以上の大手術，悪性疾患（現在と既往），45分以上の腹腔鏡手術，72時間以上のベッド上安静制限，1カ月未満の可動不能のギプス固定	2
70歳以上，心不全or呼吸不全，急性心筋梗塞or虚血性脳梗塞，急性感染症and/orリウマチ性疾患，BMI≧30の肥満，ホルモン治療中	41〜60歳，AMI，現在の下肢腫脹，うっ血性心不全，下肢静脈瘤，内科疾患による床上安静，BMI＞25，炎症性腸疾患の既往，小手術の計画，1カ月以内の大手術，1カ月以内の敗血症，肺機能異常（COPD），肺炎を含む重症肺疾患，避妊薬orホルモン補充療法，妊娠or1カ月以内の産褥，その他の危険因子（任意の項目を追記　　　）	1
合計4点以上でリスクありと判定	合計5点以上：抗凝固療法（UFH 5000 units×3回/day Sc or LMWHで合計30〜60 mg/day）と圧迫療法の併用	最高リスク
	合計3〜4点：抗凝固療法（UFH 5000 units×3回/day Sc or LMWHで合計30〜60 mg/day）or IPC（併用してもよい）	高リスク
	合計1〜2点：UFH 5000 units×2回/day皮下注 or IPC	中リスク
	合計0〜1点：早期運動	低リスク

HIT：ヘパリン起因性血小板減少症（未分画ヘパリン，低分子量ヘパリンは禁忌），AMI：急性心筋梗塞，UFH：未分画ヘパリン，LMWH：低分子量ヘパリン

（Barbar S, Noventa F, Rossetto V, et al. A risk assessment model for the identification of hospitalized medical patients at risk for venous thromboembolism：The Padua prediction score. J Thromb Haemost 2010；8：2450-7, Caprini JA. Thrombosis risk assessment as a guide to quality patient care. Dis Mon 2005；51：70-8 より改変引用）

詳細はそれぞれの文献で確認していただきたい。

術前評価と予防計画

近年，初診の際に手術の前に治療を要するVTE，あるいは手術後に病態悪化を来す可能性のある無症候性VTEを合併している患者を診察することが多くなっている。包括医療

表2　近畿大学医学部附属病院のリスク判定表

PE/DVT リスク評価表　　　外科系共通
患者名　　　　　　　　　　合計点数　　　　　　　　　　　　grade 1・2・3・4

1. 基礎疾患・素因		点数	2. 手術因子		点数	3. その他因子	点数
年齢	40〜59	1	全身麻酔		1	妊婦	4
	>60	2	予定手術時間	3時間以上	1	経口避妊薬 or 副腎皮質ホルモン服用	2
女性		1		5時間以上	2		
BMI	≧25<30	1	腹腔鏡手術（気腹法）		1		
	>30	2	骨盤手術		2	エリスロポイエチン製剤使用	1
静脈血栓塞栓症の既往（肺塞栓症含む）		5	下肢手術		4	心房細動 or 心不全	3
動脈血栓塞栓閉塞症の既往		3	術中体位	側臥位	1		
先天性 or 後天性血栓傾向		5		砕石位	2	原因不明の呼吸困難，胸痛，動悸の既往	2
下肢静脈瘤，深部静脈弁不全，血栓性静脈炎		3		骨盤低位	2		
				脊椎後方手術	2	重症感染症患者	1
骨盤部腫瘍		2	下肢ターニケット		2	四肢麻痺，自立歩行不能な筋力低下	2
術前術後の長期臥床（血栓予防リハビリテーション不能）8時間以上		3					
高脂血症（TC 240 mg/dl 以上）		2				ヘモグロビン高値（基準値を超える）	2
悪性腫瘍		2					

リスク判定基準

grade 1	合計 0〜5点	非侵襲的予防処置を行ってもよい。全麻症例は弾性ストッキング装着を勧める
grade 2	合計 6〜10点	血栓予防リハビリテーション＋弾性ストッキング
grade 3	合計 11〜15点	LDUH の半量〔ヘパリン Ca（0.1 ml）×2回/day or ヘパリン Na 5,000単位/day，完全自立歩行開始当日まで皮下 or 点滴〕＋IPC or 運動療法＋弾性ストッキング
grade 4	合計 16点以上	LDUH（ヘパリン Ca 5,000単位×2〜3回/day）＋IPC＋リハビリテーション＋弾性ストッキング，血栓予防に対し専門医に対診し，事前に相談する

静脈血栓塞栓の種類	肺塞栓症，四肢静脈血栓症，網膜中心静脈閉塞症，上矢状静脈洞血栓症，大静脈血栓症，頸静脈血栓症，胃腸骨静脈血栓症，門脈血栓症
動脈血栓塞栓閉塞の種類	脳梗塞，心筋梗塞，狭心症，慢性動脈閉塞症，閉塞性血栓血管炎，TIA，脳血栓塞栓症，心房内血栓症
先天性後天性血栓傾向	プロテイン C 欠乏症，プロテイン S 欠乏症，アンチトロンビン欠乏症，凝固XII因子欠乏症，抗リン脂質抗体症候群 出血時間，PT，APTT，フィブリノゲン値の異常，血小板増多症，d-dimer 高値，TAT 高値などが見られ，凝固亢進や線溶能低下が想定される場合

抗凝固薬（ヘパリンやワルファリンなど）や抗血小板薬（アスピリン，チクロピジンなど）の使用中は上記点数を満たさない場合でも，grade 3 以上とし専門医に相談する
LDUH：低容量未分画ヘパリン，IPC：間歇的空気圧迫法

（diagnosis procedure combination：DPC）の影響もあり術前入院期間は短いため，VTE リスク評価は外来で行う必要がある。遅くとも，手術申し込みの時点までにリスク判定と予

5. 予 防

防対策案の作成を済ませておく必要がある。当院では，術前血栓症スクリーニングを行う疾患群（婦人科骨盤腔腫瘍手術と骨盤腔悪性腫瘍手術，呼吸器外科悪性腫瘍手術）を定めた。そのほか，抗凝固薬による術後VTE予防を原則的に行う疾患群（呼吸器外科手術，婦人科悪性腫瘍手術，整形外科下肢人工関節手術）を定めている。また，手術申し込み時にVTEリスク評価が義務づけられ，未判定では手術申込オーダーは完了できない。上記以外でも手術を受ける患者に付加リスクが複数あり，ウィルヒョウの三微のすべてに及ぶリスク因子が存在する場合（表1）は，周術期のVTEリスクが高いと判断し術前d-dimerの測定を考慮し，基準値以上の症例に下肢静脈エコー検査を実施する。DVT検出時は血栓が急性期である場合は術前抗凝固療法を第一選択とし，出血性疾患が存在し施行不能症例は下大静脈フィルタの留置を検討する。慢性期の場合は，術後の予測病態が抗凝固療法を使用できれば術前は入院と同時に弾性ストッキングを開始するのみで，術前抗凝固療法は行わない。術後に抗凝固療法が行えない場合は，病態が安定するまでの間に一時留置下大静脈フィルタを検討する。また，急ぐ必要のない手術は延期を血栓対策委員と協議する。図2に患者の流れを示す。術前血栓症の場合は急性期にあるか，慢性期にあるかのどちらかであるが，症候があるとはかぎらないので病態診断を行った後，主治医と血栓対策委員により判定する。

ここで注意したいことは，抗凝固薬で管理されたd-dimer上昇を来している患者と，抗凝固薬未管理のd-dimer陰性のVTE既往患者のどちらがVTEを発生しやすいかである。Palaretiら[10]はDVTの既往患者を検討し，d-dimer陽性の抗凝固療法未施行患者がもっと

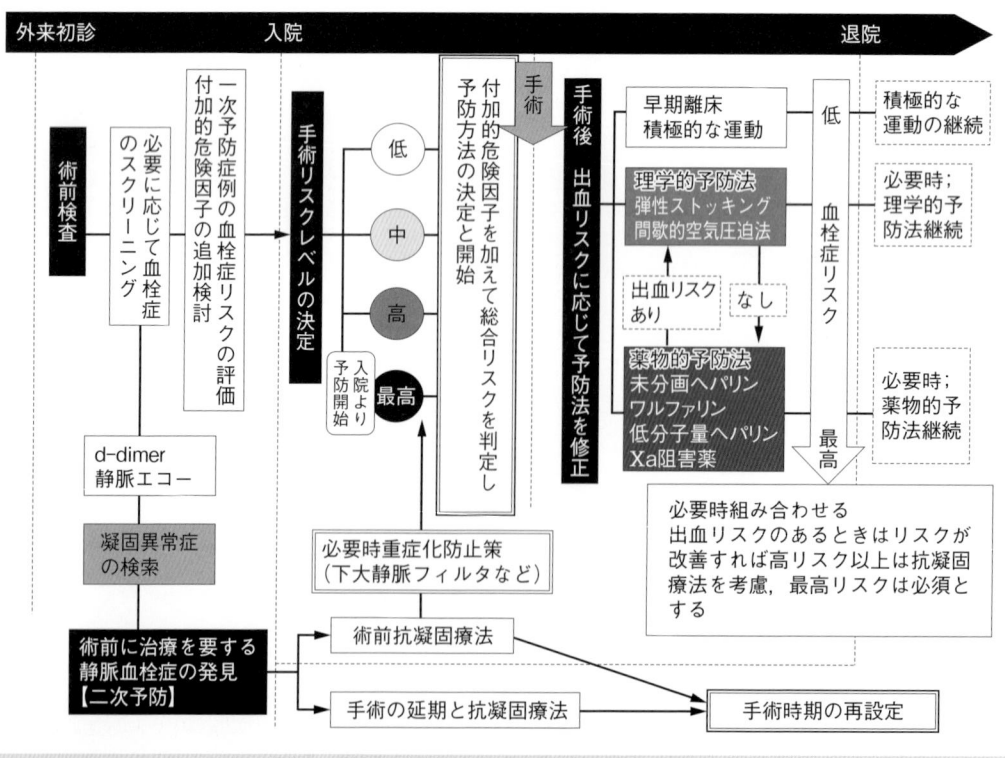

図2 静脈血栓塞栓症の予防法の決定の流れ

も再発頻度が高く，次いで抗凝固療法未施行の d-dimer 陰性患者の発生頻度であり，もっとも発生頻度が低いのは抗凝固療法中の d-dimer 陽性患者であったと報告している。また，手術などの後に発症する続発性 VTE と誘因なく発症した VTE とでは，再発率に差があるとの報告[11]があり，誘因なく発症する VTE は特に注意が必要で先天性凝固異常症などの合併を念頭に対応する必要がある。そのほか，がんに関連する血栓症（いわゆるトルーソー症候群），誘因のない VTE を経過観察していると潜在がんの発生率が高いとの報告[12]もある。いずれにせよ一度発症した VTE は，原因不明で凝固異常症などの詳細な検討を行っていない場合は，再発の危険性が高いと考え，慎重に対応しなければならない。

術前 VTE に抗凝固薬を用いる場合の注意点

術前 VTE は前述のように時として，治療量の抗凝固薬の使用が必要な場合がある。本邦の静脈血栓塞栓症予防ガイドライン[13]には，治療を要する VTE を伴った二次予防症例への対策は述べられておらず，各医療機関で VTE 予防を行う場合には，これらを盛り込んだ，施設ごとのマニュアルを作成する必要がある。当院では，術前 VTE に対しては表3のような対策方法を行っている。①術前急性 VTE（術直前に判明）の場合は，可能なかぎり治療レベルの術前抗凝固療法を行う。治療期間は VTE の程度によるが，できれば凝固亢進状態と線溶能亢進状態が改善していることが望ましい。手術を延期できるときは，これを考慮する。また，術前の長期入院を避けたいときは，在宅で可能なヘパリン自己皮下注射（ヘパリン Ca 製剤の一部に保険適用がある）を導入する。②術前慢性期 VTE（術直前に判明）の場合は，術前短期抗凝固療法（3～7日）を行ったうえで手術を施行する。③VTE 既往（不完全管理）の場合は②と同様にし，凝固亢進状態が予測される場合〔d-dimer 上昇，活性化部分トロンボプラスチン時間（APTT）短縮や TAT の上昇など〕は急性 VTE を否定できないため，①に繰り上げて対処する。④VTE 既往（管理）の場合は術前抗凝固療法を行わず，術後早期に抗凝固療法を開始する。術後早期に抗凝固療法を行えない場合は下大静脈フィルタ（inferior vena cava filter：IVC-F）の留置を含め，予防対策を対策委員と協議している。また全分類とも弾性ストッキングは入院期間を通して着用させる。そのほか，術前血栓症例への間歇的空気圧迫法は原則行わないこととしている。

理学的予防方法

簡易に下肢の血流状態を改善することができる，もっとも効果のある予防方法は，患者自身による早期離床や積極的な運動である。理学的予防法や抗凝固薬による予防法ではないことに留意し行うことが望ましい。弾性ストッキング，間歇的空気圧迫法（下腿と大腿を圧迫するタイプ，および足底静脈叢を圧迫するタイプがある），弾性包帯，神経筋電気的刺激法（neuromuscular electrical stimulation：NMES，下腿筋に低周波電気刺激を加える）などがある。本邦では弾性ストッキングと間歇的空気圧迫法，弾性包帯が肺血栓塞栓症予

5. 予 防

表3 術前VTEの種類と特徴，および周術期に関する基本方針

	術前VTEの種類と特徴	基本方針
術前急性期VTE（術直前に判明）grade 4	延期できない手術を1カ月以内に予定している患者で急性PTEあるいは急性DVTの症状を伴うもの：d-dimer上昇，TAT上昇	・可能なかぎり治療レベルの抗凝固療法を行い，凝固線溶能の亢進状態が改善してから手術を行う ・IPCの装着は禁忌 ・抗凝固療法不能症例にはIVC-Fを留置する（なるべく一時留置）
術前慢性期VTE（術直前に判明）grade 3	急性期症状はないが，凝固データ上は急性期を疑わせるもの：d-dimer上昇 or fib上昇 APTT短縮，TAT正常	・術前短期抗凝固療法（3～7日間）を行う ・IPCは禁忌 ・抗凝固療法不能症例にはIVC-Fを留置する（なるべく一時留置で一時も永久も対応可能なリトリーバルタイプを選択する）
VTE既往（不完全管理）grade 2	VTE既往で最近抗凝固薬が投薬されておらず，過凝固状態があり静脈エコーで血栓が証明される場合：d-dimer上昇，TAT正常（TAT上昇のときはgrade 4へ繰り上げる）	
VTE既往（管理）grade 1	VTE既往で凝固データが完全に正常化，画像でも急性血栓がとらえられない，あるいはワルファリン投薬中で症状も検査データも両方とも改善している：d-dimer正常，TAT正常 d-dimerは上昇していても，十分な効果が抗凝固薬により得られている場合	・術前＆術中；弾性ストッキング装着，DVTの急性形成部分がなければIPC装着（判断は慎重に） ・術後は抗凝固療法を6時間以内に開始する ・術後抗凝固療法不能症例にはIVC-Fを一時留置する

詳細は医療安全全国共同行動のハウツーガイドに掲載（http://kyodokodo.jp）している。
IPC：間歇的空気圧迫法，TAT：トロンビンアンチトロンビン複合体，IVC-F：下大静脈フィルタ

防管理料の対象となり，VTEの予防は理学的予防法を中心に行われている。太田ら[14]は，筋運動を含めた血流改善をもたらす理学的予防法を検討し，安静臥床時ではもっとも効果が高いのはヒラメ筋を伸展させる足関節背屈運動であったと報告している。患者自身の努力による予防を基本に考え，これが麻酔および安静や鎮静期間などで妨げられる際に，理学的予防の役割が増すと考えられる。また，最近の周術期管理はクリニカルパスの導入により歩行開始時期が決められている場合があるので，血栓対策委員と担当診療科の間でなるべく安静期間が短縮されるように粘り強く協議することが望ましい。

1 弾性ストッキング

弾性ストッキングは，足関節部をもっとも圧力を高く設定し段階圧力とすることで，下肢の静脈還流を促すことを目的とする。Siegelら[15]は，空気圧迫カフを用いて6種類の圧迫圧を加え血流がもっとも改善する圧力勾配を求め，足関節部18 mmHg，下腿部14 mmHg，膝窩部8 mmHg，大腿部10 mmHg，鼠径部8 mmHgが最良であり，大腿静脈血流

改善率は138.4％であったと報告している。多くの血流改善目的の弾性ストッキングは，この理論を基に製造されているが，製造開発段階での弾性ストッキングの着用圧力を測定する器具は数種類あり，機器間で数値に差異がある。すなわち，製造メーカーが異なれば表示数値が同じであっても，同じ着用圧力の医療機器とはいえない。メーカーを選ぶ際には，エビデンスが十分にあるか，上記の理論どおりに作製されているかなど検討のうえ，実際に着用してみたうえで導入することが望ましい。

弾性ストッキングの効果については，下肢への装着が困難な整形外科を除き，一般外科，婦人科などを対象にメタ解析[16]により検討され，無予防群が26％（118/457），弾性ストッキング予防群が11％（51/473）と有意に低下したと報告している。またColeridgeら[17]は，術中に弾性ストッキングを着用させることで，腓腹筋静脈血管径が減少し，弾性ストッキング着用群では平均静脈面積減少率は48％に減少し，静脈うっ滞を改善したと報告している。しかしながら，理学的予防における効果検討の大半は下肢静脈造影ではなくアイソトープを用いた^{125}I-fibrinogen uptake test（^{125}I-FUT）であるため，第9回American College of Chest Physicians（ACCP）ガイドライン[18]ではエビデンスレベルが低いと判断され，弾性ストッキングの効果が過小評価される結果となっている。今後の研究成果が待たれるところである。

2 間歇的空気圧迫法（下腿大腿圧迫型，足底足関節圧迫型）

間歇的空気圧迫法（intermittent pneumatic compression：IPC）には下腿大腿圧迫型，足底足関節圧迫型のものがあり，厳密にいうと前者をIPC，後者をvenous foot pump（VFP）と呼ぶ。いずれのタイプも30〜60秒間隔に下肢の静脈および足底部の静脈叢を圧迫することで血流を促し，下肢を運動させることのできない状態のうっ滞所見を減少させる医療機器である。下腿大腿型は30〜60 mmHg，足底足関節型は80〜130 mmHgの圧迫を加えている。IPCは浅大腿動脈損塞による間歇性跛行を管理下運動療法と併用することで改善するとの報告[19]もあるので，術後も慎重に適応を選べば，弾性ストッキングよりも慢性動脈閉塞症に使用しやすいと考える。禁忌事項は弾性ストッキングとほぼ共通であるが，動脈血行障害〔足関節血圧80 mmHg未満，足関節・上腕血圧比（ankle brachial pressure index：ABI）0.6あるいは0.7未満〕，蜂窩織炎，血栓性静脈炎などの急性炎症，急性期外傷・創傷が下肢に存在する，糖尿病（相対禁忌），うっ血性心不全，急性期深部静脈血栓症（病状や疼痛で着用が困難な時期）[20]などである。

また，IPCは圧迫により血流を改善する以外に凝固線溶機能に影響を及ぼすことが報告[21]されている。凝固Ⅶa因子などによる凝固亢進を低下させ，組織プラスミノーゲン活性化因子（tissue plasminogen activator：t-PA）などの線溶物質を上昇させる働きもある。しかしながら，装着前にすでに深部静脈血栓症（deep vein thrombosis：DVT）が形成されている場合は，かえって遊離飛散を誘発しPTEなどの症状を発症することもある[22]ので，IPCを使用する際にはリスクの高まる前から装着することと，術前VTE好発疾患の装着の際には注意する必要がある。

3 そのほかの血流改善医療機器

　代表的なものとして，弾性包帯が医療現場で使用されている．特に下肢の手術を行った際に圧迫止血を兼ねて，高伸縮性の弾性包帯が巻かれることが多い．弾性包帯についても圧迫圧があり，Siegelら[15]が述べるように適切な使用ができれば血流改善効果が望める．しかしながら，現在までDVTの予防効果を検証した論文はなく[23]，DVT予防に対するエビデンスはない．弾性ストッキングと比べた欠点としては，ずり落ちやすい，圧力の調整が難しい，巻いたときは至適圧であっても数時間後には圧迫圧は低下する[24]ことである．この傾向は低伸縮性の弾性包帯の方に強いので，手術後に下肢に低伸縮性包帯を多用する整形外科患者では，頻回に巻き直すなど慎重に管理する必要がある．また，低伸縮性包帯は高伸縮性弾性包帯に比べ，しわになりにくく，一部に強い圧力がかかることによるトラブルは少ない．

　わが国では，IPCと弾性ストッキングおよび弾性包帯以外の血流改善を目的とする治療機器の使用は肺血栓塞栓症予防管理料の算定基準となっていないため，簡単に紹介する．下肢の筋ポンプを増強する方法として，低周波治療器を用いたNMESがある[14]．この方法は1970年にBrouwseら[25]により検討され，ヒラメ筋や腓腹筋を収縮させることにより筋ポンプ作用を働かせ下肢の静脈還流を改善する．当時の報告の多くは^{125}I-FUTを用い有効であるとしているが，近年，再度その有効性について静脈超音波検査を用いて再検討が行われているので結果を待ちたい．

　そのほか，人工膝関節置換術の際に関節可動域訓練器具であるcontinuous passive motion (CPM) を用いたDVT予防の有効性が報告されていたが，2011年に公表されたCochrane Database[26]では，効果を否定する論文のほうが多く，有効性は疑問視されている．

4 各種圧迫治療器の併用効果

　本邦では，弾性ストッキングとIPC，弾性ストッキングと抗凝固薬，IPCと抗凝固薬などの併用効果における検討が十分になされていない．欧米にはこれらの論文は多数あるが，^{125}I-FUTを用いたシンチグラムによる方法が主体である．

a. 弾性ストッキングとIPC

　弾性ストッキングとIPCの併用効果について検証した大規模試験はないが，Scurrら[27]は78名の患者の両足に弾性ストッキングを着用させ，片足にIPCを装着しDVTの発生頻度を比較検討している．弾性ストッキング単独肢では9%，弾性ストッキングとIPC併用肢では1%のDVT頻度で相乗効果があったと報告している．

b. 弾性ストッキングと抗凝固薬

　Sachdevaら[28]は，弾性ストッキングと抗凝固薬併用群と抗凝固薬単独群を比較する，エ

ビデンスレベルに基づいた 10 研究の RCT について検討を行い，DVT の発生頻度は弾性ストッキングと抗凝固薬併用群では 4％，抗凝固薬単独群では 16％と有意差をもって併用による効果増強を指摘している．

c. IPC と抗凝固薬

Kakkos ら[29]は，11 研究（RCT は 6 研究）を比較検討し，IPC と抗凝固薬の併用を検討した．IPC 単独の DVT 頻度と PTE 頻度はそれぞれ 4％と 3％，IPC と抗凝固薬併用の場合はそれぞれ 1％と 1％であり，PTE と DVT の両方に有意差をもって減少した．しかし，薬物単独の DVT 頻度は 4.21％，薬物と IPC の併用の DVT 頻度は 0.65％と DVT 頻度で有意差はあるものの，PTE では十分な検討がなされておらず評価できなかった．IPC と抗凝固薬の併用は，少なくとも効果増強作用が考えられる．

5 主な合併症と対策

理学的予防法の合併症として，かぶれ，皮膚炎（ナイロンやラテックスアレルギーによる），湿疹，腓骨神経麻痺（単独使用ではまれ），下肢虚血（適用禁忌症例への装着による）などがある．弾性ストッキングの禁忌事項（IPC も含む）には表 4 のように，適用禁忌があるので注意されたい．また，主に IPC の使用患者に報告されているが，なんらかの理由により過剰な圧迫療法によって血流障害を生じ，筋組織の壊死が引き起こされる区画症候群（compartment syndrome）がある．下腿筋は，筋膜によって 4 つのコンパートメントに分けられている．初期はコンパートメント内の圧力上昇による局所的な血流障害が発生し同部の筋組織の壊死を生じるが，下肢全体に腫脹が及ぶと下腿動脈の脈圧消失を生じ，下肢全体に壊疽を生じることもある．症状は 5P と呼ばれ，疼痛（pain），蒼白（paleness），脈拍消失（pulselessness），感覚異常（paresthesia），麻痺（paralysis）がある．血液生化学検査では，血清 CPK 値の上昇が見られる．30 mmHg 以上のコンパートメント内圧上昇が見られるときに診断する．治療は内圧が 50 mmHg 以上の上昇例で検討され，筋膜切開術を行う．特に砕石位での使用時，弾性ストッキングとの併用時に報告が多いので注意が必要である．症例の多くは術前から存在する慢性動脈閉塞症に気づかず，手術後通常の圧迫圧で理学的予防方法を実施することにより発症しているので，前述の ABI 測定の実施や問

表 4　弾性ストッキングの禁忌事項

- 動脈血行障害
  足関節血圧：65 あるいは 80 mmHg 未満
  ABI（足関節・上腕血圧比）：0.6 あるいは 0.7 未満
- 下肢の蜂窩織炎，血栓性静脈炎などの急性炎症期
- 下肢の急性期外傷・創傷
- 末梢神経障害を伴う糖尿病
- 重度のうっ血性心不全
- 深部静脈血栓症の急性期（疼痛の強い場合）
- 循環不全を伴う肺血栓塞栓症の急性治療期

5. 予 防

歇性跛行などの慢性動脈閉塞症に対する術前問診が望まれる．

6 理学的予防方法のまとめ

　基本的に理学的予防方法は血流改善を目的としており，ウィルヒョウの三徴のうち1つのみを改善する予防方法である．ほかの2徴の要因の影響が強い場合は，効果が不十分となるので，必要に応じて抗凝固療法などを併用する，あるいは出血リスクが改善してから移行することが望ましい．近年，英国で発刊された National Institute for Clinical Excellence（NICE）ガイダンス[30]では，低分子量ヘパリン（low-molecular-weight heparin：LMWH）を用いた VTE 予防を基本としているが，入院中 24 時間ごとに出血リスクを再判定し，出血リスクがなくなれば抗凝固薬（LMWH を推奨）の移行を提案し実行している．術前に VTE リスクありと判定された場合は，術後に出血リスクで LMWH 投薬が行えない場合でも出血リスクの改善後に抗凝固薬を使用した予防法に変更することがもっとも先進的な方法と考える．

薬物的予防方法

　抗凝固薬による予防は，もっとも効果的な予防方法である．特に致死性 PTE を減少させる十分なエビデンスのある方法であるが，出血性合併症が危惧されるため，残念なことに本邦ではまだ十分に普及するに至っていない．もっとも VTE 発生頻度の高い整形外科人工関節手術でも 7 割前後の普及率であり，欧米より普及が遅れるのは一般外科では VTE の発生頻度はほぼ同等とされるが，PTE の発生頻度がまだ本邦は低いためと思われる．周術期の VTE の発生時期の特徴は本邦では十分な検討はないが，欧米では手術中がもっとも頻度が高いと報告[31]されている．このため，欧米では添付文書上の抗凝固薬の開始時期は疾患によっては手術の 6 時間前，あるいは 2 時間前から投薬可能になっている．薬物に関する効果についてはもっとも多数の臨床試験の行われている整形外科人工股関節置換術の無症候性 DVT の発生頻度から見た予防効果の検討[32]から，相対危険度減少率（relative risk reduction：RRR）から判断するのがよいと考える．同文献の各薬物の RRR はアスピリン 26％，低用量未分画ヘパリン（low dose unfractionated heparin：LDUH）45％，用量調節ワルファリン 59％，LMWH 70％，ヘパラン硫酸 71％，用量調節未分画ヘパリン 74％と報告されている．当時の検討ではフォンダパリヌクスなどの新薬は検討されていないが，低分子量ヘパリンと同等かそれ以上の効果が予測される．以下は，本邦で薬物予防を行う際の使用方法と注意点を述べる．

1 生物学的製剤

a. 未分画ヘパリン（unfractionated heparin：UFH）

同薬物は，ワルファリンとともに本邦で治験されることなく保険収載となったため，予防を行うときには欧米で効果が検討された低用量LDHの投薬方法が用いられる。すなわち，1回5,000単位を皮下注射し，1日2～3回投薬する。LDHの投与は，欧米ではAPTTの延長を見る頻度は5％未満であり，基本的に凝固機能検査は義務づけられていない。しかし，欧米より平均体重の少ない日本人はたびたびAPTTの延長を認める。症例（特に高齢，硬膜外麻酔併施，腎機能低下症例）により1回量を2,500単位に減量するなどの対応が必要と考える。また，2012年1月よりヘパリンCa製剤の一部に自己皮下注射の適用が認可された。欧米では持続点滴によるUFHの使用はVTE予防の用法としての記載はないが，当院では1日量で5,000～6,000単位のUFHを持続点滴注射による予防的投与を行っている。特に術後早期や硬膜外麻酔併用時の投薬方法として適しており，循環動態や出血リスクの改善後に皮下注射や経口に切り替えるようにしている。ヘパリンのもっとも多い合併症は，肝酵素の細胞逸脱である。本邦では肝細胞障害と混同されているが，通常細胞障害は伴っていない。また，もっとも危険性の高い合併症は，ヘパリン起因性血小板減少症（heparin-induced thrombocytopenia：HIT）-Ⅱ型[33]である。HIT-Ⅱ型は投薬開始後5～14日目に発症することが多く，急激な血小板減少で検出される。一部で重篤な動静脈血栓症を併発し，脳梗塞や四肢動脈の壊疽，PTEなどを発症する。当院で経験したHIT-Ⅱ型の経過を図3[34]に示す。当症例では血小板減少以外の徴候はなかったが，後遺障害を伴う動静脈の血栓症（脳梗塞，四肢壊疽，PTEなど）を併発することがあるので，UFH投与の場合は，好発時期には週2～3回の血球算定と血液生化学検査が必要である。そのほか，アナフィラキシー様症状，皮膚炎などがある。

b. 低分子量ヘパリン（LMWH）

主に凝固第Ⅹ因子（第Ⅱ因子も一部）を阻害することで効果を発揮する。世界でもっとも一般的に用いられる予防薬であるが，本邦では整形外科では人工股関節と人工膝関節置換術および股関節骨折，外科領域では開腹手術時の使用に限定されている。本邦での使用開始は，術後24時間からと添付文書に記載されている。術中および術後1日以内のPTE発症はそれぞれ17％と23％と高く[35]，LMWHを用いる場合でも，リスクの高い場合は術後早期の投薬が可能なUFHをLMWH投薬開始可能となるまでの期間，皮下注あるいは持続点滴で先行投与することが望ましい。中止すべき合併症はUFHと共通であるが，HIT-Ⅱ型頻度はUFHの約1/20とされており，重症化も起こりにくいと報告されている。LMWHには数種類の薬物があるが，本邦ではエノキサパリンNaのみVTE予防に保険適用があり，20 mg×2/day，皮下注射，1～2週間を目安に投薬する。なお，低分子量ヘパリンはAPTTによるモニタリングは不要である。合併症はUFHとほぼ同じである。

5. 予　防

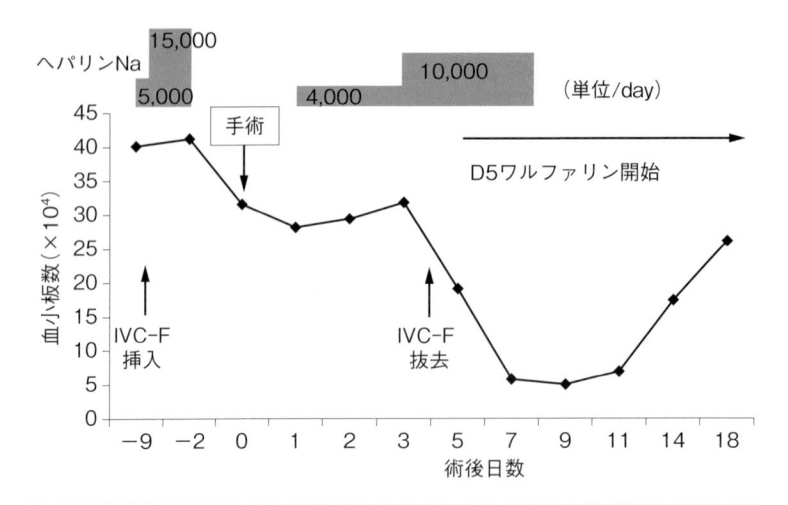

図3　当院で経験した術前VTE治療時に術後発症したHIT-Ⅱ型の経過
　術前UFHを4日間投薬し，術後1日目から8日目までUFHを使用した。総投与期間7日目より急速に血小板数の減少を認めたが，出血や血栓症に関連する徴候は見られなかった。本来ならアルガトロバンを投薬する予定であったが，HITの疑いを診断した時点ですでにワルファリンが3日間投与され，PT-INRの延長を見たため経過を観察したところ，徐々に血小板数は改善した。諸家の報告を見ると血小板数50,000/mm^{3}でも動静脈の血栓症を来している場合もあり，十分な注意が必要である。後日HIT抗体陽性が証明された。
　（椎名昌美，保田知生，網　和美ほか．当科における周術期抗凝固療法と副作用についての検討．Therapeutic Research 2009；30：733-5 より改変引用）

c．ワルファリン

　凝固因子（第Ⅱ，Ⅶ，Ⅸ，Ⅹ）を合成する際に必要なビタミンKを競合阻害することにより，低凝固能状態を作る。VTEの治療の際プロトロンビン時間–国際標準化比（prothrombin time-international normalized ratio：PT-INR）により調整する。通常VTE予防に関しては，2.0～2.5（高齢者および術後1カ月以内は1.5～2.0の調節も考慮する）の範囲で投薬量を調整する。投与量の目安は1日1～5 mgである。抗凝固薬の予防投与は，本邦のガイドラインではPT-INRを1.5～2.5で調整する用量調節ワルファリン[13]が推奨されている。ワルファリンが過剰に効果を発揮したときにはPT-INR 4以上で休薬し，INR 9.0以上のときは休薬と同時にビタミンK製剤を20 mg経口，あるいは点滴静注（海外のガイドラインでは5 mg単回経口）[36]する。副作用は，出血性合併症，皮膚壊死，肝機能障害，黄疸，皮膚炎，脱毛などが報告されている。なお，投薬前には先天性凝固素因のプロテインCとSはワルファリンにより低下するため，検索を済ませておくことが望ましい。

2 合成製剤

a. Xa阻害薬（皮下注射製剤：フォンダパリヌクス）

アンチトロンビン存在下に，間接的に凝固Xa因子を阻害する。同薬物の特徴は，凝固カスケードの上流で内因系と外因系の療法を阻害することにより，強い凝固抑制作用を持つことである。トロンビン形成には阻害作用がないため，投薬による出血性合併症の危険性が少ないとされる。また，中和薬として凝固VIIa因子製剤や新鮮凍結血漿の多量投与により中和効果がある可能性があるが，どちらも保険適用はない。半減期は16時間と長く，1日1回投薬が可能である。腎排泄のため，高度腎機能障害症例には投薬できない。VTE予防では，1.5 mgと2.5 mg/dayが使用される。用法には，体重40 kg以上の健常成人の場合2.5 mg/day皮下注射が推奨されている。腎機能低下症例は，Cockroft Gaultの糸球体濾過量（glomerular filtration rate：GFR）推定値でクレアチニンクリアランスが50 ml/min以下では1.5 mg/dayに減量投薬を考慮し，20～30 ml/minの患者では1.5 mg/dayとする。投薬期間は，本邦では術後24時間後から開始し，外科系は4～9日間，整形外科は2週間の投薬を行う。本邦の治験時，前述のGFR推定式を使用しているため，本邦で一般に普及している日本腎臓病学会の推定式eGFRは体重が加味されておらず，高齢者で数値が高めとなる傾向があるので投与量の決定には注意する。副作用として，肝機能障害，血小板数増加，出血などが挙げられるが，合成であるため，アナフィラキシー様症状は発現しない。また，HIT-II型はまれに発症すると報告されているため，管理の際にも出血傾向や血栓傾向の病態の有無を監視する。Xa阻害薬は，基本的に使用量の調節や凝固機能検査によるモニタリングは不要とされている。

b. 経口Xa阻害薬（経口：エドキサバン）

アンチトロンビンを介さず，凝固第Xa因子を阻害することによりVTEを予防する。肝と腎から排泄される。薬物は消化管から吸収されるため，本邦では消化管粘膜でもっとも高濃度となる経口投薬製剤は，消化管手術後の患者に適応症が追加されることはないと考える。術後12時間から使用でき，硬膜外麻酔の留置中は原則投薬しない。投薬量は1回30 mg/dayであるが，腎機能低下症例（クレアチニンクリアランス30 ml/min以上50 ml/min未満）のときは15 mg/dayに減量して投薬する。また，投与期間は14日間をめどに使用する。なお，同薬物は現時点ではVTEの治療投薬としては保険収載されていない（治験中）。

c. 抗トロンビン薬（点滴静注：アルガトロバン）

合成抗トロンビン薬であり，HITまたはHIT疑いの血栓症（動静脈を含む）に適応がある。HIT-II型は一度発症すると再発する確率が高いため，既往例や疑い段階からVTEの予防や治療に使用できる。術後は0.2 μg/kg/minを初回投与とし0.7 μg/kg/minまでとし，APTTによりモニタリングができるので，HIT患者のVTE予防に使用する場合は用量調

節ヘパリンの調節範囲（APTTの正常値の上限，通常40秒まで）を超えないように注意する。ただし，VTE治療の際はこのかぎりではない。投薬期間は，VTEリスクが消失するまで行う。妊娠中でも有益性があれば投薬可能であるので，HIT-Ⅱ型疑いのあるときは使用を考慮する。

d．そのほか本邦では現時点でVTEの予防に適用のない抗凝固薬（ダビガトラン，リバロキサバン，アピキサバン）

近年，経口抗トロンビン薬，経口Ｘa阻害薬，そのほかアンチセンス医薬品などの開発が進んでいる。最近の経口抗凝固薬の特徴は，アンチトロンビンを介しない直接型であるため，消化管潰瘍や消化管吻合術などの見られる消化器疾患のVTE予防に，適応症が追加される可能性は低いと考える。現在，VTE予防と治療においてリバロキサバンとアピキサバンが整形外科領域で臨床試験が実施されており，いずれ使用可能になると考えられる。

3 そのほか分類不能（低分子デキストラン，アスピリン）

低分子デキストランは血液を希釈し，フィブリンの重合を抑制し，線溶を亢進させ，抗血小板作用も併せ持つ薬物である。VTEの予防効果が報告[37]されているが，効果が比較的弱いのと循環過負荷を起こすおそれがあるので，循環管理されている手術室や集中治療室での使用には意義があると考えられる。長期使用が難しく，欧米でも予防薬として使われなくなってきている。また，アスピリンは近年，第9回ACCPガイドラインにおいて見直され，ある程度の効果を指摘されている。しかし前述のとおりRRRは26％と弾性ストッキングの21％とほぼ同等の効果[32]であり，単独使用では十分な抑止効果は期待できないと考える。Sharrockら[38]は，THRの術中予防としてヘパリンあるいはIPCの術中使用を行ったうえ，術後にアスピリンを使用すると術後に抗凝固薬を使用する以上のVTE予防効果が得られたと報告している。これは，Nicolaidesら[31]の検討のとおり，予防でもっとも重要なのは術中にいかに血栓形成を防ぐかであり，安易な術後のアスピリン使用を推奨するものではないと考える。

4 薬物的予防による主な合併症

各種薬物により合併症が多少異なるため前述の各項を参照していただきたいが，出血性合併症には特に注意が必要である。ヘモグロビン値で2 g/dl低下を認めるとき，臨床的意義のある出血疾患（脳出血，重要臓器の出血，消化管出血など）を誘発する場合，大出血と定義される。さまざまな薬物が治療に用いられるようなっているが，拮抗薬のないVTE予防薬は出血リスクが十分に改善してから使用することが望ましいと考えられる。薬物の代謝の多くは腎排泄であるので，腎機能低下患者や高齢者への投薬には注意を要する。

5 まとめ

近年，整形外科領域では術中予防の重要性が見直されつつある。これらの動きは，新薬の開発も含めて単にVTE治療薬の減量投薬ではなく，整形外科や消化管術後あるいはそのほかでも使用可能な経口VTE予防薬の創出が望まれるところである。

術中予防

前述のとおり，術中に血栓症が発生するためもっとも重要な予防期間となる。手術中の出血リスクを考え，予防の基本はIPCや弾性ストッキングによる理学的予防が主体となる。しかし，欧州ではLMWHによる術直前投薬（2時間前あるいは6時間前）が整形外科と一般外科で行われている。近年，人工股関節置換術の術中に抗凝固薬（UFH）を使用する臨床研究はDiGiovanniら[39]が報告しており，術開始時に16単位/kgのUFHを静注した結果，無症候性DVTは7.1％，症候性DVTは0.88％，症候性PTEは0.5％であったと報告している。本邦においても，Maezawaら[40]は人工股関節手術の際に術中UFHの投薬（1,000単位・ボーラス静注）を行うと術後も凝固亢進を抑制できると報告しており，今後の予防方法としてリスクと術式によっては導入を考えたいところである。

術前に行う予防と重症化防止策

主治医は，入院自体が血栓症リスクとなることに注意しなければならない。特に，VTE既往患者や治療の必要なVTEを合併して入院してきた患者はいうまでもなく，入院期間を通してなんらかのVTE予防を行う必要がある。全患者を遅くとも入院時までにリスク判定し，リスクが高いと判断されるときは程度に応じて，d-dimerによる血栓症スクリーニングを計画する。また，入院し安静制限のある患者，例えば下肢骨折後や気管挿管され人工呼吸中の患者もリスクとなる。入院時のVTEリスク評価に応じ下肢挙上位をとり，弾性ストッキングやIPCなどの理学的予防方法や抗凝固薬に予防を選択し，病態が変化したときは必要に応じて対策を変更する。

そのほか，VTE予防に関連する重症化防止策として下大静脈フィルタ（IVC-F）がある。術前VTEを認め，手術後の抗凝固療法による予防が行えない場合，手術によって発生する凝固亢進状態のコントロールが困難な場合，下肢のDVTが遺残していて遊離飛散する可能性のある場合などが対象となる。IVC-Fの急性期における致死性PTE発症抑制については異論がないところであり，VTE予防には一時留置あるいは回収可能型IVC-Fの使用が望まれる。IVC-Fについては，他項に詳述されているので本項では省略する。

術後の予防

多くの施設でいつまで予防を行うか迷うところである。正しい回答は，術後の凝固亢進状態がいつまで続くかと活動性の低下時期を考えると明白である。すなわち，リスクが軽減するまでが回答であるが，患者自身の努力でも早期に改善するので，医療従事者と患者，家族が一体となって取り組まなければ良好な結果は得られない。Galster ら[41]は，整形外科（人工股関節と股関節骨折手術）と一般外科術後（開腹手術と腹腔鏡手術）の比較検討を行った結果，整形外科手術後は2週間経っても凝固亢進は改善しないが，一般外科の場合8日目をピークに凝固亢進も線溶亢進も徐々に改善したと報告している。整形外科疾患の多くは，体内に異物を埋没するため3～4週間くらい凝固亢進状態が続くと考えられる。欧米では3カ月間の術後血栓症に対する経過観察が必要であるといわれているが，本邦の場合はもう少し期間は短いと考えられる。

中心静脈カテーテル（CVC）留置に伴うVTE予防

欧米では，85％に抗凝固薬によるVTE予防を行いながら，VTEの発生頻度は大腿静脈で21.5％，鎖骨下静脈で1.9％と報告[42]されている。欧米では，中心静脈カテーテル（central venous catheter：CVC）の留置に関し薬物予防を行うことが一般に普及しているため，逆にCenters for Disease Control and Prevention（CDC）ガイドラインにあるように出血リスクの検討なく全症例使用を自粛させるための勧告がなされている。また，近年普及が増加している経上腕および肘静脈からの末梢挿入型の中心静脈カテーテル（peripherally inserted central catheter：PICC）も4.9％のDVTと1.0％のPTEが指摘[43]されているので，使用する場合には，十分留意して説明する。またKirkpatrickら[44]によると，集中治療におけるCVCに関連した症候性DVTの頻度は無予防群5.4％に比べ，薬物予防を行った群3.1％と低下を認め，同様に症候性PTEの頻度では無予防群1.1％に比べ，薬物予防を行った群0.4％と低下を認めたとメタ解析している。ただし，CVCによるVTEに対する予防は否定的な意見もあるため，今後の臨床研究が望まれる。本邦ではCVC留置後の抗凝固薬の使用はまだまだ普及していないが，近年CVCを介した化学療法が行われている現状を考えると，今後本邦でもCVC留置に伴うVTE予防ガイドラインの検討を行うことが望ましいと考える。私案としては，やむをえず大腿静脈から留置するときは，出血リスクがないかぎり必須として，内頸静脈でも長期留置により頻度が上昇しているとの報告もあるため，術中および術後早期の場合はリスク因子と考え，抗凝固薬の導入を行うことが望ましい。また，使用方法としては，挿入手技の施行中のUFH使用と挿入後にLDUHとして用いる方法で，留置当初2週間くらいをめどに行う。また，長期にVTEリスクが続く場合は適時期間を調整する。

病院としての取り組み具体例

　筆者の所属する近畿大学医学部附属病院では，2002年10月から術後血栓症対策を診療科を横断して開始した。当初ガイドラインがなかったため，表2のリスク評価表とVTE治療と予防の院内マニュアルを作成し対策を開始した。当院ではリスク評価を手術申込みの際の必須事項とし，低リスクは積極的な運動と早期離床，中リスクは理学的予防方法，高リスクは弾性ストッキングとUFHによる抗凝固療法（予防量の1/2量），最高リスクは抗凝固療法を基本とし理学的予防（VTE既往にはIPCは禁忌）を併用するとした。現在は全科での評価（ガイドラインに記載されていない診療科もリスク評価を行う）のため，従来のスコア型リスク評価法と本邦のガイドラインに従った判定方法のどちらかを選択するようになっているが，付加リスクを加味した対策を実施することを推奨している。予防対策とPTE発生数の経過を示す（表5）。当院では，導入前には年間10件くらいの症候性PTEが発症していたと考えられる。対策後は年1～3症例前後に減少した。しかも，術前PTEは年々増加の傾向がある。対策を行うまでは，これらの症例はスクリーニングをしていなかったので発見できず，そのまま手術を行っていたと思われる。術前VTEに対する適切な対策を行うことによって，当院では術後VTEの約1/3を減少させ，さらに術後予防を行うことでさらなる低下が見られたと考えられた。

地域医療への取り組み

　周術期VTEは，一般に循環器系を専門としない外科系診療科で発生する。中には，専門医師がいない医療機関で発症することもある。この場合は，速やかに専門医師のいる医療機関に転送するのがよいが，なるべく致死性イベントを避ける努力が必要である。Collinsら[45]は，理学的予防よりも抗凝固薬による予防が致死性PTE，症候性PTE，DVTともに減少させる方法であると結論している。なるべく抗凝固薬による予防などの重症化を回避するための方策を取りつつ，地域の基幹病院との連携を普段から築くことが患者救命

表5　近畿大学医学部附属病院における周術期肺血栓塞栓症の発生頻度

期間	成人全身麻酔症例数	術中術後肺血栓塞栓症（症候性）	術前肺塞栓症（無症候性を含む）
2002.10～2003.09	4,101症例	14症例（0.34%）	0症例（0%）
2003.10～2004.09	3,741症例	2症例（0.055%）	2症例（0.053%）
2004.10～2005.09	3,796症例	2症例（0.053%）	3症例（0.079%）
2005.10～2006.09	4,047症例	4症例（0.124%）	3症例（0.074%）
2006.10～2007.09	4,087症例	0症例（0%）	4症例（0.098%）
2007.10～2008.09	4,070症例	2症例（0.05%）	2症例（0.049%）
2008.10～2009.09	4,061症例	1症例（0.025%）	2症例（0.049%）

成人と記載したが，ガイドラインに準拠し18歳以上とした。

への道筋となると考える．当院は地域の基幹病院および救命センターを併設する特定機能病院として，診療所，小中規模病院からの転送を受け入れ，産科診療においても母体の血栓症治療および予防を積極的に行っている．それぞれの地域で，通常の救命処置とは異なる急性広汎性 PTE の対処を念頭に地域連携と医療安全のかかわりが行われることが望ましい．

まとめ

　わが国の周術期の VTE 予防は始まったばかりであるが，さらなるステップアップが望まれる時期に来ている．特に，ハイリスクグループに対する抗凝固薬の導入は是非とも実現したいと考える．周術期 VTE の合併症なく，患者と管理する医療者の両者に利益をもたらすためには，各医療機関に血栓症に関する unit（専門家チーム）を形成することが重要である．そうすることによって専門知識も担保され，責任をも医療機関が担うことができる．欧米の訴訟型リスクマネジメントは，本邦にはなじまない．患者家族と医療者が協力して取り組む VTE の予防体制の推進が是非とも望まれるところである．

■参考文献

1) Sakuma M, Konno Y, Shirato K. Increasing mortality from pulmonary embolism in Japan, 1951-2000. Circ J 2002；66：1144-9.
2) Geerts WH, Heit JA, Clagett GP, et al. Prevention of venous thromboembolism. Chest 2001；119：132S-75S.
3) Sakuma M, Okada O, Nakamura M, et al. Recent developments in diagnostic imaging techniques and management for acute pulmonary embolism：Multicenter registry by Japanese Society of Pulmonary Embolism Research. Intern Med 2003；42：470-6.
4) Barbar S, Noventa F, Rossetto V, et al. A risk assessment model for the identification of hospitalized medical patients at risk for venous thromboembolism：The Padua prediction score. Journal of Thrombosis and Haemostasis 2010；8：2450-7.
5) Bahl V, Hu HM, Henke PK, et al. A validation study of a retrospective venous thromboembolism risk scoring method. Ann Surg 2010；251：344-50.
6) Caprini JA. Thrombosis risk assessment as a guide to quality patient care. Dis Mon 2005；51：70-8.
7) Kucher N, Koo S, Quiroz R, et al. Electronic alerts to prevent venous thromboembolism among hospitalized patients. N Engl J Med 2005；352：969-77.
8) Kitamukai O, Sakuma M, Takahashi T, et al. Incidence and characteristics of pulmonary thromboembolism in Japan 2000. Intern Med 2003；42：1090-4.
9) Sakon M, Maehara Y, Yoshikawa H, et al. Incidence of venous thromboembolism following major abdominal surgery：A multi-center, prospective epidemiological study in Japan. J Thromb Haemost 2006；4：581-6.
10) Palareti G, Cosmi B, Legnani C, et al. D-dimer testing to determine the duration of anticoagulation therapy. N Engl J Med 2006；355：1780-9.
11) Palareti G, Legnani C, Cosmi B, et al. Predictive value of D-dimer test for recurrent venous thromboembolism after anticoagulation withdrawal in subjects with a previous idiopathic event and in carriers of congenital thrombophilia. Circulation 2003；108：313-8.

12) Aderka D, Brown A, Zelikovski A, et al. Idiopathic deep vein thrombosis in an apparently healthy patient as a premonitory sign of occult cancer. Cancer 1986;57:1846-9.

13) 肺血栓塞栓症/深部静脈血栓症（静脈血栓塞栓症）予防ガイドライン作成委員会．肺血栓塞栓症/深部静脈血栓症（静脈血栓塞栓症）予防ガイドライン，ダイジェスト版．第1版．東京：メディカルフロントインターナショナル；2004．p.1-20．

14) 太田覚史，山田典一，辻　明宏ほか．静脈血栓塞栓症に対する各種理学的予防法の静脈血流増加効果についての検討．静脈学 2004；15：89-95．

15) Sigel B, Edelstein AL, Savitch L, et al. Type of compression for reducing venous stasis. A study of lower extremities during inactive recumbency. Arch Surg 1975;110:171-5.

16) Prevention of venous thromboembolism International Consensus Statement (guidelines according to scientific evidence). Int Angiol 1997:16;3-38.

17) Coleridge Smith PD, Hasty JH, Scurr JH. Deep vein thrombosis:Effect of graduated compression stockings on distension of the deep veins of the calf. Br J Surg 1991;78:724-6.

18) Guyatt GH, Akl EA, Crowther M, et al. Executive summary antithrombotic therapy and prevention of thrombosis, 9th ed：American College of Chest Physicians evidence-based clinical practice guidelines. Chest 2012;141(2 Suppl):7S-47S.

19) Kakkos SK, Geroulakos G, Nicolaides AN. Improvement of the walking ability in intermittent claudication due to superficial femoral artery occlusion with supervised exercise and pneumatic foot and calf compression：A randomised controlled trial. Eur J Vasc Endovasc Surg 2005;30:164-75.

20) 平井正文，岩井武尚編．新弾性ストッキング・コンダクター―静脈疾患・リンパ浮腫における圧迫療法の基礎と臨床応用―．東京：へるす出版；2010．p.1-187．

21) Giddings JC, Morris RJ, Ralis HM, et al. Systemic haemostasis after intermittent pneumatic compression. Clues for the investigation of DVT prophylaxis and travellers thrombosis. Clin Lab Haematol 2004;26:269-73.

22) 土井裕美，釣谷充弘，塩田　充ほか．婦人科手術における術後肺塞栓症の予防に関する研究．日本産婦人科内視鏡学会雑誌 2008；24：360-4．

23) Partsh H, Flour M, Coleridge Smith P, et al. Indications for compression therapy in venous and lymphatic disease consensus based on experimental data and scientific evidence. Under the auspices of the IUP. Int Ang 2008;27:193-219.

24) 平井正文．データとケースレポートから見た圧迫療法の基礎と臨床．第1版．東京：メディカルトリビューン；2013．p.1-200．

25) Brouwse NL, Negus D. Prevention of postoperative leg vein thrombosis by electrical muscle stimulation. An evaluation with ^{125}I-labelled fibrinogen. BMJ 1970;3:615-8.

26) He ML, Xiao ZM, Lei M, et al. Continuous passive motion for preventing venous thromboembolism after total knee arthroplasty. Cochrane Database Syst Rev 2012 Jan 18;1:CD008207.

27) Scurr JH, Coleridge-Smith PD, Hasty JH. Regimen for improved effectiveness of intermittent pneumatic compression in deep venous thrombosis prophylaxis. Surgery 1987;102:816-20.

28) Sachdeva A, Dalton M, Amaragiri SV, et al. Elastic compression stockings for prevention of deep vein thrombosis. Cochrane Database Syst Rev 2010 Jul 7;(7):CD001484.

29) Kakkos SK, Caprini JA, Geroulakos G, et al. Combined intermittent pneumatic leg compression an pharmacological prophylaxis for prevention of venous thromboembolism in high-risk patients (review). Cochrane Database Syst Rev 2008 Oct 8;(4):CD005258.

30) NHS. Venous thromboembolism NICE clinical guideline (CG 92), Jan, 2010.

31) Nicolaides, AN, Gordan-Smith I. A rational approach to prevention. In：Nicolaides AN, edi-

5. 予 防

tor. Thromboembolism, aetiology, advances in prevention and management. Lancaster：Medical and Technical Publishing；1975. p.205-25.

32) Geerts WH, Heit JA, Clagett GP, et al. Prevention of venous thromboembolism. Chest 2001；119：132-75.
33) Linkins LA, Dans AL, Moores LK, et al. Treatment and prevention of heparin-induced thrombocytopenia：Antithrombotic therapy and prevention of thrombosis, 9th ed：American College of Chest Physicians evidence-based clinical practice guidelines. Chest 2012；141（2 Suppl）：e495S-530S.
34) 椎名昌美, 保田知生, 網　和美ほか. 当科における周術期抗凝固療法と副作用についての検討. Therapeutic Research 2009；30：733-5.
35) 黒岩政之, 古家　仁, 瀬尾憲正ほか. 2004年周術期肺塞栓症発症調査結果からみた本邦における周術期肺血栓塞栓症発症頻度とその特徴—（社）日本麻酔科学会肺塞栓症研究ワーキンググループ報告—. 麻酔 2006；55：1031-8.
36) Ansell J, Hirsh J, Hylek E, et al. Pharmacology and management of the vitamin K antagonists of chest physicians evidence-based clinical practice guidelines（8th edition）. Chest 2008；133（6 Suppl）：160S-98S.
37) Bergqvist D, Fredin H, Lindblad B. Dihydroergotamine and the thromboprophylactic effect of dextran 70 in emergency hip surgery. Br J Surg 1988；75：830.
38) Sharrock NE, Gonzalez Della Valle A, Go G, et al. Potent anticoagulants are associated with a higher all-cause mortality rate after hip and knee arthroplasty. Clin Orthop Relat Res 2008；466：714-21.
39) DiGiovanni CW, Restrepo A, González Della Valle AG, et al. The safety and efficacy of intraoperative heparin in total hip arthroplasty. Clin Orthop Relat Res 2000；379：178-85.
40) Maezawa K, Nozawa N, Aritomi K, et al. Changes of d-dimer after total hip arthroplasty in patients with and without intraoperative heparin. Arch Orthop Trauma Surg 2008；128：37-40.
41) Galster H, Kolb G, Kohsytorz A, et al. The pre-, peri-, and postsurgical activation of coagulation and the thromboembolic risk for different risk groups. Thromb Res 2000；100：381-8.
42) Merrer J, De Jonghe B, Golliot F, et al. Complications of femoral and subclavian venous catheterization in critically ill patients：A randomized controlled trial. JAMA 2001；286：700-7.
43) Lobo BL, Vaidean G, Broyles J, et al. Risk of venous thromboembolism in hospitalized patients with peripherally inserted central catheter. J Hosp Med 2009；4：417-22.
44) Kirkpatrick A, Rathbun S, Whitsett T, et al. Prevention of central venous catheter-associated thrombosis：A meta-analysis. Am J Med 2007；120：901. e1-13.
45) Collins R, Scrimgeour A, Yusuf S, et al. Reduction in fatal pulmonary embolism and venous thrombosis by perioperative administration of subcutaneous heparin. N Engl J Med 1988；318：1162-73.

（保田　知生）

II

各　論

II. 各論

1 産婦人科

A 産科

はじめに

　静脈血栓塞栓症（venous thromboembolism：VTE）は，これまで本邦では比較的まれであるとされていたが，生活習慣の欧米化などに伴い近年急速に増加し，その発症頻度は欧米に近づいている。VTEで臨床的に問題となるのは，深部静脈血栓症（deep vein thrombosis：DVT）と，それに起因する肺血栓塞栓症（pulmonary thromboembolism：PTE）である。PTEはDVTの一部に発症する疾患であるが，一度発症するとその症状は重篤であり致命的となるので，急速な対処が必要となる[1)2)]。PTEは，特に手術後や分娩後，あるいは急性内科疾患での入院中などに多く発症し，わが国では急性PTEの死亡率は20〜30％とされている。

　妊娠中は，以下の理由でVTEが生じやすくなっている。すなわち，①血液凝固能亢進，線溶能低下，血小板活性化，プロテインS（protein S：PS）活性低下，②女性ホルモンの静脈平滑筋弛緩作用，③増大した妊娠子宮による腸骨静脈・下大静脈の圧迫，④帝王切開などの手術操作による総腸骨静脈領域の血管（特に内皮）障害および術後の臥床による血液うっ滞，などである[1)2)]。

　本項では，産科におけるVTEの現状および特徴を紹介し，その予防・診断・治療について解説する。

産科領域における VTE の発症頻度

　日本産婦人科・新生児血液学会では，1991年から2005年までに2回全国調査（第1回調査1991〜2000年[3)]，第2回調査2001〜2005年[4)]）を行ったので，その結果を紹介する。

1 第1回全国調査（1991〜2000年[3)]）

　102施設（大学病院68，一般病院34）からの回答で，総分娩数436,084件（帝王切開数

87,382件），総手術数（婦人科のみ）221,505件（開腹手術158,075件，経腟手術33,433件，腹腔鏡手術29,997件，上記のうち悪性疾患根治術30,219件）であり，DVT 373症例，PTE 290症例の発症が全体票で登録された．産科領域でも婦人科領域でもVTE発症数は年々増加し，1991年度に比し2000年度はDVT症例全体では3.5倍に，PTE症例全体では6.5倍に増加した．産科領域では分娩数の増加はわずかであるのに対し，帝王切開率は年々増加しており，1991年度の15.9％に対し2000年度は22.9％であった．帝王切開そのものが単独でVTEのリスク因子としてきわめて高く，単変量解析でもDVT発症のオッズ比が6.39，PTE発症のオッズ比が14.27であり，まさに帝王切開率の増加がVTE増加と関連している．個人票の調査が可能であったDVT 305症例，PTE 254症例での最終解析において産科領域の結果は以下のとおりである．

　DVTは127症例発症し，妊娠中発症も分娩後発症もほぼ同数であった．これは，全分娩数に対し0.03％の発症率となるが，妊娠中発症症例を除いた分娩後発症症例のみで見ると，経腟分娩後が44.4％，帝王切開後が55.6％であり，発症頻度は経腟分娩数に対し0.008％，帝王切開数に対し0.04％となる．すなわち，帝王切開は経腟分娩より約5倍発症が多かったことになり，オッズ比は6.39であった．妊娠中の発症時期を見ると，妊娠5週から発症が見られ，妊娠10～14週にピークとなり以後減少するも，妊娠25週以降に再び増加した．妊娠中は，妊娠初期と後半期に2相性のピークが見られたことになる．そして分娩後発症症例では，分娩1日目の発症がもっとも多く，3日目までに67％の発症が見られたが，8日目以降の発症も11％に見られた．すなわち，妊産婦の場合，妊娠中・分娩後を通じて3相性のピークが見られ，妊娠初期のピークが最大であった．DVT発症年齢の平均は，31.7±5.5歳，肥満指数（body mass index：BMI）の平均は23.6±3.4であった．妊娠中発症症例の妊娠転帰は，経腟分娩45症例（70.3％），帝王切開17症例（26.6％），自然流産1症例，人工妊娠中絶1症例であった．このことは，妊娠中発症のDVT症例でも約70％は経腟分娩が可能であり，分娩時までにDVTのコントロールができれば帝王切開を選択する必要がないことを意味する．帝王切開自体のDVT発症率の高さを考慮すると，できれば帝王切開は避けたいものである．

　PTEは76症例発症し，妊娠中発症が22.4％，分娩後発症が77.6％，死亡率は14.5％であった．これは，全分娩数に対し0.02％の発症率となる．妊娠中発症症例を除いた分娩後発症症例のみで見ると，経腟分娩後が15.3％，帝王切開後が84.7％であり，発症頻度は経腟分娩数に対し0.003％，帝王切開数に対し0.06％となる．すなわち，帝王切開は経腟分娩より約22倍発症が多かったことになり，オッズ比は14.27であった．妊娠中の発症時期を見ると，妊娠中発症症例では，妊娠15週未満が47％，妊娠25週以降が53％であり，その間に発症はなかった．分娩後発症症例では，分娩1日目の発症が39％ともっとも多く，3日目までに92％の発症を見たものの，8日目以降の発症は見られなかった（図1）．PTEでもDVTと同様，妊娠中・分娩後を通じて3相性のピークが見られたが，PTEでは分娩後のピークが最大であった．また，DVTと異なり，分娩8日目以降の発症は見られなかった．PTE発症年齢の平均は，31.6±5.4歳，BMIの平均は25.4±4.0であった．BMIを単変量解析で見てみると，BMI 25以上のオッズ比は1.89（P＜0.05），BMI 27以上のオッズ比は3.47（P＜0.001）となり，いずれも有意差が見られた．このことは，肥満との

関連性が高いことを意味する。また，PTE症例の合併症としては，切迫早産，妊娠高血圧症候群，多胎妊娠，脱水，糖尿病，自己免疫疾患，精神神経疾患などで，DVTと同様であった。なお，妊娠中発症症例の妊娠転帰は，PTEに起因する死亡が4症例，子宮外妊娠手術後発症が2症例，発症後人工妊娠中絶が1症例で，結局分娩に至ったのは10症例であり，帝王切開は4症例に施行されていた。このことは，妊娠中発症のPTE症例でも分娩時には60％に経腟分娩が可能であり，必ずしも帝王切開を選択する必要がないことを意味する。

2 第2回全国調査（2001〜2005年[4]）

　113施設（大学病院52，総合病院61）からの回答を得，回答率は35％であった。総分娩数274,918件（帝王切開数74,850件），良性疾患手術数（婦人科のみ）113,218件（開腹手術71,000件，経腟手術15,890件，腹腔鏡手術26,328件），悪性疾患治療数35,823件（根治術17,829件，根治術以外の手術11,993件，手術以外の治療6,001件）で，DVT 492症例（うち無症候性126症例），PTE 250症例（うち無症候性72症例）が登録された。年度別推移では，DVTは無症候性も含めて増加しているのに対し，PTEは若干増加した程度であった。なお，年度別分娩数は毎年減少しているが，帝王切開数は年々増加し，2005年で30.0％に達した（2000年では22.9％）。また，高リスク症例に対する各施設での予防方法（2006年）は，予防方法の記載があった施設数（108施設）で見ると，早期離床106施設（98.1％），弾性ストッキング94施設（87.0％），間歇的空気圧迫法100施設（92.6％），未分画ヘパリン60施設（55.6％），低分子量ヘパリン23施設（21.3％），そのほかの抗凝固療法14施設（13.0％）であった（予防方法には併用を含む）。個人票で調査がいったん終了し，確認できた産科症例の結果は以下のとおりである。

　DVTは毎年増加したが，PTEはほぼ不変で，調査した5年間でDVT 156症例（うち無症候性16症例），PTE 50症例（うち無症候性8症例）が発症，PTEによる死亡は4症例であった。発症年齢の平均は31.5歳，BMIの平均は23.9であった。産褥期発症症例だけで見ると，帝王切開後で26.1，経腟分娩後で26.8と肥満であった。発症時期は，DVTでは妊娠中が112症例（81.8％），産褥期が25症例（18.2％），PTEでは妊娠中が21症例（45.7％），産褥期が25症例（54.3％）であった（DVTとPTE合併症例を含む）。DVTでもPTEでも妊娠中発症症例では，前回調査と同様，妊娠初期と妊娠後半期に2相性のピークを示し，産褥期発症症例でも，分娩1日目の発症が最大であった。帝王切開後の発症は，DVTでは19症例（76％），PTEでは24症例（96％）であった。死亡4症例はすべて帝王切開後であり，前回調査に比し減少した。妊娠初期の発症ピークが大きい理由は，①エストロゲンによる血液凝固因子の増加，②重症妊娠悪阻による脱水と安静臥床，③先天性凝固制御因子異常の顕性化，さらには④妊娠初期からのPS活性の低下などが考えられる。日本人にもっとも多い先天性凝固制御因子異常は，PS欠乏症である。特にPS徳島変異のヘテロは，日本人の約55人に1人の保因者がいると推定されているうえ，妊娠中は正常でもPS活性が低下し血栓形成傾向となる。したがって，先天性異常か否かの診断は，産褥3カ月以降でないと確定できない。また，妊娠中に適切な診断と治療を行えば正常分

娩は可能であり，あえて帝王切開を行う必要はない。これは，PTE発症症例でも同様である。なお，妊娠悪阻で嘔吐を繰り返す患者に対しては十分な補液を行い，脱水の予防に努めることが肝要である。

21世紀に入ってからの特徴は，①DVTは増加しているものの，PTEの増加はあまり見られていない，②DVTでは妊娠中発症が約80％に達しており，以前にも増して妊娠中発症が激増している，③PTEに起因する死亡症例が低下した，などである。これらは，VTEに対する認識度の高まりと予防対策，および診断・治療技術の向上などにより，術前発症症例（特に無症候性）が増加，産褥期発症症例や死亡症例が減少したものと評価される。

3 日本病理剖検輯報および日本産婦人科医会での調査

日本病理剖検輯報に収載された平成元年から平成16年までの剖検症例468,015症例から妊産婦死亡を抽出すると193症例あり，死因別ではPTEは25症例（13.0％）と羊水塞栓症，播種性血管内凝固（DIC）に次いで第3位であった[5]。また，日本産婦人科医会では平成16年より偶発事例報告事業を行ってきたが，平成21年までの6年間で報告された111症例の妊産婦死亡事例のうち，PTEは14症例（12.6％）であり，羊水塞栓症（含疑い），出血に次いで第3位であった（表1[5]）。さらに平成22年からは妊産婦死亡報告事業を単独で行っているが，平成22年の妊産婦死亡51症例のうち，PTEは6症例（11.8％）で羊水塞栓症，出血に次いで多かった。このうち，産褥期発症の5症例は全症例が帝王切開分娩で，2症例がPTEによる死亡であった[6]。これらの報告をまとめると，日本での妊産婦死亡に占めるPTEの割合は12〜13％前後と推察される。なお，最近では妊娠初期発

表1　妊産婦死亡の内訳（日本産婦人科医会，平成16〜21年）

	平成16年	17年	18年	19年	20年	21年	合計	%
羊水塞栓症(含疑い)	1	3	5	10	11	1	31	27.9
出血	0	2	5	3	4	3	17	15.3
肺血栓塞栓症	2	3	3	0	1	5	14	12.6
脳出血	0	0	3	2	2	2	9	8.1
妊娠高血圧症候群	0	1	4	1	0	0	6	5.4
常位胎盤早期剥離	2	2	0	1	0	1	6	4.5
感染症	1	0	0	0	0	4	5	4.5
人工中絶・外妊	1	1	1	0	1	0	4	3.6
子宮破裂	0	0	1	1	1	1	4	3.6
合併症	0	1	0	1	0	1	3	2.7
突然死	1	1	0	0	0	0	2	1.8
重症妊娠悪阻	0	0	2	0	0	0	2	1.8
薬物	0	1	0	0	0	0	1	0.9
麻酔	1	0	0	0	0	0	1	0.9
その他	0	0	3	0	2	1	6	5.4
年間合計	9	15	27	19	22	19	111	100

（小林隆夫．周産期医学必修知識．第7版．産科編111深部静脈血栓症．周産期医学2011；41：328S-31Sより引用）

症，特に妊娠悪阻妊婦の PTE 死亡症例も散見されるので是非注意を喚起してほしい。

妊産婦の VTE リスク評価

VTE のハイリスク妊婦と考えられるのは，血栓症の家族歴・既往歴，抗リン脂質抗体陽性，高齢妊娠（35 歳以上），肥満（妊娠後半期の BMI 27 以上），長期ベッド上安静（重症妊娠悪阻，切迫流産，切迫早産，妊娠高血圧症候群重症，多胎妊娠，前置胎盤など），産褥期，特に帝王切開後，習慣流産（不育症）・子宮内胎児死亡・子宮内胎児発育不全・常位胎盤早期剥離などの既往（抗リン脂質抗体症候群や先天性血栓性素因の可能性），血液濃縮（妊娠後半期のヘマトクリット 37％以上），卵巣過剰刺激症候群，著明な下肢静脈瘤などである。表2[1)2)6)〜10)] に，欧米のガイドラインに記載されているリスク因子も含めて妊産婦のリスク因子をまとめた。

表2 妊産婦における静脈血栓塞栓症のリスク因子

1. 静脈血栓塞栓症の既往
2. 血栓性素因
3. 高齢妊娠（35 歳以上）
4. 肥満妊婦（妊娠後半期の BMI 27 kg/m² 以上）[*1]
5. 長期ベッド上安静（重症妊娠悪阻，切迫流産，切迫早産，妊娠高血圧症候群重症，多胎妊娠，前置胎盤など）[*2]
6. 産褥期，特に帝王切開後[*3]
7. 習慣流産（不育症），子宮内胎児死亡，子宮内胎児発育不全，常位胎盤早期剥離などの既往（抗リン脂質抗体症候群や先天性血栓性素因の可能性）
8. 血液濃縮（妊娠後半期のヘマトクリット 37％以上）
9. 卵巣過剰刺激症候群
10. 著明な下肢静脈瘤
11. 救命救急への入院
12. 内科的疾患合併（心疾患，腎疾患，代謝疾患，内分泌疾患，呼吸器疾患，炎症性疾患，急性感染症など）
13. 悪性疾患合併など

[*1]：BMI（body mass index）は，欧米では妊娠前または妊娠初期 30 kg/m² 以上，[*2]：欧米では安静期間は 3 日以上，[*3]：欧米では出血多量および輸血症例も記載。

〔小林隆夫編．静脈血栓塞栓症ガイドブック．改訂 2 版．東京：中外医学社；2010．p.1-252，小林隆夫．産婦人科領域における静脈血栓塞栓症予防の実践．日産婦新生児血会誌 2007；16：14-22，小林隆夫．研修コーナー．妊産婦死亡報告からみた母体安全への提言 4）肺血栓塞栓症．日本産科婦人科学会誌 2012；64：N418-N24，肺血栓塞栓症／深部静脈血栓症（静脈血栓塞栓症）予防ガイドライン作成委員会編．肺血栓塞栓症／深部静脈血栓症（静脈血栓塞栓症）予防ガイドライン．東京：メディカルフロントインターナショナル；2004．p.1-96，日本産科婦人科学会／日本産科婦人科医会編・監．産婦人科診療ガイドライン―産科編 2011．CQ004 妊婦肺血栓塞栓症／深部静脈血栓症のハイリスク群の抽出と予防は？ 東京：日本産科婦人科学会；2011．p.12-5 より引用したものに，Bates SM, Greer IA, Pabinger I, et al. Venous thromboembolism, thrombophilia, antithrombotic therapy, and pregnancy：American College of Chest Physicians evidence-based clinical practice guidelines (8th ed). Chest 2008；133：844S-86S, Venous thromboenbolism：Reducing the risk. NICE clinical guideline 92. 2010. p.1-50. http://www.nice.or.uk/guidance/CG92 に記載されている一般的なリスク因子 1，2，11，12，13 を追加して作成〕

周術期の VTE 予防にとってきわめて重要なことは，まず術前スクリーニングである。もし，術前に VTE が発症していることを知らずに手術した場合，PTE が術中に悪化し，術中死亡に至ることもまれに見られるからである。また，術前に DVT があった場合，間歇的空気圧迫法を VTE 予防として施行する際に，血栓を遊離させて PTE を誘発するおそれもある。肥満妊婦にかぎらず，高リスク妊婦が長期安静後に帝王切開を施行する場合には，VTE の評価を推奨したい。注意深い臨床症状の観察，パルスオキシメータによる酸素飽和度の測定，超音波検査が有用であり，d-dimer 値とともに必要な検査と考えられる。造影コンピュータ断層撮影（computed tomography：CT）も有用であるが，妊婦の場合は緊急時を除き避けたほうが望ましい。もし，術前から VTE を合併している場合には，手術までにできるだけ治療を行い，一時的下大静脈フィルタ留置を考慮したうえで手術に臨むべきである。

帝王切開時の VTE 予防

わが国の PTE の増加に鑑み，欧米の予防ガイドライン[11]を参考としつつ，日本人の疫学的データもできるだけ多く収集して，その時点で日本人にもっとも妥当と考えられる肺血栓塞栓症/深部静脈血栓症（静脈血栓塞栓症）予防ガイドライン[7]が 2004 年 2 月（本編は 6 月）に提言された。それによれば，疾患や手術（処置）のリスクレベルを低リスク，中リスク，高リスク，最高リスクの 4 段階に分類し，おのおのに対応する予防法が推奨されたが，"肺血栓塞栓症および深部静脈血栓症の診断・治療・予防に関するガイドライン改訂版[12][13]"では，リスクの階層化および推奨される予防法が新規抗凝固薬の保険適用に伴い変更され，産科領域では表3[6]のようにまとめられる。対象患者の最終的なリスクレベルは，疾患や手術（処置）そのもののリスクの強さに付加的な危険因子（表4[7][12]）を加味して総合的にリスクの程度を決定するが，ハイリスク妊婦に関しては表2を参照されたい。なお，帝王切開の場合，手術体位は砕石位を避け，仰臥位または開脚位で行ったほうがよい。

1 早期歩行および積極的な運動

VTE の予防の基本である。早期離床が困難な患者では，下肢の挙上やマッサージ，自動的および他動的な足関節運動を実施する。

2 弾性ストッキング

入院中は，術前・術後を問わず，リスクが続くかぎり終日装着する。出血などの合併症がなく，簡易で，値段も比較的安いという利点がある。

表3　産科領域の静脈血栓塞栓症リスクの階層化と予防法

リスクレベル	産科領域	予防法
低リスク	正常分娩	早期離床および積極的な運動
中リスク	帝王切開（高リスク以外）	弾性ストッキング，あるいは間歇的空気圧迫法
高リスク	高齢・肥満妊婦の帝王切開，静脈血栓塞栓症の既往あるいは血栓性素因の経腟分娩	間歇的空気圧迫法，あるいは抗凝固療法*
最高リスク	静脈血栓塞栓症の既往あるいは血栓性素因の帝王切開	（抗凝固療法*と間歇的空気圧迫法の併用）あるいは（抗凝固療法*と弾性ストッキングの併用）

　総合的なリスクレベルは，予防の対象となる処置や疾患のリスクに，付加的な危険因子を加味して決定される．例えば，強い付加的な危険因子を持つ場合にはリスクレベルを1段階上げるべきであり，弱い付加的な危険因子の場合でも複数個重なればリスクレベルを上げることを考慮する．

*：腹部手術（帝王切開を含む）施行患者では，エノキサパリン，フォンダパリヌクス，あるいは低用量未分画ヘパリンを使用．

　エノキサパリン使用法：2,000単位を1日2回皮下注，術後24時間経過後投与開始（参考：わが国では15日間以上投与した場合の有効性・安全性は検討されていない）．フォンダパリヌクス使用法：2.5 mg（腎機能低下症例は1.5 mg）を1日1回皮下注，術後24時間経過後投与開始（参考：わが国では，腹部手術では9日間以上投与した場合の有効性・安全性は検討されていない）．

　（小林隆夫．研修コーナー．妊産婦死亡報告からみた母体安全への提言　4）肺血栓塞栓症．日本産科婦人科学会誌 2012；64：N418-N24 より引用）

表4　付加的な危険因子の強度

危険因子の強度	危険因子
弱い	肥満 エストロゲン治療 下肢静脈瘤
中等度	高齢 長期臥床 うっ血性心不全 呼吸不全 悪性疾患 中心静脈カテーテル がん化学療法 重症感染症
強い	静脈血栓塞栓症の既往 先天性血栓性素因 抗リン脂質抗体症候群 下肢麻痺 下肢ギプス包帯固定

〔肺血栓塞栓症/深部静脈血栓症（静脈血栓塞栓症）予防ガイドライン作成委員会編．肺血栓塞栓症/深部静脈血栓症（静脈血栓塞栓症）予防ガイドライン．東京：メディカルフロントインターナショナル；2004．p.1-96，肺血栓塞栓症および深部静脈血栓症の診断・治療・予防に関するガイドライン（2009年改訂版）．循環器病の診断と治療に関するガイドライン（2008年合同研究班報告）http://www.j-circ.or.jp/guideline/pdf/JCS2009_andoh_h.pdf より引用〕

3 間歇的空気圧迫法

　高リスクで，特に出血の危険が高い場合に有用となる．原則として，手術前あるいは手術中より装着を開始する．使用開始時にDVTの存在を否定できない場合には，十分なインフォームドコンセントを取得して使用し，PTEの発生に注意を払う．安静臥床中は終日装着し，離床してからも十分な歩行が可能となるまでは臥床時の装着を続ける．

4 低用量未分画ヘパリン

　8時間，もしくは12時間ごとに未分画ヘパリン5,000単位を皮下注射する方法である．少なくとも十分な歩行が可能となるまで続ける．血栓形成の危険性が継続し，長期予防が必要な場合には，ワルファリンに切り替えることを考慮する．出血のリスクを十分評価して使用する．特に，脊髄くも膜下麻酔や硬膜外麻酔の前後は十分注意して使用し，抗凝固療法の減量も考慮する．帝王切開後の場合は，未分画ヘパリン5,000単位を術後6〜12時間以内に（止血を確認できたら術直後からでも可）1日2回皮下注（または静注），3〜5日投与程度，長くても退院時までの予防が推奨される．

5 用量調節未分画ヘパリン

　APTTを正常値上限に調節して，より効果を確実にする方法である．煩雑な方法ではあるが，最高リスクでは単独使用でも効果がある．

6 用量調節ワルファリン

　ワルファリンを内服し，プロトロンビン時間-国際標準化比（prothrombin time-international normalized ratio：PT-INR）が目標値となるように調節する方法である．わが国では，PT-INR 1.5〜2.5でのコントロールを推奨する．

7 低分子量ヘパリンおよびXa阻害薬

　作用に個人差が少なく1日1〜2回の皮下投与で済み，モニタリングが必要ないため簡便に使用可能である．また，血小板減少や骨減少といった副作用の頻度も低い．わが国では，低分子量ヘパリンとしてはエノキサパリンが股関節全置換術後，膝関節全置換術後，股関節骨折手術後，ならびにVTEの発現リスクの高い腹部手術後での使用に保険適用されており，また，Xa阻害薬としてはフォンダパリヌクスが，VTEの発現リスクの高い下肢整形外科手術後ならびに腹部手術後での使用に保険適用されている．両者とも高リスクの帝王切開後に使用可能である．投与期間としては，リスクの程度や入院期間によって異なるが，帝王切開後では3〜5日程度，長くても退院時までの予防が推奨される．

8 出血リスク評価

　抗凝固薬を使用する際にもっとも注意することは，出血リスク評価である．抗凝固薬には出血の副作用が報告されているので，リスクとベネフィットを十分に勘案したうえで使用を決定し，投与中の出血の評価および止血対策にも心がけていただきたい．図1[10]に，National Institute for Clinical Excellence（NICE）ガイドラインのVTEリスク評価と出血リスク評価の関係を示す．すなわち，患者が入院した場合，まずVTEリスク評価を行い，次いで出血リスク評価を行う．出血リスクが高いと判断される場合は，たとえVTEの最高リスクであっても抗凝固療法は選択せず，理学的予防法のみを行う．ただし，出血リスクは時間とともに減少する可能性もあるので，常に再評価を行い，出血リスクがVTEリスクを下回った場合には抗凝固薬投与を考慮する．

9 ガイドライン使用上の注意

　予防ガイドラインにおいては，すべての患者に対する予防選択を画一的に簡素化することは困難である．個々の患者に対する予防方法は，担当医師と患者の双方の合意により総合的に決定され，最終的には，担当医師の責任と判断の下に各施設の実情に応じて施行されるべきものである．また，高リスク患者では，入院時または手術前にPTEの評価を行うことを忘れてはならない．なお，2004年4月から"肺血栓塞栓症予防管理料"305点が新設されている．

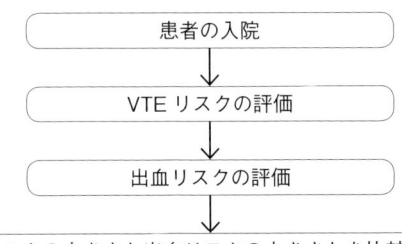

```
患者の入院
   ↓
VTEリスクの評価
   ↓
出血リスクの評価
   ↓
VTEリスクの大きさと出血リスクの大きさとを比較考慮する
適切と判断された場合には，VTEに対する予防法を施行する．
患者が出血の危険因子を有しており，出血リスクの大きさがVTEリスクの
大きさを上回っていると判断された場合には，薬物的なVTE予防法は施行
してはならない．
   ↓
患者の入院後24時間以内，ならびに，臨床状態の変化が認められるたびに
VTEリスクおよび出血リスクの再評価を実施する．
```

図1　抗凝固薬使用に関する静脈血栓塞栓症（VTE）リスク評価と出血リスク評価の関係

（Venous thromboembolism: Reducing the risk. NICE clinical guideline 92. 2010. p.1-50. http://www.nice.or.uk/guidance/CG92 を参照して作成）

1. 産婦人科（A産科）

10 浜松医療センターで施行している術前リスク評価と予防の実際

　　対象患者のリスクレベルおよび最終的な予防方法の決定に関し，参考までに浜松医療センターで施行している術前リスク評価表を図2[14]に示す。

　　図2は，37歳，肥満（BMI 28.4），切迫早産で安静入院後，選択的帝王切開予定の妊婦症例である。診療科別・術式別リスクとしては，35歳以上の帝王切開なので高リスクとなるが，付加的リスクとしては，肥満，切迫早産で術前に安静入院しているので，リスクスコアは1＋2＝3点となり，リスクレベルは1ランク上昇する。したがって，最終リスクレベルは最高リスクとなり，予防方法は抗凝固療法＋間歇的空気圧迫法＋弾性ストッキング

症例：37歳，肥満（BMI 28.4），切迫早産で安静入院後，選択的帝王切開予定の妊婦

① 診療科別・術式別リスク
↓
35歳以上の帝王切開なので，高リスク

② 付加的リスク
↓
肥満，切迫早産で術前に安静入院しているので，リスクスコアは1＋2＝3点となり，リスクレベルは1ランク上昇する

③ 最終リスクレベル
↓
最高リスクとして，予防方法は抗凝固療法＋間歇的空気圧迫法＋弾性ストッキングを選択する

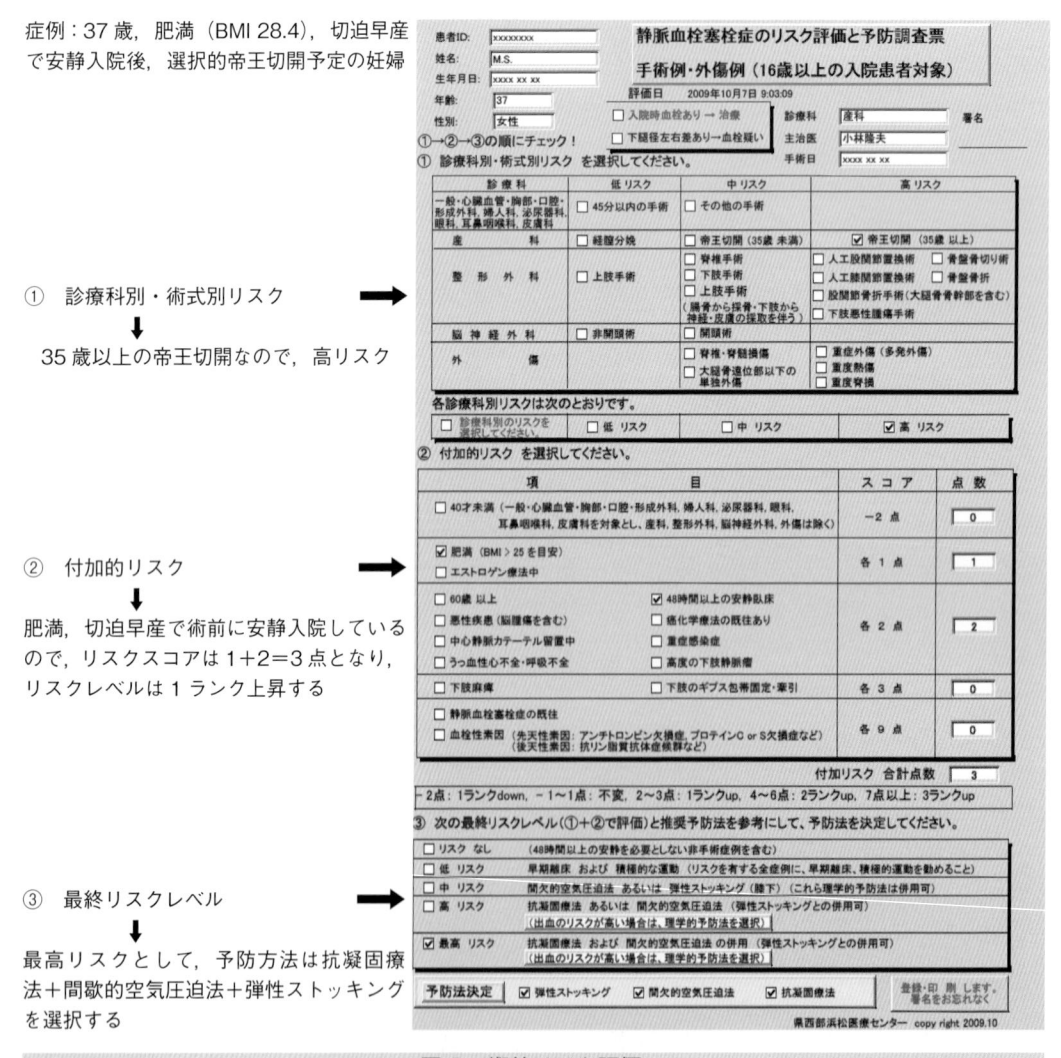

図2　術前リスク評価
（右の表部分は，木倉睦人，小林隆夫，笠松紀雄ほか．県西部浜松医療センターにおける静脈血栓塞栓症予防および患者発生時対応への組織的な取組み．県西部浜松医療センター学術誌 2009；3：10-9を参照して作成）

を選択する。主治医が最終的に予防法を選択するが，この症例のように間歇的空気圧迫法と弾性ストッキングを併用しても差し支えない。なお，緊急帝王切開で術前に十分なVTE評価ができない場合は，間歇的空気圧迫法は施行しないという選択肢もありうる。

症状，診断

　　DVTは，閉塞部位や範囲，閉塞状態や側副路の存在から無症候性のものが多いが，症候性のものとしては主として下肢の浮腫，腫脹，発赤，熱感，疼痛，圧痛などである。Homan's sign（膝関節伸展位で足関節を背屈させると，腓腹筋に疼痛を感ずる徴候），Pratt's sign（腓腹筋をつかむと疼痛が増強する徴候）などが約40％に認められる。症状は分娩や手術後24時間以降に見られ，多くは離床し歩行開始した2～3日後に出現する。左下肢に発症することが多い。なお，産褥期に著しい疼痛を伴い，かつ皮膚が蒼白になる大腿静脈の血栓性静脈炎を有痛性白股腫という。診断は臨床症状により疑いを持つことから始まる。血液凝固系検査，特にd-dimer増加・thrombin antithrombin complex（TAT）増加，およびC反応性タンパク（C-reactive protein：CRP）増加・白血球数増加は，血栓の形成と感染の補助診断となる。そして，カラードプラーを用いた超音波断層装置，静脈造影や磁気共鳴（magnetic resonance：MR）血管造影法で確定診断する。なお，DVTの診断がついた場合には，PTEの有無を検索することが重要である[15]。

　　PTEでもっとも多い症状は，突然発症する胸部痛と呼吸困難であるが，軽い胸痛，息苦しさ，咳嗽から血痰やショックを伴い失神するものまで多彩である。早いものでは手術後12～24時間に急速に発症することもあるが，歩行を開始した術後に発症することが多い。特に，ベッド上での体位変換，歩行開始，排便・排尿などが誘因となってPTEが発症することが多いので，動作時には注意が必要である。これらの症状が見られたら胸部単純X線写真，心電図，パルスオキシメータ，動脈血ガス分析（Pa_{O_2}の低下，多呼吸のためPa_{CO_2}の低下），血液検査（血算，血液凝固線溶系，生化学など），心エコードプラー検査，造影CT，MR血管造影法，核医学検査，肺動脈造影などで診断する。中でもパルスオキシメータと心エコー検査は，ベッドサイドで非侵襲的に短時間で検査可能であるため，きわめて有用な検査である。パルスオキシメータで酸素飽和度（Sp_{O_2}）が90％以下になると危険徴候であるため，DVTの診断がついたらただちに装着する。Sp_{O_2} 90％はPa_{O_2} 60 mmHgに相当する。心エコーでは，右室負荷に伴う右房・右室の拡大，収縮期における心室中隔の左室圧排像・奇異性壁運動，三尖弁閉鎖不全，肺高血圧（肺動脈平均圧＞20 mmHg）などを認める。造影CTは，緊急時の検査として現在もっとも有用と考えられている検査法である。短時間で両肺から骨盤内，そして下肢に至るまで血栓の描出が可能であるため，超音波検査とともに確定診断のためにはぜひ施行すべきであるが，重症症例を除き妊婦には施行しないほうがよい。肺動脈造影は，塞栓の部位と大きさを診るうえで非常に信頼度の高い検査法であり，血栓による血管内の陰影欠損像（filling defect），血流途絶像（cut off），壁不整などの所見が認められれば診断は確定する。肺動脈内に血栓溶解薬を投与する必要がある場合や，カテーテルインターベンションを施行する場合には治療に先立って行う[6]。

表5 静脈血栓塞栓症に対する検査法の推定胎児被曝線量

検査法	推定胎児被曝線量（μGy）
胸部単純X線写真	<10
片側静脈造影	
腹部遮蔽なし	3,140
腹部遮蔽あり	<500
肺動脈造影	
大腿動脈ルート	2,210～3,740（3.74 mGy）
上腕動脈ルート	<500
肺血流スキャン	
99mTC-MAA（1～2 mCi）	60～120
肺換気スキャン	
99mTC-SC	10～50
133Xe	40～190
CT撮影	
妊娠第1三半期	3～20
妊娠第2三半期	8～77
妊娠第3三半期	51～130

99mTC-MAA：technetium-99m macroaggregated albumin,
99mTC-SC：technetium-99m sulfur colloid, 133Xe：xenon-133
(Toglia MR, Weg JG. Venous thromboembolism during pregnancy.
N Engl J Med 1996；335：108-14 より引用)

　なお，妊婦の被曝に関する記載を産婦人科診療ガイドライン―産科編2011[16]から抜粋すると，ⅰ）受精後10日までの被曝では奇形発生率の上昇はないと説明する，ⅱ）受精後11日～妊娠10週での胎児被曝は奇形を発生する可能性があるが，50 mGy未満では奇形発生率を増加させないと説明する，ⅲ）妊娠10～27週では中枢神経障害を起こす可能性があるが，100 mGy未満では影響しないと説明するとなっており，それぞれエビデンスレベルBでの推奨である．被曝に関係する検査法でもっとも被曝線量が大きいのは大腿動脈ルートによる肺動脈造影で最大3.74 mGyであるため（表5[17]），重症のPTE症例では造影CTも肺動脈造影も差し支えないと思われる．ただし，造影剤による胎児（新生児）の一過性甲状腺機能低下症の可能性も否定できないので，注意を要する．

治療の手順[1)6)12)]

　DVTのみでPTEを合併していない場合は，保存療法と薬物療法を行う．保存療法としては，長時間の立位・坐位を避け，下肢の安静と圧迫療法である．急性期で下肢の腫脹が著しい場合や，血栓性静脈炎を併発している場合は弾性包帯を使い，症状がやや軽快したところで弾性ストッキングを着用する．薬物療法には，抗凝固療法と血栓溶解療法がある．治療のゴールドスタンダードは抗凝固療法であり，未分画ヘパリン投与が基本である．通常，5,000単位（ヘパリンナトリウム5 ml）を静注後，10,000～15,000単位/日を活性化部

分トロンボプラスチン時間（activated partial thromboplastin time：APTT）が正常の1.5〜2.5倍となるように用量を調節して持続点滴する。皮下注射の場合は，投与後6時間のAPTTが治療範囲内に維持されるように皮下注射する。これらは，最低5日間の投与期間を推奨する。妊婦の場合，APTTが短縮することが多いため，30,000単位/日を超えることもしばしば経験する。しかし，ヘパリン投与量増加に伴う出血合併症に注意する。血栓溶解療法としては，末梢静脈からのウロキナーゼ全身投与とカテーテルによる局所線溶療法がある。ウロキナーゼの保険適用は"末梢動静脈閉塞症に対して，初期は1日量6〜24万IU，以後は漸減し約7日間投与する"となっており，PTEそのものには保険適用はない。

　PTEの治療の要点は，①急性期を乗り切れば予後は良好であるため，早期診断治療がもっとも重要となること，および②循環動態が安定した症例では再発に注意し，DVTへの迅速な対応が必要となること，である。治療の基本は，呼吸および循環管理である。酸素投与下で，血圧に応じて薬物療法（塩酸ドパミン，塩酸ドブタミン，ノルアドレナリンなど）を行う。しかし，治療の中心は薬物的抗血栓療法であり，重症度により抗凝固療法と血栓溶解療法とを使い分ける。出血リスクが高い場合には非永久留置型下大静脈フィルタやカテーテル治療により薬物治療の効果を補い，重症症例では経皮的心肺補助や外科的血栓摘除術も選択する。また，状態が許すかぎり早急に残存するDVTの状態を評価して，下大静脈フィルタの適用を判断する。急性期の治療アルゴリズムはあくまでも基本的な考え方であり，個々の症例の病態や施設の状況に合わせて，柔軟に治療法を選択すればよい。

　血圧・右心機能ともに正常である場合には，抗凝固療法を第一選択とする。抗凝固療法としては，DVTと同様，未分画ヘパリン5,000単位を静注後，APTTが正常の1.5〜2.5倍となるように調節して持続投与する。未分画ヘパリンに引き続きワルファリンの内服を開始し，以後リスク因子の種類に応じて投与を継続する。ワルファリンは，初めから3〜5 mgを毎日1回服用し，数日間をかけて治療域に入れ，以後PT-INRが1.5〜2.5となるように調節して維持量を服用する。投与期間は，可逆的な危険因子がある場合には少なくとも3カ月間，特発性の場合には少なくとも6カ月間，さらに先天性凝固異常症や発症素因が長期にわたって存在する患者，あるいは再発を経験した患者では，無期限に投与を継続する。ただし，ワルファリンは点状軟骨異栄養症などの奇形および出血による胎児死亡の症例報告があるため，妊婦への投与は避け，分娩後の投与が推奨される。これは，DVT発症時も同様である。

　血圧が正常であるも右心機能障害を有する場合には，抗凝固療法のみでは予後の悪い場合が少なくなく，効果と出血のリスクを慎重に評価して，組織プラスミノゲンアクチベータによる血栓溶解療法も選択肢に入れる。モンテプラーゼの場合，13,750〜27,500 IU/kgを約2分間で静注する。ショックや低血圧が遷延する場合には，禁忌症例を除いて，血栓溶解療法を第一選択とする。これらの治療を行ったにもかかわらず不安定な血行動態が持続する患者には，カテーテルインターベンション（カテーテル的血栓溶解療法，カテーテル的血栓破砕・吸引術，流体力学的血栓除去術）や外科的血栓摘除術を選択し，より積極的に肺動脈血流の再開を図る。患者救命にとっては，診断・治療の流れの中で患者の状態により臨機応変に躊躇なく治療を進めることが肝要である。

なお，血栓溶解療法は，妊娠中は出血や常位胎盤早期剝離の危険があるため，DVT のみの場合は原則として行わない．しかし，PTE を合併している場合は，その重症度に応じて使用する．

妊娠中の管理[1)2)6)]

1 VTE 治療後の妊娠中の予防

ヘパリンにより急性期の治療に成功した場合でも，アンチトロンビン欠乏症，プロテインC欠乏症，PS 欠乏症，抗リン脂質抗体症候群など明らかな血栓性素因が存在する場合は，妊娠中に再発することが多いので，ヘパリンカルシウム 5,000 単位，1 日 2 回の皮下注射（低用量未分画ヘパリン）に切り替え，分娩時，さらには分娩後まで続行する．皮下注射は，入院して行う場合，通院して行う場合（近医も含む），および自宅で自己注射する場合がある．在宅ヘパリン自己注射は 2012 年 1 月 1 日より保険適用されたが，日本産科婦人科学会をはじめ 4 学会で作成した"ヘパリン在宅自己注射療法の適応と指針（表6）[18)]"を参照し，ヘパリン自己注射の正しい知識や使用方法，さらには副作用などに関して十分に教育指導したうえで使用を勧めていただきたい．なお，DVT が軽快した後に弾性ストッキング着用，十分な水分補給，下肢運動を励行し，下肢の血流うっ滞を防止することは基本的な再発予防法である．また，下肢超音波検査，d-dimer などの血液凝固線溶系検査，CRP，血算などは定期的に施行し，DVT を評価する．

DVT が一時的なリスクによるもので明らかな血栓性素因を認めない場合は，一時的なリスクが消失すれば分娩時までの抗凝固療法は必ずしも必要ない．定期的に DVT を検索しながら，弾性ストッキング着用などの基本的な再発予防法で対処する．もちろん，DVT の再発が見られるような場合は，ヘパリン投与を再開する．ただし，明らかなリスクが不明の場合は，残りの妊娠期間中および分娩後の予防的抗凝固薬投与は必要と思われる．

2 VTE の既往妊婦

VTE 既往妊婦は高リスクであるので，今回妊娠中に DVT を発症していなくても，定期的に DVT を検索しながら弾性ストッキング着用などの基本的な再発予防法で対処する．ただし，明らかな血栓性素因がある場合や，今回妊娠中にもほかの付加的な血栓症リスクが高いと判断される場合は，妊娠中および分娩後まで，低用量未分画ヘパリンの予防的皮下注射を行うことが推奨される．

3 VTE の既往がない血栓性素因を有する妊婦

血栓性素因を有する妊婦に対しては，VTE の既往がなくても，妊娠中および分娩後の予

表6 在宅ヘパリン自己注射の適応と指針

公益社団法人　日本産科婦人科学会
公益社団法人　日本産婦人科医会
日本産婦人科・新生児血液学会
一般社団法人　日本血栓止血学会

　ヘパリン在宅自己注射療法の指針はすでに厚労省難治性疾患克服研究事業血液凝固異常症調査研究班により平成19年度にまとめられているが，この度，この報告書を基に関連四学会と共同して「ヘパリン在宅自己注射療法の適応と指針」を作成した。

Ⅰ．目的および意義
　ヘパリン在宅自己注射の目的は，通院の際に生じる身体的，時間的，経済的負担を軽減させ，患者により質の高い社会生活を送らせることである。特に対象となる妊婦や血栓性素因を持つ患者にとって，毎日朝夕2回の通院は大きな負担となっており，ヘパリン在宅自己注射が是非とも必要である。

Ⅱ．適応基準（以下の（1）～（6）すべてを満足していること）
（1）ヘパリンに対してのアレルギーがなく，ヘパリン起因性血小板減少症（HIT）の既往がないこと。
（2）他の代替療法に優る効果が期待できるヘパリン治療の適応患者であること。
（3）在宅自己注射により通院の身体的，時間的，経済的負担，さらに精神的苦痛が軽減され，生活の質が高められること。
（4）以下の①～③のいずれかを満足し，担当医師が治療対象と認めた患者
　①血栓性素因（先天性アンチトロンビン欠乏症，プロテインC欠乏症，プロテインS欠乏症，抗リン脂質抗体症候群など）を有する患者
　②深部静脈血栓症，肺血栓塞栓症既往のある患者
　③巨大血管腫，川崎病や心臓人工弁置換術後などの患者
　なお，抗リン脂質抗体症候群の診断における抗リン脂質抗体陽性は国際基準に則るものとし，抗CL β_2 GPI複合体抗体，抗CL IgG，抗CL IgM，ループスアンチコアグラント検査のうち，いずれか一つ以上が陽性で，12週間以上の間隔をあけても陽性である場合をいう。現在のところ抗PE抗体，抗PS抗体陽性者は抗リン脂質抗体陽性者には含めない。
（5）患者ならびに家族（特に未成年者の場合）が，目的，意義，遵守事項などを十分に理解し，希望していること。
（6）医師，医療スタッフとの間に安定した信頼関係が築かれていること。

Ⅲ．患者教育
　教育プログラムを作成し，それに従った患者教育が行われるべきである。短期間の入院による教育指導が効率的であり，積極的に行うことが望ましい。
＜教育プログラムの内容＞
（1）血液凝固，血栓症に関する基礎知識
（2）ヘパリンの薬理作用
（3）副作用と発現時の対応
（4）ヘパリンの管理と記録
（5）注射の方法と実技
（6）注射針などの医療廃棄物の処理
（7）緊急時の連絡など

Ⅳ．患者の遵守事項
（1）ヘパリンを規定の方法で管理する。
（2）決められた方法で注射する。注射し忘れた際，決して2回分を一度に注射しないこと。
（3）定期的に受診する。
（4）治療経過などの記録を提出し，評価と指導を受ける。
（5）異常を感じた場合，不明の点は担当医に連絡し指示を仰ぐ。

（次頁に続く）

表6（続き）

(6) 注射針や注射器などの在宅医療廃棄物は，病院へ持参し担当医等の指示に基づき，適切に処理する。

V．方　法
(1) 皮下注射用ヘパリン[注1]を1回につき5,000単位，12時間ごと（1万単位/日）[注2]にインスリン自己注射用注射器（29あるいは30G）を用い，皮下に自己注射する[注3]。
(2) 注射部位は，腹部，大腿，上腕とする。

[注1] 現在，わが国で用いられる皮下注射用のヘパリンは，カプロシン®（2万単位/バイアル，0.8 ml）およびヘパリンカルシウム皮下注5千単位/0.2 mlシリンジ「モチダ」®である。海外においては低分子量ヘパリンも使用され，わが国においても有効性や安全性の面から推奨する意見がみられる。

[注2] 上記皮下注射用のヘパリンを5,000単位，12時間ごとに皮下注射するのが一般的であるが（低用量未分画ヘパリン投与法），8時間ごとに注射も可能である。また，APTT（活性化部分トロンボプラスチン時間）を測定し，その結果により適宜投与量を調整することも行われる（用量調節法）。

[注3] 携帯用ポンプを用い24時間持続的に静脈内に投与することも可能であり，症例により考慮する。

VI．認　可（自己注射療法開始条件）
(1) 適応基準を満たしている。
(2) 規定の教育プログラムに従った教育目標を達成していること。
(3) 遵守事項を守ることに同意していること。

VII．管理と記録
(1) ヘパリンは規定の方法で管理する。
(2) 処方された薬物の名称，処方量，注射日時，注射量（単位数），回数，注射部位，副作用の有無，疑問点などを記録する。
(3) 担当医師は，定期的に確認してカルテに記載し，必要な指導を行う。
(4) 定期的にAPTT[注4]，血小板数[注5]，AST，ALTなどを測定し，ヘパリン投与量や投与継続の可否を決定する。

[注4] APTTは妊娠時には若干短縮する。一般的な未分画ヘパリン投与の目安とされる基準値の1.5～2倍は，妊娠中はそのまま適用できないが，過度の延長には注意する。

[注5] HIT（ヘパリン起因性血小板減少症）を予防するため，投与開始2週間以内に複数回検査を行う。以降は1～2カ月毎に検査を行う。

おわりに
　血栓症リスクを持つ妊婦は，妊娠そのものが血栓症のリスクとなり，抗凝固療法を必要とする場合がある。しかし，抗凝固療法に用いられているワルファリンは，胎盤を通過して胎児形態異常や胎児の出血傾向を引き起こすことがあるため，妊娠期間は原則禁忌となり使用は推奨できない。このような症例にヘパリン注射を行うことで妊娠予後改善が期待できるが，欧米ではヘパリン在宅自己注射が一般的な治療となっている。また，何らかの理由によりワルファリンが使用できない症例にとってはヘパリン療法が主治療となるが，これらの患者が毎日朝，夕の2回ヘパリン注射のため通院することは，精神的，肉体的，社会的に大きな負担となっている。このような状況において，関連四学会は「ヘパリン在宅自己注射療法の適応と指針」を作成した。

平成23年9月

（ヘパリン在宅自己注射療法の適応と指針．公益社団法人日本産科婦人科学会，公益社団法人日本産婦人科医会，日本産婦人科・新生児血液学会，一般社団法人日本血栓止血学会. http://www.jsognh.jp/common/files/society/demanding_paper_07.pdf より引用）

防は必要である．妊娠中は前述の臨床的観察に加え，分娩後まで低用量未分画ヘパリンの予防的皮下注射を行うことが推奨される．特に，アンチトロンビン欠乏症の妊婦は注意を要する．なお，抗リン脂質抗体陽性で習慣流産の既往を持つ妊婦に対しては，妊娠中に低用量未分画ヘパリンと低用量アスピリン（1日量 81 mg または 100 mg の内服）を併用することが推奨される．

4 人工心臓弁を装着している妊婦

妊娠中の抗凝固薬による管理方法は，弁の種類や部位，VTE の既往など付加的な VTE のリスク因子を評価して決定する．妊娠期間を通して用量調節未分画ヘパリンの投与，あるいは妊娠 13 週までヘパリンを投与し，その後ワルファリン投与に切り替え，分娩が近づいたらヘパリンを再投与することなどが推奨される．人工心臓弁を装着している妊婦が VTE のリスクがきわめて高いと判断される場合は，胎児に対する危険性を考慮してもワルファリン投与が肯定されている．

5 授乳に関して

ワルファリンまたは未分画ヘパリンを使用していても，母乳栄養を希望している場合は，授乳を継続しても構わない．フォンダパリヌクスの乳汁移行性については，ラットで乳汁移行のデータがあるものの，母乳中への移行に関してはその程度が十分に知られていない．わが国では，"授乳中の婦人には本剤投与中は授乳を避けさせる"と記載されている．エノキサパリンに関しては，"授乳中の婦人に投与する場合には，本剤投与中は授乳を避けさせることが望ましい"という表現になっているが，欧米では未分画ヘパリンと同様，授乳中の婦人にも投与されている．

6 下大静脈フィルタに関して

妊娠中に VTE を発症した妊婦でも，DVT が消失ないしは器質化，もしくは PTE が完治していれば留置の必要はないと思われる．しかし，薬物療法の禁忌症例や維持不能症例，ヘパリン投与によっても DVT が消失ないしは器質化しない，もしくは PTE を併発または再発している場合は，一時的下大静脈フィルタの留置を考慮する．最近は回収式フィルタがあるので，恒久的フィルタ留置は可能なかぎり避けるべきである．一時的下大静脈フィルタ挿入に際しては，十分なインフォームドコンセントを得たうえで対処する．分娩方法はなるべく経腟分娩を選択するが，あえて帝王切開を選択する場合は，術後 PTE 悪化の可能性について十分説明し，最高リスク症例として抗凝固療法と理学的予防法を併用する（薬物療法が禁忌症例を除く）．通常，フィルタは分娩後 1 週間〜10 日前後で抜去するが，フィルタを抜去する数日前からワルファリンも併用し，抜去後はワルファリン単独に切り替えていく．

おわりに

　近年，産科領域ではVTEに対する認識度の高まりと予防対策，および診断・治療技術の向上などにより，術前発症症例（特に無症候性）や妊娠中発症症例が増加し，産褥期発症症例や死亡症例が減少している．高リスク妊産婦には常に術前のリスク評価と臨床症状の観察を行い，抗凝固薬を中心とした適切な予防対策を遂行することが重要であるが，どんなに予防しても発症をゼロにすることはできない．仮に発症したとしても，早期発見・早期治療に努めれば事なきを得るため，院内リスクマネジメント体制を日ごろから整えておくことも重要である．

■参考文献

1) 小林隆夫．静脈血栓塞栓症ガイドブック．改訂2版．小林隆夫編．東京：中外医学社；2010. p.1-252.
2) 小林隆夫．産婦人科領域における静脈血栓塞栓症予防の実践．日産婦新生児血会誌 2007；16：14-22.
3) 小林隆夫，中林正雄，石川睦男ほか．産婦人科領域における深部静脈血栓症/肺血栓塞栓症—1991年から2000年までの調査成績—．日産婦新生児血会誌 2005；14：1-24.
4) 小林隆夫，中林正雄，石川睦男ほか．産婦人科血栓症調査結果 2001-2005．日産婦新生児血会誌 2008；18：S3-4.
5) 社団法人日本産婦人科医会編．妊産褥婦死亡時の初期対応（平成23年3月）．東京：社団法人日本産婦人科医会；2011. p.1-22.
6) 小林隆夫．研修コーナー．妊産婦死亡報告からみた母体安全への提言　4) 肺血栓塞栓症．日本産科婦人科学会誌 2012；64別冊：N418-24.
7) 肺血栓塞栓症/深部静脈血栓症（静脈血栓塞栓症）予防ガイドライン作成委員会編．肺血栓塞栓症/深部静脈血栓症（静脈血栓塞栓症）予防ガイドライン．東京：メディカルフロントインターナショナル；2004. p.1-96.
8) 日本産科婦人科学会/日本産婦人科医会編・監．産婦人科診療ガイドライン—産科編 2011．CQ004 妊婦肺血栓塞栓症/深部静脈血栓症のハイリスク群の抽出と予防は？　東京：日本産科婦人科学会；2011. p.12-5.
9) Bates SM, Greer IA, Pabinger I, et al. Venous thromboembolism, thrombophilia, antithrombotic therapy, and pregnancy: American College of Chest Physicians evidence-based clinical practice guidelines (8th edition). Chest 2008；133：844S-86S.
10) Venous thromboembolism: Reducing the risk. NICE clinical guideline 92. 2010. p.1-50. http://www.nice.org.uk/guidance/CG92
11) Geerts WH, Heit JA, Clagett GP, et al. Prevention of venous thromboembolism. Chest 2001；119（1 Suppl）：132S-75S.
12) 肺血栓塞栓症および深部静脈血栓症の診断・治療・予防に関するガイドライン（2009年改訂版）．循環器病の診断と治療に関するガイドライン（2008年度合同研究班報告） http://www.j-circ.or.jp/guideline/pdf/JCS2009_andoh_h.pdf
13) JCS Joint Working Group. Guidelines for the diagnosis, treatment and prevention of pulmonary thromboembolism and deep vein thrombosis (JCS2009) —Digest version—. Circ J 2011；75：1258-81.
14) 木倉睦人，小林隆夫，笠松紀雄ほか．県西部浜松医療センターにおける静脈血栓塞栓症予防

および患者発生時対応への組織的な取組み．県西部浜松医療センター学術誌 2009；3：10-9.
15) 小林隆夫．周産期医学必修知識第 7 版．産科編 111 深部静脈血栓症．周産期医学 2011；41 増刊号：328-31.
16) 日本産科婦人科学会／日本産婦人科医会編・監．産婦人科診療ガイドライン―産科編 2011. CQ103 妊娠中の放射線被曝の胎児への影響についての説明は？　東京：日本産科婦人科学会；2011．p.12-5.
17) Toglia MR, Weg JG. Venous thromboembolism during pregnancy. N Engl J Med 1996；335：108-14.
18) ヘパリン在宅自己注射療法の適応と指針．公益社団法人日本産科婦人科学会，公益社団法人日本産婦人科医会，日本産婦人科・新生児血液学会，一般社団法人日本血栓止血学会．
http://www.jsognh.jp/common/files/society/demanding_paper_07.pdf

(小林　隆夫)

II. 各論

1 産婦人科

B 婦人科

はじめに

　現在，静脈血栓塞栓症（venous thromboembolism：VTE），深部静脈血栓症（deep vein thrombosis：DVT）および肺血栓塞栓症（pulmonary thromboembolism：PTE）の予防ガイドラインが実地臨床で使用されており，2004年からはVTEの予防管理料として保険点数が付けられている．本邦でもPTEによる死亡が最近10年間で約3倍と急増しており（厚生労働省人口動態統計），決してまれな疾患ではないことを認識することは大切であるが，予防ガイドラインを遵守し適切な予防法を行っても，完全にその発症を予防することは困難である．一方，予防のために使用した薬物で出血リスクを助長しては本末転倒である．したがって，合併症の危険を伴う血栓症の予防法の施行においては，患者に対して十分なインフォームドコンセントを得なければならない．

　そこで本項では，婦人科患者における周術期VTEの現状，特徴，予防・診断・治療について，主に①誰に予防するのか，②誰に予防する必要はないのか，③いつからいつまで予防すべきか，④どのような予防法を取るべきか，⑤VTEを発見するための検査は何か，また必要か，に対する疑問を現在の予防ガイドラインを参照して解説を加える．

現　状

　欧米における腹部外科手術に伴うPTEは0.5～1.6％といわれているが，日本と欧米では肺血栓塞栓症の発症頻度に差がないことが判明している．過去5年間の当科における婦人科周術期におけるPEの発生は，0.65％と欧米と同じ頻度であった．したがって，周術期VTE対策マニュアルとして肺血栓塞栓症/深部静脈血栓症（静脈血栓塞栓症）予防ガイドラインを遵守する必要がある．このガイドラインには，①婦人科特有の疾患として表1のようにリスク分類を行うこと，②婦人科特有の危険因子として，巨大子宮筋腫手術，巨大卵巣腫瘍手術，卵巣がん手術，子宮体がん手術，骨盤内高度癒着の手術，卵巣過剰刺激症候群，ホルモン補充療法施行婦人などが挙げられること，③手術予定患者だけでなく一

表1 わが国のガイドラインによるVTEのリスク分類

リスクレベル	婦人科手術	予防法
低リスク	30分以内の小手術	早期離床および積極的な運動
中リスク	良性疾患手術（開腹，経腟，腹腔鏡） 悪性疾患で良性疾患に準じる手術 ホルモン療法中の患者に対する手術	弾性ストッキング あるいは 間歇的空気圧迫法
高リスク	骨盤内悪性腫瘍根治術 静脈血栓塞栓症の既往あるいは血栓性素因のある良性疾患手術	間歇的空気圧迫法 あるいは 低用量未分画ヘパリン
最高リスク	静脈血栓塞栓症の既往あるいは血栓性素因のある大手術	（低用量未分画ヘパリンと間歇的空気圧迫法の併用） あるいは （低用量未分画ヘパリンと弾性ストッキングの併用）

大手術：厳密な定義はないが，すべての腹部手術あるいはそのほかの45分以上要する手術を大手術の基本とし，麻酔法，出血量，輸血量，手術時間などを参考として総合的に評価する。血栓性素因：先天性素因としてアンチトロンビン欠損症，プロテインC欠損症，プロテインS欠損症など，後天性素因として抗リン脂質抗体症候群などを示す。
〔肺血栓塞栓症/深部静脈血栓症（静脈血栓塞栓症）予防ガイドライン作成委員会．肺血栓塞栓症/深部静脈血栓症（静脈血栓塞栓症）予防ガイドライン．東京：メディカルフロントインターナショナル；2004．p.3-21より改変引用〕

般女性においても，VTEの高リスク女性に対する経口避妊薬投与やホルモン補充療法は，代替治療法を選択するなど十分な注意を払うこと，とされている。

周術期VTE予防対策マニュアル

本ガイドラインに準じて，各施設独自に作成したマニュアルに基づき周術期VTE予防対策を行うことにより，一定の成果を認めている。さらに2007（平成19）年より低分子量ヘパリン（エノキサパリン）と選択的Xa因子阻害薬（アリクストラ）が相次いで発売され，薬物療法が実地臨床で使われる頻度が高くなった。その予防法は原則表1[1]に従うが，完全にVTEを予防することはできない。特に高リスクの症例に理学療法のみ行っただけではVTEの発症を予防することは困難である。

しかし，周術期に関しては出血のリスクを常に念頭に置いて，リスクとベネフィットを考慮すべきであり，予防ガイドラインを画一的に実施すべきではない。あくまでも予防であり，周術期に明らかにVTEが確認された場合は症例ごとに検討し治療へ移行する。

図1に，奈良県立医科大学附属病院PTE予防プロトコルを示す。予防ガイドラインをもとに作成され，スコア化された肺血栓症予防プロトコルを麻酔依頼の際に記入することになっている。具体的には，VTEのハイリスク因子を見逃さないために，基礎疾患・素因，手術因子，そのほかの因子から構成されており，それぞれ点数が付加されている（左

1. 産婦人科（B 婦人科）

基礎疾患・素因
- ☐ 年齢（60歳以上）(1点)
- ☐ 長期臥床（4日以上）(2点)
- ☐ 肥満（BMI 25〜29）(1点)
- ☐ 肥満（BMI 30以上）(2点)
- ☐ 悪性腫瘍 (1点)
- ☐ 下肢静脈瘤 (1点)
- ☐ 下肢、骨盤骨折 (1点)
- ☐ 多発外傷 (1点)
- ☐ 骨盤部腫瘍の合併 (1点)
- ☐ 片麻痺、四肢麻痺 (1点)

手術因子
- ☐ 全身麻酔 (1点)
- ☐ 3〜5時間までの手術 (1点)
- ☐ 5時間以上の手術 (2点)
- ☐ 開腹術 (1点)
- ☐ 人工股関節置換術、膝関節置換術 (1点)
- ☐ 仙骨手術、開腹下骨盤手術 (1点)
- ☐ 気腹手術 (1点)
- ☐ 静脈還流を阻害する体位（骨盤低位、側臥位など）(1点)

その他の因子
- ☐ 妊娠 (1点)
- ☐ 経口妊娠薬使用 (1点)
- ☐ 副腎皮質ホルモン服用 (1点)

※血栓素因
後天性：抗リン脂質抗体症候群
先天性：アンチトロンビンⅢ欠損、プロテインC欠損、プロテインS欠損、プラスミノゲン異常症、異常フィブリノゲン血症、XⅢ因子欠損、第Ⅴ因子異常、プラスミノゲン異常、異常フィブリノゲン血症、異常プラスミノゲン増加、組織プラスミノゲン活性化因子インヒビター増加、トロンボモジュリン異常など

まとめ

項目名	結果	検査日
d-dimmer		

- ☐ 血栓症素因　※
- ☐ 静脈血栓症の既往
- ☐ 肺塞栓症の既往

本症状のリスクスコア　計　0　点

d-dimmer陰性 (<μg/ml)
- 4点以下 → 1,2,3
- 5,6点 → 1〜5, +9を考慮
- 7点以上 → 1〜6, +7,8を考慮

d-dimmer要請 (>1μg/ml)
- 4点以下 → 1〜5
- 5,6点 → 1〜6
- 7点 → 1〜6, +7,8を考慮

8点以上あるいは、血栓症素因、静脈血栓症、肺血栓症の既往
骨髄下肢エコー検査施行
血栓(−)：1〜6, +7,8を考慮
血栓(+)：可動性(−) 1〜4, +7,8を考慮
　　　　可動性(+) 1〜4, +7〜9を考慮

予防対策
1. 能動的運動療法（両下肢の運動）、術後早期臨床
2. 他動的運動療法（看護師から患者に指導）
3. 下肢弾性ストッキング着用を強く推奨
4. 輸液による脱水の予防
5. 術中間歇的空気圧迫法
6. 術後弾性の空気圧迫法
7. 術中・術後のヘパリンによる抗凝固療法
   手術開始時にヘパリンNa注5,000U皮下注or持続静注
   術後〜歩行開始時同時ヘパリンNa注2,500U皮下注or持続静注
8. 肺塞栓症の精査
9. 下大静脈フィルタ（放射線科、麻酔科に相談）

指示内容
- ☐ 弾性ストッキング着用
- ☐ 術中フットポンプ使用
- ☐ 術後フットポンプ使用
- ☐ 術中ヘパリンNa注5,000U/12hr 皮下注 or 持続静注
- ☐ 術後ヘパリンNa注5,000U/12hr 皮下注 or 持続静注
- ☐ 処置なし
- ☐ その他（フリー入力欄）

フリー入力欄

図1 奈良県立医科大学附属病院PTE予防プロトコル

表2 リスク因子

※VTE リスク症例の定義：下記に示すリスク因子に1項目でも該当する症例
● 症例そのもののリスク
　□ 悪性疾患
　□ 骨盤内を占拠するような巨大な卵巣腫瘍や子宮筋腫など
● 疾患や手術に付随するリスク
　□ 中心静脈カテーテル留置
　□ 術前に化学療法を行っていた
　□ 重症感染症を伴う
　□ 術前に48時間以上の長期臥床を行っていた
　□ 術後に48時間以上の長期臥床が見込まれる
● 個々の症例の背景によるリスク
　□ 60歳以上　　　□ BMI≧25
　□ 静脈血栓症の既往あり（術前にDVTがないことを確認済み）
　□ 血栓性素因（血栓性素因：先天性素因としてアンチトロンビン欠損症，プロテインC欠損症，プロテインS欠損症など，後天性素因として抗リン脂質抗体症候群など）
　□ 静脈血栓症の家族歴を有する
　□ ホルモン療法中
　□ 高度の下肢静脈瘤合併
　□ うっ血性心不全，呼吸不全
　□ 下肢麻痺（歩行，下肢の自発的運動ができない，ギプス包帯固定も含む）
　□ 術前に下肢周囲径の左右差がある

（小林　浩，春田祥司，川口龍二．静脈血栓塞栓症の病態と予防ガイドライン．臨床婦人科産科 2011；65：105-11 より引用）

列）．また，本プロトコルでは，術前VTEスクリーニングとして，全症例に術前d-dimerを測定し，1 µg/ml以上の陽性を示した場合，あるいはリスクスコアが高い症例について骨盤下肢静脈エコーを行う（中央上段）．その結果，推奨される予防対策（中央下段）を参照し，主治医が最終的に予防法を決定し，指示内容（右列）にチェックすることになっている．これが病院全体のVTE予防に対する取り組みであり，各診療科によっては独自にアレンジしている場合もある．

　婦人科の場合は，疾患特有の高リスク因子があるため，表2[2)]の"リスク因子"を参照している．症例そのもののリスク，疾患や手術に付随するリスク，個々の症例の背景によるリスクである．これらのリスク因子を1つでも有する場合は，ガイドラインのリスク分類を1段階上げるようにしている．すなわち，肺血栓塞栓症/深部静脈血栓症（静脈血栓塞栓症）予防ガイドラインで"中リスク"と判断されても，これらのリスク因子を1つでも有する場合は"高リスク"と判断している．その理由は後述する．

特　徴

1 婦人科疾患患者では術前からVTEが多い

　60歳以上の女性で，3時間以上の骨盤内操作を加える手術を実施した場合に血栓症が発生しやすい[3]といわれている。良悪性を問わず，婦人科の腫瘍（巨大子宮筋腫，卵巣囊腫，子宮体がんや卵巣がん）は大きくなるまで自覚症状に乏しいため，巨大腫瘍により骨盤内静脈が容易に物理的に圧迫されやすい。卵巣がん，特に明細胞腺がんが術前に，子宮体がんが術後に発生しやすいことは知られている。肥満女性は子宮体がんや卵巣がんに罹患しやすく，日本でも患者数が増加している。卵巣がんでは腹水産生が顕著となり，血管内脱水を合併すること，また安静臥床することが多くなる。特に卵巣明細胞腺がんでは，組織因子（tissue factor：TF）の産生が亢進することもVTE発生の要因と考えられている。

　骨盤内の血管内皮細胞が手術で損傷を受けやすく，血管内皮細胞が剥離することにより血栓形成傾向が生じやすい。がん治療に通常使用する薬物〔白金化合物，高用量のフルオロウラシル，マイトマイシン，タモキシフェン，増殖因子（顆粒球コロニー刺激因子，顆粒球・単球コロニー刺激因子，エリスロポエチンなど）〕の使用は，血栓症リスクの増大に寄与する。中心静脈カテーテルの使用も，感染を含めてさまざまな機序で血栓塞栓症を引き起こす。術中・術後感染，例えば，グラム陰性菌はエンドトキシンを，グラム陽性菌はムコ多糖類を放出することによる血栓症を引き起こす。また，術後の骨盤内リンパ囊胞ができた患者もVTEの高リスク群である。

2 がんと血栓症の関係

　がん患者での血栓症発現機序は，上記以外多くの原因が考えられる。まずがんそのものが血栓症の潜在的な機序を作り出す[4]。

　がん組織の産生する因子による血管内皮細胞の機能不全・破壊（がん由来因子），活性化されたマクロファージなどの炎症細胞（宿主由来因子）から産生されるサイトカインなどの液性因子により，最終的には血小板が粘着・凝集し，損傷を受け機能不全に陥った血管内皮細胞に炎症細胞やがん細胞が接着し，局所で血液凝固反応が亢進しマクロ血栓が形成される。

　がん細胞は凝固系を活性化させる因子を有すること，担がん患者は血栓症と播種性血管内凝固（disseminated intravascular coagulation：DIC）の二面性を持つこと，がん由来凝固促進因子（TFなど），炎症性サイトカイン，がん細胞と血管内皮細胞の相互関係，宿主反応（急性期反応，炎症，血管新生），凝固抑制因子の低下，線溶系破綻，虚血・再灌流現象による酸化ストレスなど複雑な多因子が絡んでくる。さらに，これらの背景に手術，ホルモン治療，放射線治療，抗がん薬治療，中心静脈カテーテルを含めた各種カテーテルの使用，長期安静臥床など，がんの存在は血栓形成にとってきわめてハイリスクである。具

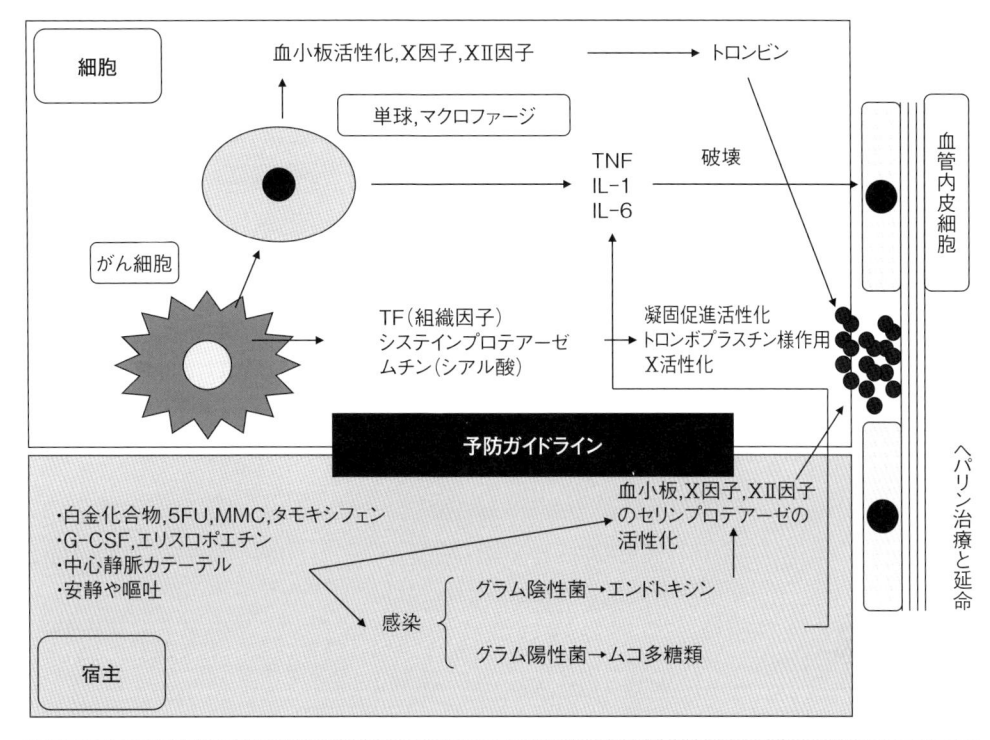

図2 がん患者における血栓症発症機序
(小林 浩. がんと血栓症. Vascular Lab 2007；4：146-51 より引用)

体的には，図2[6]) に示す機序が考えられている。

予防・診断・治療

1 予防すべき対象患者

　予防ガイドラインを遵守した場合，VTE がどの程度予防され，あるいはどの程度予防されていないのかが明確でなければ，実地臨床医としてはどのようにして VTE の予防に対処したらよいのか分からない。まず，予防ガイドラインの有効性を評価するため，過去5年間に当科で予防ガイドラインを遵守した婦人科手術患者の VTE 予防効果についてまとめてみた。管理方針は，①術前検査で d-dimer を測定し，$1.0\,\mu g/ml$ 以上（検査の基準値）の場合は下肢エコーを実施し，静脈血栓塞栓症が発見されれば，予防ではなく治療に移行する，②d-dimer $1.0\,\mu g/ml$ 以上で下肢エコー陰性の場合，および d-dimer $1.0\,\mu g/ml$ 未満の場合は予防ガイドラインを遵守する。

　中間報告であるが，術前検査で d-dimer を測定した患者は929症例あり，良性疾患が592症例，悪性疾患が337症例であった。d-dimer が陽性を示したのが218症例で陰性が711

表3 d-dimer陽性で，下肢エコー陰性からPTE発症した4症例

	症例1	症例2	症例3	症例4
年齢	56	74	83	64
BMI	23.0	28.8	28.8	30.4
合併症	—	心房細動・HT	—	高血圧（HT）
術前d-dimer値	2.7	1.4	3.4	1.4
術前DVTの範囲	—	—	—	—
疾患	巨大子宮筋腫	子宮脱	子宮体癌がんⅡa期	子宮体がんⅠc期
手術時間（分）	100	270	250	74
出血量（ml）	150	430	1,250	220
PTE発症時期	術後2日目	術後1日目	術後26日目	術後2日目
PTEの重症度	非広汎型	非広汎型	広汎型	非広汎型
PTE予防法	ES, IPC	ES, IPC	ES, IPC	ES, IPC, ヘパリン
PTE治療法	ヘパリン	ヘパリン	ヘパリン, t-PA	ヘパリン

IPC：intermittent pneumatic compression, ES：elastic stocking

症例であった。1.0 μg/ml以上を示した218症例に下肢エコーを実施しDVTが発見された患者が28症例，d-dimerが1.0 μg/ml以上で下肢エコーを実施したがDVTが発見されなかった患者が190症例であった。d-dimer 1.0 μg/ml以上で下肢エコーを実施し，DVTが発見された患者28症例に対して，術前にDVTの治療を行ってから手術を施行した。しかし，この中から術後に2症例のPTEが発症した。d-dimerが1.0 μg/ml以上で下肢エコーを実施しDVTが発見されなかった患者190症例からも，4症例のPTEが発症した。d-dimerが1.0 μg/ml未満であった患者711症例からのPTE発症は認めなかった。すなわち，d-dimerの陰性的中率はきわめて高いと思われる。以上の結果から，婦人科手術患者の場合は，現行の予防ガイドラインを遵守しても929症例中6症例（0.65％），最初の2症例を除外しても929症例中4症例（0.43％）のPTEの発症を予防することはできなかったことになる。

そこでd-dimerが1.0 μg/ml以上で下肢エコーを実施し，DVTが発見されなかった患者190症例からも4症例のPTEが発症したことは特に興味がある。これらの症例の背景を表3に示した。巨大子宮筋腫，子宮体がん，心房細動を合併しており，肥満指数（body mass index：BMI）>25は4症例中3症例に認め，1症例は83歳であった。PTE発症時期は術後1日目が1症例，術後2日目が2症例，術後26日目が1症例であったが，全症例救命可能であった。以上より，最高リスクのみならず高リスクでもリスク因子があれば積極的に抗凝固療法を行うべきであると考えている。

さらに，背景因子を詳細に検討すると，表2に示すリスク因子のいずれかを有していることが分かる。すなわち，症例そのもののリスク，疾患や手術に付随するリスク，個々の

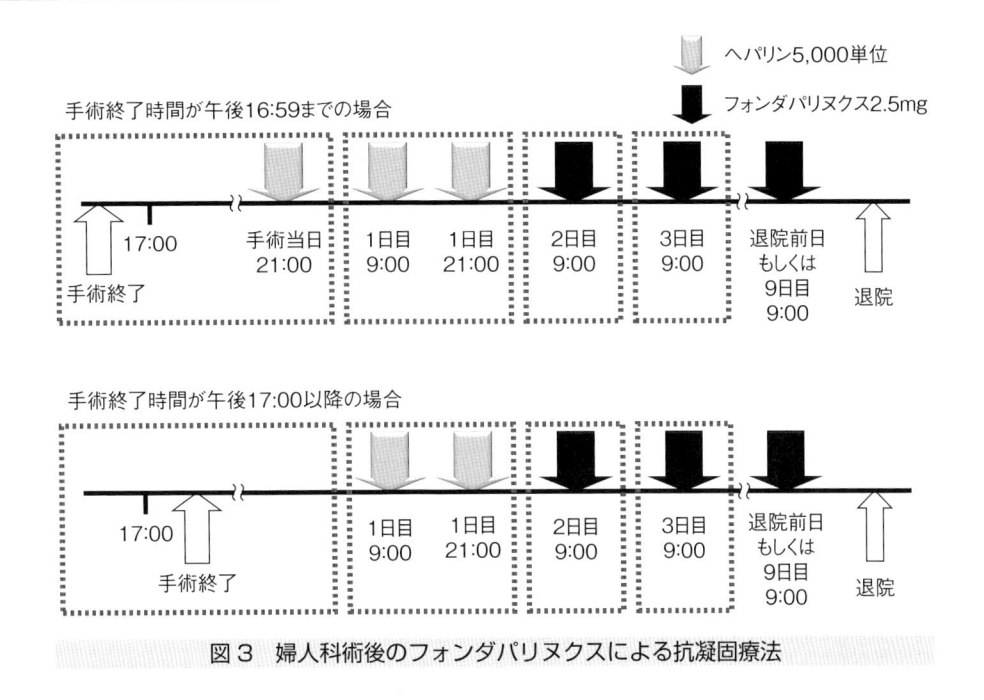

図3 婦人科術後のフォンダパリヌクスによる抗凝固療法

症例の背景によるリスクがある．このリスク因子を1つでも有する症例は，薬物療法の対象と考えてよい．

　また，われわれの5年間のVTE予防対策の結果，以下のことが判明した．①婦人科疾患の血中d-dimer陽性率は23.5％であった．②悪性症例におけるd-dimer陽性率は31.5％で，特に卵巣がんにおいて高値であった．③術後PTEを発症した6症例は，いずれも術前d-dimer値は陽性であった（悪性症例3症例，良性症例3症例）．④術前にd-dimerが陰性ならば，従来の周術期血栓予防で術後PTE発症を防ぐことができた．⑤d-dimer陽性症例から術前DVT発症を発見でき，当科のプロトコルの有用性が示唆された．⑥しかし，d-dimer陽性，下肢エコー陰性からもPTEが発生する．⑦術後日数が経過してからPTEを発症する症例も認められた．⑧悪性疾患，巨大骨盤腫瘍，血栓素因やPTE既往などのハイリスク症例に対しては，より慎重な術後管理が必要である．

　したがって婦人科領域では，60歳以上，BMI 25以上，高血圧，糖尿病，心疾患合併，3時間以上の手術時間，悪性腫瘍，良性腫瘍で骨盤腔を占拠する巨大腫瘤性病変（子宮筋腫），骨盤内高度癒着症例，PTE既往，血栓性素因，ピル服用者，ホルモン療法患者はVTEのハイリスク群であると考えられる．

　しかし，本研究を通じて多くの問題点が抽出された．全員にd-dimer測定するメリットは陰性であれば症候性PTEの発症はなかったため，陰性的中率が高いということである．d-dimer高値症例に下肢エコーを実施しても陰性190症例から4症例のPTEが発生したことをどのように解釈するのか．この4症例はすべてリスク因子を有していたので"リスク因子を有した症例はd-dimer測定や下肢エコーを実施せずに薬物療法"を行う，という選択肢も考えられる．d-dimer値陽性かつ下肢エコー陰性は術後に下肢エコーを実施し，DVTの有無を評価し，症例の個別化を図ることも考えられるが，検査の負担やコストパ

1. 産婦人科（B 婦人科）

```
□ 出血している患者
□ 血小板減少症（血小板数＜10×10⁴/μl）のある患者
□ 出血する可能性のある合併症（手術の対象となる疾患を除く）を
  有する患者〔消化管潰瘍，消化管の憩室炎，大腸炎，急性細菌
  性心内膜炎，重症高血圧症（薬物でコントロールできていない患者），
  重症糖尿病（薬物でコントロールできていない患者），DICの患者など〕
□ 重度の肝機能障害のある患者（Child-Pugh分類C）
□ ヘパリン，低分子ヘパリン，ダナパロイドに対する過敏症の既往が確認
  されている患者
□ 脳出血の既往を有する患者
□ 術前3カ月以内に中枢神経系（脳，脊椎）の手術または眼科手術を
  受けた患者
□ 重度の腎障害（クレアチニンクリアランス20ml/min未満）の患者
□ ヘパリン起因性血小板減少症（HIT）の既往あるいは疑わしい既往が
  ある患者
```

0該当 →
- □ クレアチニンクリアランスが50ml/min未満の患者
- □ 低体重の患者（40kg未満）
- □ 高齢者（80歳以上）
- □ 軽～中等度肝機能障害（Child-Pugh分類A～B）

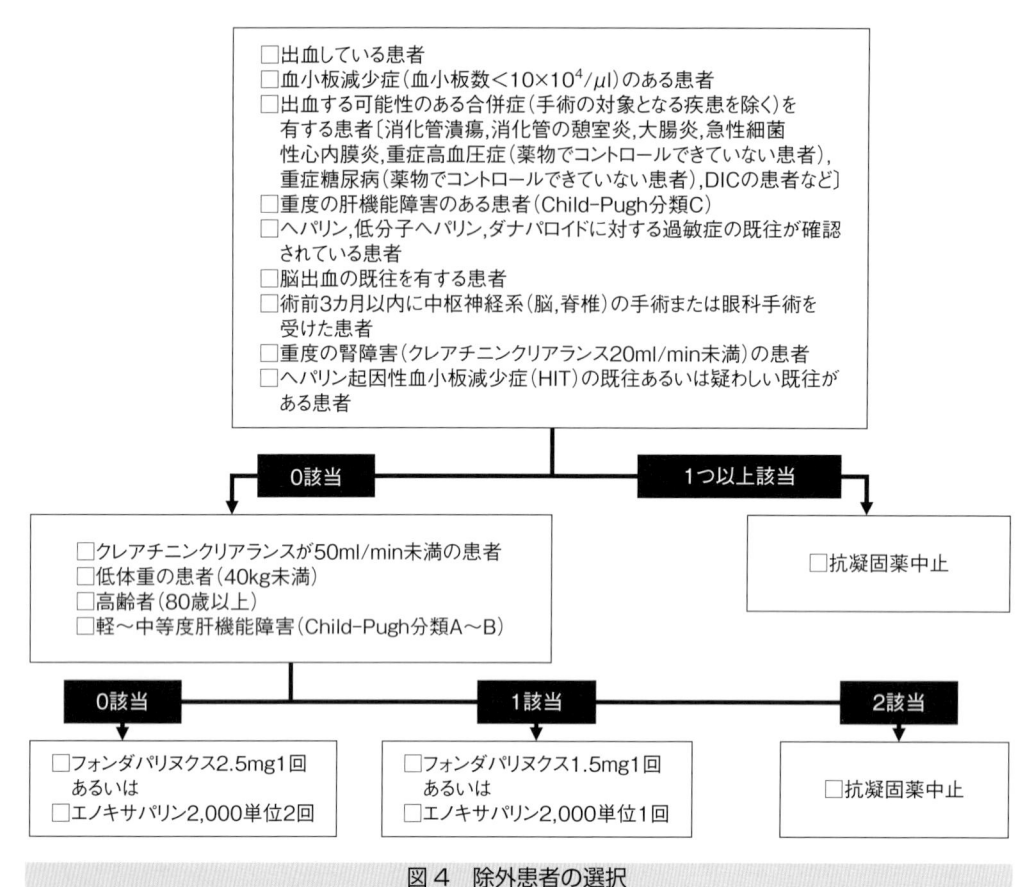

1つ以上該当 → □ 抗凝固薬中止

0該当：□ フォンダパリヌクス2.5mg1回 あるいは □ エノキサパリン2,000単位2回

1該当：□ フォンダパリヌクス1.5mg1回 あるいは □ エノキサパリン2,000単位1回

2該当：□ 抗凝固薬中止

図4 除外患者の選択

（小林 浩，春田祥司，川口龍二．静脈血栓塞栓症の病態と予防ガイドライン．臨床婦人科産科 2011；65：105-11 より引用）

フォーマンスの評価がなされていない現状では推奨できない．全員の d-dimer を測定すべきか，d-dimer 高値症例に下肢エコーを実施すべきか，d-dimer 値陽性かつ下肢エコー陰性は術後に下肢エコーを実施すべきかなどは，いまだ解決されていない．

2 実際の予防法

　婦人科領域における抗凝固療法の症例を示す．図3はフォンダパリヌクスの症例であるが1日1回，2.5 mgを，エノキサパリンの場合は1日2回，1回2,000単位を投与することにしている．両薬物とも術後1日以上経過してからの投与を原則とする．また，当日の手術終了時間により術後薬物療法の投与を変えている．すなわち，夕方5時前に手術が終了した場合は21時にのみヘパリン5,000単位を投与し，翌日は9時と21時にそれぞれヘパリン5,000単位を投与している．術後2日目からフォンダパリヌクスやエノキサパリンの投与を開始し，退院前日までの使用としている．夕方5時以降に手術が終了した場合は21時のヘパリン5,000単位を投与せず，翌日は9時と21時にそれぞれヘパリン5,000単位を投与し，術後2日目からフォンダパリヌクスやエノキサパリンの投与を開始し，退院

前日までの使用としている。

3 予防すべきではない対象者

　薬物療法としての抗凝固療法は，出血という有害事象を来すことがある。図4[2)]の上段の四角に囲まれた"出血している患者"や"出血しやすい患者"に，あえて危険を冒して抗凝固療法をチャレンジする必要はない。この項目に該当する患者はその危険性を十分患者・家族に情報提供し，薬物療法以外の理学療法などで代用すべきである。

　しかし，見逃されやすいのが，その下段に記載した"クレアチニンクリアランスが50 ml/min 未満の患者""低体重の患者（40 kg 未満）""高齢者（80 歳以上）""軽度から中等度肝機能障害"であり，やせた高齢者にfull doseの抗凝固療法を行うと出血性有害事象を招きやすい。そこで，図4[2)]に示すように，この4項目に1つでも該当すれば薬物量を半減し，2つ該当した場合には薬物療法そのものを中止している。これを周知徹底することにより，周術期出血の有害事象を減らすことができ，医師の生活の質（QOL）向上にもつながる。

4 硬膜外麻酔の併用

　薬物療法を実施する場合は，硬膜外麻酔をどうするのかも施設によって決めておくべきである。当施設では，術後抗凝固療法を行う場合は，硬膜外麻酔を行わず全症例経静脈的患者管理鎮痛法（intravenous patient-controlled analgesia：IV-PCA）を採用している。自然抜去がもっとも怖いため，硬膜外麻酔は行わない方針であると院内で決定したからである。しかし，産婦人科のみで決定するのではなく，手術室や病棟の看護師との十分な事前協議を行うべきである。当科におけるIV-PCA鎮痛は，大研医器（大阪）製クーデックシリンジェクター®キットを用いて，持続投与1 ml/hr，PCA 1 ml/hr（lock out time 10 分間），フェンタニル8〜40 μg/hr（0.2〜0.5 μg/kg/hr），ドロペリドール0.05〜0.1 mg/hrで行っている。一方，薬物療法を行わない場合には，患者管理硬膜外鎮痛（patient-controlled epidural analgesia：PCEA）は大研医器製クーデックバルーンジェクター®キットを用いている。IV-PCAとPCEAの有効性を以下の項目で比較検討した。①視覚アナログスケール（VAS）による鎮痛効果，②離床までの日数，③有害事象（嘔気による麻酔中止の頻度），④患者の満足度（術後7日目のアンケート調査）。その結果，IV-PCAはPCEAと比較しても遜色のない鎮痛効果を発揮していた。しかし，術後1日目の体動時のみPCEAが有意に鎮痛効果が勝っていた。

　そこで，体動時疼痛の対策として，①非ステロイド性抗炎症薬（NSAIDs）の併用，および②腹横筋膜面神経（transverse abdominis plane nerve：TAP）ブロック併用，すなわち腹横筋と内腹斜筋の間（神経血管面）に局所麻酔薬を注入し，腹壁の体性痛を遮断した。当院では2012年4月より，術後疼痛管理としてTAPブロックを行っている。閉腹直後に，0.75％ロピバカインを倍希釈し，エコー下に左右の神経血管面を確認し局所注射する。これにより，さらなる疼痛管理の強化とIV-PCAの投与量を減少させることが可能になり，フェンタニルの有害事象の減少につながるものと考えている。

1. 産婦人科（B 婦人科）

5 実際のVTE予防法

　以上の検討から，われわれの施設では以下のVTE予防プロトコルを作成し実施している。これは抗凝固療法対象者を的確に選択し，かつ，抗凝固療法を実施すべきではない患者を除外するためのプロトコルである。

- □ VTE予防ガイドラインを遵守する：当該患者が表1のリスクレベルのどこに属するかを判断する。
- □ 高リスク・最高リスクは抗凝固療法を行う：骨盤内悪性腫瘍根治術，静脈血栓塞栓症の既往あるいは血栓性素因のある良性疾患手術，静脈血栓塞栓症の既往あるいは血栓性素因のある大手術は薬物療法を行う。
- □ リスク因子があればガイドラインを1ランク上げる。表2のリスク因子をチェックし，どれか1つ以上該当すればリスクレベルを1ランク上げる。
- □ 除外患者を把握する：図4に従って薬物療法を減量，あるいは中止を決める。

　この4つの基準を遵守すれば，d-dimerや下肢エコーを実施しなくても，どこの施設でも薬物療法を行うことができると考えている。さらに，

- □ 薬物療法を行う場合はIV-PCAとし，硬膜外麻酔は使用しない。
- □ 術後24時間はヘパリンを使用し，24時間以降にエノキサパリンあるいはフォンダパリヌクスを使用する。
- □ 退院前日まで薬物療法を実施する。
- □ 同一病棟内でエノキサパリンとフォンダパリヌクスを使用する患者を入院させない。

　以上を徹底することにより，より安全性は高まることになる。

まとめ

　Q1. 抗凝固薬を誰に投与するか？　予防ガイドラインとそのほかのリスク因子をどのように組み合わせるか？
　A1. 予防ガイドラインの高リスク，最高リスク症例と1つ以上のリスク因子を持つ症例
　＜解説＞
　現行の予防ガイドラインは最高リスクの場合は薬物療法が推奨されているが，高リスクでは主治医の判断で理学療法でも薬物療法でもよいことになっている。しかし，高リスク患者からはPTEを認める場合があり，当施設では薬物療法を実施している。また，表2に示したようなリスク因子を有する患者はランクを上げる。d-dimer測定や下肢エコー実施は必須でなくてもよいと考えるが，本法における比較試験は存在しない。

　Q2. 抗凝固薬を誰に投与しないか？
　A2. 上記以外の症例と抗凝固療法禁忌の症例。減量基準も考慮する。
　＜解説＞
　図4に除外患者を明確に規定した。あくまでも予防であり治療ではないことを認識し，

出血のリスクの高い患者には最初から抗凝固療法は実施しない。患者にもその旨のインフォームドコンセントを取得する。

現在出血している患者，血小板減少症（血小板数＜$10×10^4/\mu l$）のある患者，出血する可能性のある合併症（手術の対象となる疾患を除く）を有する患者〔消化管潰瘍，消化管の憩室炎，大腸炎，急性細菌性心内膜炎，重症高血圧症（薬物でコントロールできていない患者），重症糖尿病（薬物でコントロールできていない患者），DIC の患者など〕に対して抗凝固療法を推奨することはしない。

さらに，クレアチニンクリアランスが 50 ml/min 未満の患者，低体重の患者（40 kg 未満），高齢者（80 歳以上），軽度から中等度肝機能障害（Child-Pugh 分類 A～B）の患者には安易に抗凝固薬を投与すべきではない。1 つでも該当があれば減量し，2 つの項目が該当すれば抗凝固療法を中止とする。

Q3. 抗凝固薬をいつから何日間使用するか？
A3. 術後 6 時間後から退院前日まで（当施設では約 8 日間の投与期間となる）
＜解説＞
当施設では術後 24 時間以内は未分画ヘパリン〔ヘパリンカルシウム（カプロシン®）〕5,000 単位を 12 時間ごとに使用し，24 時間経過後から低分子量ヘパリン〔エノキサパリン（クレキサン®）〕あるいは Xa 阻害薬〔フォンダパリヌクス（アリクストラ®）〕を使用している。American Society of Clinical Oncology（ASCO）ガイドライン[3] 2007 年版によると，がんの手術を施行する患者に対する静脈血栓塞栓症予防の目的として，以下が記載されている。

・悪性腫瘍の治療として大手術を施行されるすべての患者において，禁忌でないかぎり，できるだけ早期に投与を開始し，少なくとも 7～10 日の投与期間で，低用量未分画ヘパリン，低分子量ヘパリン，または Xa 阻害薬の投与を考慮する。
・非常に高リスクの患者においては理学療法が抗凝固療法に追加されることもあるが，抗凝固療法が禁忌でないかぎり，理学療法を単独では用いない。
・腹腔内もしくは骨盤内のがんの大手術を施行される患者で，術後に悪性腫瘍が残存してしまう患者，肥満の患者，VTE の既往のある患者においては，低分子量ヘパリンでの 4 週間までの長期予防も考慮する。しかし，実地臨床では長期投与は困難である。

Q4. どんな抗凝固薬を使用するか？
A4. ヘパリンカルシウムを手術当日から翌日まで。それ以降は，エノキサパリンあるいはフォンダパリヌクスを退院前日まで投与する。
＜解説＞
本邦では，エノキサパリンあるいはフォンダパリヌクスは術後 24 時間以降から使用することになっている。それ以外の投与スケジュールは，あくまでも臨床研究として実施することが望ましい。

Q5. IVC フィルタの適用は？
A5. 大腿静脈の DVT を含めた近位型の DVT および下腿静脈の DVT でも，遊離する可

能性の高い浮遊型のDVTを適用とする。浮遊している血栓に間歇的空気圧迫治療を行い，血栓を飛ばしてしまう可能性がある。

Q6. d-dimerや下肢エコーをどのように使用するか？　また本当に必要か？
A6. 当施設では予定手術患者全員のd-dimerを測定し，陽性症例（1.0 μg/ml以上）の場合に下肢静脈エコーを行う。

＜解説＞
抗凝固療法をいつでもどこでも安全に実施できるようにするためには，d-dimerや下肢エコーを必須条件とすることは困難である。あくまでも参考とする。

以下の順に4項目を評価することにより，d-dimerや下肢エコーを実施しなくとも安全に抗凝固療法を行うことができると考えている。海外ではWellsの指標としてリスク因子の評価を重視し，d-dimerをルーチンで全症例に測定している施設は少ない。

1. VTE予防ガイドラインを遵守し，当該患者がどのリスクに属するかを把握する。
2. 高リスク・最高リスクは抗凝固療法を行う。
3. 表2のリスク因子があればガイドラインのランクを上げる。
4. 図4を参考にして除外患者を把握する。

Q7. 硬膜外麻酔をどうするか？　IV-PCAにするのか？
A7. 当施設では，術後抗凝固療法を行う場合は全症例IV-PCAを採用している。自然抜去がもっとも怖いため，硬膜外麻酔は行わない方針である。しかし，産婦人科のみで決定するのではなく，手術室や病棟の看護師との十分な事前協議を行うべきである。

■参考文献

1) 肺血栓塞栓症／深部静脈血栓症（静脈血栓塞栓症）予防ガイドライン作成委員会. 肺血栓塞栓症／深部静脈血栓症（静脈血栓塞栓症）予防ガイドライン. 東京：メディカルフロントインターナショナル；2004. p.3-21.
2) 小林　浩, 春田祥司, 川口龍二. 静脈血栓塞栓症の病態と予防ガイドライン. 臨床婦人科産科 2011；65：105-11.
3) Sakon M, Maehara Y, Yoshikawa H, et al. Incidence of venous thromboembolism following major abdominal surgery：A multi-center, prospective epidemiological study in Japan. J Thromb Haemost 2006；4：581-6.
4) Lee AY, Levine MN, Baker RI, et al. Randomized comparison of low-molecular-weight heparin versus oral anticoagulant therapy for the prevention of recurrent venous thromboembolism in patients with cancer（CLOT）investigators. Low-molecular-weight heparin versus a coumarin for the prevention of recurrent venous thromboembolism in patients with cancer. N Engl J Med 2003；349：146-53.
5) Lyman GH, Khorana AA, Falanga A, et al；American Society of Clinical Oncology. American Society of Clinical Oncology guideline：Recommendations for venous thromboembolism prophylaxis and treatment in patients with cancer. J Clin Oncol 2007；25：5490-505.
6) 小林　浩. がんと血栓症. Vascular Lab 2007；4：146-51.

（小林　浩）

II. 各論

2 整形外科

はじめに

日本における周術期の静脈血栓塞栓症(venous thromboembolism：VTE)予防は，欧米から大きく遅れをとっていたが，2004年に肺血栓塞栓症/深部静脈血栓症(静脈血栓塞栓症)予防ガイドライン[1]が出版され，弾性ストッキングや間歇的空気圧迫法などの理学的予防法に対して肺血栓塞栓症予防管理料(305点)が算定可能となったことが追い風となり，欧米に一歩ずつ追い付きつつある。

表1 整形外科領域のリスク分類

リスクレベル	手術
低リスク	上肢手術
中リスク	腸骨からの採骨や下肢からの神経や皮膚の採取を伴う上肢手術 脊椎手術[*1] 脊椎・脊髄損傷[*2] 下肢手術 大腿骨遠位部以下の単独外傷[*3]
高リスク	人工股関節置換術，人工膝関節置換術，股関節骨折手術(大腿骨骨幹部を含む) 骨盤骨切り術[*4] 下肢悪性腫瘍手術 重度外傷(多発外傷)・骨盤骨折[*5] 下肢手術にVTEの付加的な危険因子が合併する場合[*6]
最高リスク	"高リスク"の手術を受ける患者にVTEの既往あるいは血栓性素因の存在がある場合

[*1]：下肢麻痺があれば高リスクになるが，抗凝固療法は出血リスクのため適応の是非は不明。
[*2]：脊椎・脊髄損傷は中リスクあるいは高リスクに分類されると考えられるが，急性期の抗凝固療法は出血リスクのため適応の是非は不明。
[*3]：エビデンスのある報告は少ないためリスクの階層化は困難であるが，報告されている発生率からは中リスクと判断される。
[*4]：キアリ骨盤骨切り術や寛骨臼回転骨切り術など。
[*5]：重度外傷と骨盤骨折は高リスクと考えられるが，安全で効果的な予防法を指摘できない。
[*6]：付加的な危険因子については表2を参照。
〔日本整形外科学会肺血栓塞栓症/深部静脈血栓症(静脈血栓塞栓症)予防ガイドライン改訂委員会．日本整形外科学会静脈血栓塞栓症予防ガイドライン．東京：南江堂；2008より引用〕

2. 整形外科

　抗凝固薬については，日本で行われた大規模臨床試験を経て2007年に活性化凝固第X因子（Xa）阻害薬であるフォンダパリヌクス，2008年に低分子量ヘパリンであるエノキサパリンが術後のVTE予防薬として発売された。これらの薬物が徐々に普及する中，適正使用と出血時の適切な対応が望まれることから，日本整形外科学会は前述のガイドラインを補足・修正する形で日本整形外科学会静脈血栓塞栓症予防ガイドライン[2]（以下，日整会ガイドライン，表1，表2，表3）を2008年に出版した。その後，整形外科領域においては経口の直接Xa阻害薬であるエドキサバンが2011年に発売され，その利便性や注射剤より価格が安いことなどから処方症例が増えてきている。

　本項では，整形外科患者での周術期VTEの現状を述べるが，麻酔科医にとって臨床的

表2　付加的な危険因子

危険因子の強度	危険因子
強い	VTEの既往，血栓性素因，下肢麻痺，下肢ギプス固定
中等度	高齢，長期臥床，うっ血性心不全，呼吸不全，悪性疾患，中心性静脈カテーテル留置，がん化学療法，重症感染症
弱い	肥満，エストロゲン治療，下肢静脈瘤

上に示す付加的な危険因子があれば高リスクに準じる："強い"危険因子が1個以上，あるいは"中等度"あるいは"弱い"危険因子が2個以上

〔日本整形外科学会肺血栓塞栓症/深部静脈血栓症（静脈血栓塞栓症）予防ガイドライン改訂委員会．日本整形外科学会静脈血栓塞栓症予防ガイドライン．東京：南江堂；2008より引用〕

表3　推奨予防法

リスクレベル	推奨予防法
低リスク	早期離床および積極的下肢運動
中リスク	弾性ストッキングあるいは間歇的空気圧迫法
高リスク*	間歇的空気圧迫法あるいは抗凝固療法**
最高リスク	抗凝固療法（間歇的空気圧迫法あるいは弾性ストッキング併用）

*高リスク：高リスクに対しては間歇的空気圧迫法あるいは抗凝固療法を推奨するが，間歇的空気圧迫法にはすでに形成された血栓を遊離させてPTEを惹起する可能性やコンパートメント症候群を来す可能性が存在し，抗凝固療法には出血リスクが存在するので，症例に応じて予防法を選択する．あるいはこれらの予防法を行わないという選択も存在する．

**抗凝固療法：
　・エノキサパリン（クレキサン®キット2,000 IU）：2,000単位を1日2回皮下注．術後24時間経過後投与開始．術後11～14日間投与．
　・フォンダパリヌクス（アリクストラ®）：2.5 mgを1日1回皮下注（腎機能低下症例は1.5 mg）．術後24時間経過後投与．術後10～14日間投与．
　・未分画ヘパリン（カプロシン®）：5,000単位（1バイアルは20,000単位）を1日2～3回皮下注．開始時期・投与期間未記載．
　・未分画ヘパリン：APTTでモニタリングして使用（APTT正常値の上限）
　・ワルファリン：PT-INRでモニタリングして使用（PT-INR 1.5～2.5）

〔日本整形外科学会肺血栓塞栓症/深部静脈血栓症（静脈血栓塞栓症）予防ガイドライン改訂委員会．日本整形外科学会静脈血栓塞栓症予防ガイドライン．東京：南江堂；2008より引用〕

に問題となるのは肺血栓塞栓症（pulmonary thromboembolism：PTE）の発症である点を考慮して，できるかぎり PTE 発症状況について手術別に記載していく．また，実際の医療現場ではどのような予防がなされているか，さらには日本と欧米の主要なガイドラインでは何が違うのかについても言及する．

周術期 VTE の現状

1 人工股関節全置換術および人工膝関節全置換術

人工股関節全置換術（total hip arthroplasty：THA）および人工膝関節全置換術（total knee arthroplasty：TKA）などの下肢人工関節置換術は，生命予後とは直接関係のない機能回復手術でありながら，整形外科の待機手術の中でもっとも VTE リスクが高い．また，手術件数も多く（日本における 1 年間の手術件数は THA がおよそ 40,000 件，TKA が 70,000 件），これらの手術を受ける患者の VTE 予防は整形外科医にとって最大の関心事であり，研究対象の中心的存在となってきた．

THA の生みの親であるイギリスの Professor Sir John Charnlay（1911～1982 年）が手術を行っていた 1960～70 年代，彼らの論文から致死性 PTE の発生率は 1.04％（83/7,959）と非常に高率であった[2]．その後，1990 年代になると同じイギリスの Warwick らは早期離床と弾性ストッキングによる VTE 予防の結果，致死性 VTE は 0.34％（4/1,162）であったと報告し[3]，さらに 2000 年代には間欠的空気圧迫法や抗凝固療法が普及し，第 8 回 American College of Chest Physicians（ACCP）ガイドライン[4]の表現を用いれば THA 後の致死性 PTE は"very rare"にまで減少した．

日整会ガイドライン[5]によれば，これらの手術は"高リスク"に分類されており，間欠的空気圧迫法あるいは抗凝固療法による予防が推奨されている（表 1，表 2，表 3）．日本における THA 後の PTE 発生率は，何も予防を行っていなかった 2000 年前後まで症候性 0.7％（32/4,504），致死性 0.2％（7/4,504）であり，同様に TKA 後では症候性 1.0％（9/911），致死性 0％（0/991）であった．また，静脈造影で診断される無症候性の深部静脈血栓症（deep venous thrombosis：DVT）発生率は，THA 後 27.3％（77/282），TKA 後 55.8％（201/360）と報告[5]されている．TKA のほうが THA より DVT リスクが高いが，DVT リスクがそのまま PTE リスクに反映されているかどうかは不明である．TKA で致死性 PTE が 0％であるのは，大規模な研究が存在しないためであり，筆者自身，致死性 PTE を 1 症例経験している[6]．2004 年以降，日本においてもガイドラインを意識した VTE 予防がなされるようになっており，2012 年 10 月に行われたアンケート調査では 80％以上の医師が抗凝固薬と理学的予防法を併用していると回答している[7]（図）．また，東海地区 31 施設に対してアンケート調査が実施され，フォンダパリヌクス発売前後（期間①2006 年 6 月 1 日～2007 年 5 月 31 日，期間②2007 年 6 月 1 日～2008 年 5 月 31 日）の症候性 PTE 発生頻度が調べられた．その結果，THA（骨盤骨切り術を含む）では①0.17％（1/592），

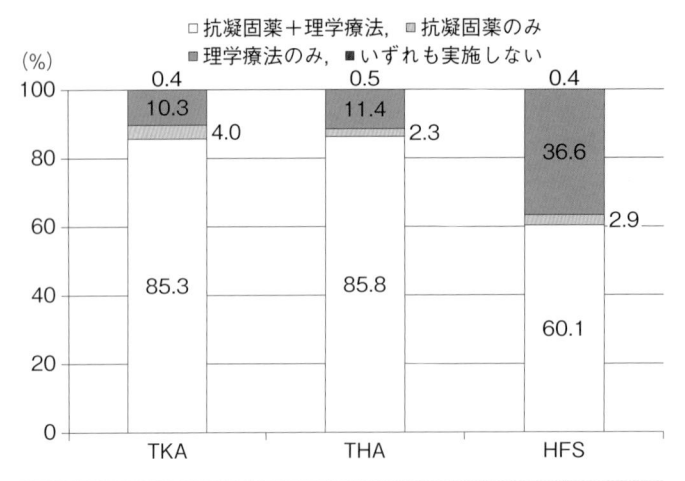

図　VTE予防法の実施割合
(2012年10月に実施した整形外科医に対する外部調査)
対象：TKA, THA, HFS の実施合計が 30 症例/年以上の医師
VTE：静脈血栓塞栓症, TKA：人工膝関節全置換術, THA：人工股関節全置換術, HFS：股関節骨折手術

表4　東海地区の多施設アンケート調査

		①2006年6月～2007年5月	②2007年6月～2008年5月
PTE発生率	THA（骨盤骨切り術を含む）	0.17%（1/592）	0.17%（1/586）
	TKA	0.39%（2/515）	0%（0/618）

期間①：フォンダパリヌクス発売前, ②：発売後
PTE：肺血栓塞栓症, THA：人工股関節全置換術, TKA：人工膝関節全置換術

②0.17%（1/586）, TKA では①0.39%（2/515）, ②0%（0/618）であり, いずれも統計学的有意差は認められなかったが, 致死性 PTE は1症例も発生しなかった[8]（表4）。すなわち, 日本においてもガイドライン出版後, THA や TKA 術後の症候性 PTE 発生頻度は低下傾向にあり, 致死性 PTE は欧米同様に"very rare"にまで低下していると推察されるが, 新しい抗凝固薬の登場によるさらなる予防効果はこの時点では確認できなかった。
　予防に用いる抗凝固薬の用量・用法については, 薬物添付文書を参考に使用されているが, 薬物の選択や細かな匙加減については理想を求めて各施設単位でさまざまな試行錯誤が行われている。2011年以降に発表されたフォンダパリヌクスとエノキサパリンに関する論文を調査した結果, THA では, フォンダパリヌクス 1.5 mg とエノキサパリン 2,000 IU×2 の有効性に有意差はなかったが, エノキサパリンのほうが出血が少なく使いやすかった[9]。フォンダパリヌクスは 2.5 mg, 1.5 mg ともに有効性・安全性に問題なかったが, 患者に応じて使い分ける必要があると考えられた[10]。フォンダパリヌクスは 1.5 mg で十分な有効性があり, かつ安全であった[11]。TKA では, エノキサパリンよりもフォンダパリヌクスのほうが有効性に優れている傾向があった[12]。フォンダパリヌクス 1.5 mg とエノキサ

表5 抗凝固薬のプラセボに対する有効性

抗凝固薬	用量	VTE	〈TKA〉プラセボに対するRRR	VTE	〈THA〉プラセボに対するRRR
フォンダパリヌクス（Xa阻害薬）	プラセボ	65.3%	—	33.8%	—
	1.5 mg	21.3%	67.4%	4.6%	86.4%
	2.5 mg	16.2%	75.2%	7.4%	78.1%
エノキサパリン（低分子量ヘパリン）	プラセボ	60.8%	—	41.9%	—
	2,000 IU×1	44.9%	26.2%	25.9%	38.2%
	2,000 IU×2	29.8%	51.0%	20.0%	52.3%
エドキサバン（経口Xa阻害薬）	プラセボ	48.3%	—		
	15 mg	26.1%	46.0%	臨床試験なし	
	30 mg	12.5%	74.1%		

TKA：人工膝関節全置換術，THA：人工股関節全置換術，VTE：静脈血栓塞栓症，RRR：相対リスク減少率

表6 エドキサバンのエノキサパリンに対する成績

抗凝固薬	用量	〈TKA〉VTE	出血	〈THA〉VTE	出血
エノキサパリン	2,000 IU×2	13.9%*	3.7%	6.9%**	3.7%
エドキサバン	30 mg	7.4%*	6.2%	2.4%**	2.6%

TKA：人工膝関節全置換術，THA：人工股関節全置換術，VTE：静脈血栓塞栓症
＊：P=0.01，＊＊：P=0.016

パリン 2,000 IU×2 における DVT 発生率に有意差はなかったが，エノキサパリンにおいてヒラメ筋静脈から近位静脈に至る巨大 DVT が 129 症例中 2 症例（1.6%）に認められた[13]，などの報告があった。日本国内で行われた抗凝固薬の臨床試験から，フォンダパリヌクス（2.5 mg, 1.5 mg），エノキサパリン（2,000 IU×2, 2,000 IU×1），およびエドキサバン（30 mg, 15 mg）の有効性をプラセボに対する相対リスク減少率（relative risk reduction：RRR）で比較すると，2つのXa阻害薬よりエノキサパリンの有効性がやや劣るようである[14〜16]（表5）。また，違う薬物を直接比較した第Ⅲ相臨床試験では，エドキサバンがエノキサパリンよりも有意に有効性が高いことが示されている[17,18]（表6）。エノキサパリンは，日本人の体格に合わせた用量に調節（北米の2/3の用量）されていることもあり，有効性は2つのXa阻害薬にはかなわないが，その反面もっとも出血性合併症を起こしにくい可能性がある。すなわち，症候性VTEさえ発生しなければエノキサパリンを選択，あるいはXa阻害薬を減量して使用するのが安全かもしれないが，結論は出ていない。前述の試行錯誤の報告を見るかぎり，DVTリスクの高いTKAに対しては有効性の高い抗凝固薬を選択したほうがいいのかもしれない。

2 股関節骨折手術

　股関節骨折手術（hip fracture surgery：HFS）を受ける患者群は高齢であり，外傷後の安静臥床や認知機能低下のためVTEリスクは整形外科の主要な手術の中でもっとも高い。また，抗凝固薬を用いた場合，腎機能低下，低体重，あるいは抗血小板薬との併用などから出血のリスクも高く，VTEと出血の合併症をある程度覚悟して周術期管理を行う必要がある。日整会ガイドライン[5]では，これらの手術は"高リスク"に分類されており，間歇的空気圧迫法あるいは抗凝固療法による予防が推奨されている（表1，表2，表3）。

　欧米のデータでは，予防を行わなければ症候性PTEは3～11％，致死性PTEは0.3～7.5％に発生すると報告[19]されている。日本においても，大腿骨近位部骨折307症例の調査から症候性PTEが2.9％，致死性PEが1.0％に発生したとする報告[20]がある。また，2004年6月までの3年間に当院で手術を行ったHFS 191症例の死因調査を後ろ向き研究で行ったところ，PTEの可能性の高い突然死が5症例（2.6％）あり[21]，これらは欧米と変わりない発生率であった。

　ガイドライン出版後の変化として，2006年4月から2007年6月の期間に日本骨折治療学会が行った全国32施設の前向きアンケート調査では，弾性ストッキングあるいは間歇的空気圧迫法が90％以上の患者に用いられており，症候性PTEの発生は1.0％（13/1,289）に減少している[22]。その後，2012年10月に行われたアンケート調査では，60％以上の医師が抗凝固薬を用いると回答しているが，THAやTKAほど抗凝固薬が使われていないのが現状である[7]（図）。2011年以降に発表されたHFSに対して抗凝固療法を行った論文を調査した結果，フォンダパリヌクス1.5 mgは有効性・安全性に問題なかった[23]。フォンダパリヌクス1.5 mgとエノキサパリン2,000 IU×2を比較した場合，エノキサパリンのほうが出血性合併症が少ない傾向にあった[24,25]などの報告があり，抗凝固療法を行うにしても出血性合併症を意識した薬物や用量が選択されている場合が多い。

　HFSでは，入院時すでに20％の患者にDVTがあり，術前待機期間に17％の患者に新規発生のDVTを認めたと報告[26]されている。周術期のVTEリスクを軽減するためには早期手術が望ましいが，2011年の日本における術前待機期間（入院～手術）の平均は4.6日であり[27]，全身状態の把握や抗血小板薬の休薬のため早期手術が難しい症例は少なくない。当院では，重症PTEに対応できる設備やスタッフが十分に整っていないことから，HFSに対して早期手術と積極的な抗凝固療法でVTE予防を行っており，2010年に手術を行った155症例について調査した[28]。抗凝固薬の選択は，通常フォンダパリヌクス2.5 mgを7日間投与するが，抗血小板薬内服中の患者に対しては，早期手術の妨げになる休薬は行わずに，フォンダパリヌクスよりも出血合併症を起こしにくいと考えられるエノキサパリン2,000 IU×2を選択し，抗血小板薬と併用して使用した。また，患者背景において年齢80歳以上，クレアチニンクリアランス（creatinine clearance：Ccr）50 ml/min未満，あるいは体重50 kg未満のいずれかを満たせば抗凝固薬の減量（フォンダパリヌクス1.5 mgあるいはエノキサパリン2,000 IU×1）を行った。その結果，術前待機期間は平均2.2日であり，症候性PTEの発生は1症例（0.6％）のみであった。輸血を要する出血性合併

表7 クレアチニンクリアランスの分布

Ccr (ml/min)	平均 49.3 ml/min
50≦Ccr	66 症例（42.6%）
30≦Ccr<50	56 症例（36.1%）
20≦Ccr<30	26 症例（16.8%）
Ccr<20	7 症例（4.5%）
計	155 症例

Ccr：クレアチニンクリアランス
〔藤田 悟, 冨澤英明, 那須範満. 早期手術と抗凝固療法でVTE予防を行った大腿骨頸部骨折の成績. 心臓 2012；44：945-6 より改変引用〕

症はフォンダパリヌクスを投与した119症例中5症例（4.2%）に認められたが, エノキサパリンを投与した20症例（全症例, 抗血小板薬と併用）および抗凝固薬を使用しなかった16症例（投与禁忌, 多発外傷などで投与しなかった）には認めなかった. また, 全症例脊髄くも膜下麻酔で手術を行ったが, 硬膜外血腫は1症例もなかった. HFSを受ける患者群は前述したように出血リスクも高いが, 患者背景に基づいて抗凝固薬の用量を減量することで比較的安全に管理でき, VTEリスクも軽減できると考えている. また, 出血性合併症を起こした5症例はいずれもフォンダパリヌクスを投与していた症例であり, 症例数は少ないものの抗血小板薬とエノキサパリンとの併用には問題がなかった. したがって, 抗血小板薬の休薬のためにいたずらに手術が遅れるよりも, 出血に注意しながら早期手術したほうが機能的予後とVTEリスク軽減の両方にプラスになると考えている.

　薬物の選択に関しては, フォンダパリヌクスは腎機能低下症例に投与した場合に消失半減期が大きく延長することが添付文書[29]に示されており（Ccr 61～90 ml/min：17.9時間, 31～60：28.7時間, 10～30：71.5時間）, HFSの術後に使用する場合は注意が必要である. 今回調査を行った当院のHFS 155症例のCcr値の分布（表7）から, Ccrが50 ml/min以上の患者割合は42.6%にすぎず, 残りの57.4%の患者は抗凝固薬の減量を考慮あるいは投与禁忌の腎機能であった[28]. 腎機能が低下している症例に対しては, 半減期の短いエノキサパリン（約3.2時間）あるいはエドキサバン（8～10時間）を選択したほうが薬物蓄積が起りにくく安全と考えられる. ただし, Ccrが20～30 ml/minの高度腎機能低下症例に対してはフォンダパリヌクス1.5 mgの適用しかないのが現状である. もし, 高度腎機能低下症例にフォンダパリヌクス1.5 mgを投与する場合は, 適用を慎重に判断することに加え, 隔日投与などの選択肢も考慮されるべきであろう.

3 脊椎・脊髄手術

　脊椎手術を受ける患者は, 日整会ガイドライン[5]で"中リスク"に分類され, 間歇的空気圧迫法もしくは弾性ストッキングによる予防が推奨されている（表1, 表2, 表3）. 高橋ら[30]の長期にわたる疫学調査から, 2000年以前に何も予防を行わないで脊椎手術を行った541症例では, 症候性PTEが1.5%（8/541）に発生したが, 2000年以降に手術を

行った 1,434 症例は，術中・術後にフットポンプ，その後は弾性ストッキングを使用し，術後 1 週以内の早期離床に努めたところ，症候性 PTE の発症は 0.2%（3/1,434）と有意に減少したと報告している．また，下肢麻痺のある症例や胸腰椎移行部の圧迫骨折後偽関節の症例では，術前の下肢エコー検査において 32.6〜50.0% と高率に DVT が認められており[31)32)]，PTE の術中発症も報告[31)33)]されている．したがって，術前から臥床状態にある患者や外傷による脊椎疾患の場合は，周術期の VTE リスクは高くなる．また，周術期に PTE が発症すると，抗凝固薬や血栓溶解薬を使用するため，仮に救命に成功しても硬膜外血腫のために麻痺が残存してしまうことが多い[33)34)]．

脊椎手術後の予防的な抗凝固療法は，前述したように手術部位の硬膜外血腫を発生させる危険性があるため，通常は行われない．術中を含めた周術期の間歇的空気圧迫法，および弾性ストッキングの使用と早期離床が一般的に行われている予防対策である．ほとんどの脊椎手術が腹臥位で行われるが，この体位は腹部や鼠径部の圧迫によって下大静脈や大腿静脈の血流障害が起きやすく，股関節や膝関節の屈曲角度が大きければ下肢の血流停滞をも引き起こす．さらに，術中に症候性 PTE が発生した際には，迅速な救命処置が取りにくいことを麻酔科医は認識しておく必要がある．

4 その他の手術

日整会ガイドライン[5)]で"低リスク"に分類される上肢の手術においてさえも致死性 PTE の報告[35)36)]があり，小児の患者を除けば VTE リスクをまったく心配しないでよい手術は存在しない．日整会ガイドラインのリスク分類と，患者が持つ付加的な危険因子を評価し（表 1, 表 2, 表 3），術前に VTE リスクを把握しておくことが主治医と麻酔科医の双方に要求される．一般的に，待機手術より外傷や骨折のほうが VTE リスクは高く，抗凝固療法を行った場合の出血リスクも高い．したがって，VTE あるいは出血合併症の発症をある程度覚悟して手術を行う場合もあり，インフォームドコンセントが重要となってくる．また，外傷症例では術中に使用する空気駆血帯の駆血時[37)〜39)]あるいは解放時[40)〜44)]に発症した PTE の報告が多いので，そのタイミングでの酸素飽和度や血圧の低下に注意が必要である．

アキレス腱断裂は，スポーツ外傷として受傷するため患者層が若いにもかかわらず，手術をするしないにかかわらず PTE の報告が比較的多く，注意が必要である[45)〜49)]（表 8）．原因として，下腿三頭筋の運動ができないため，ヒラメ静脈に DVT が発生しやすくなるためと考えられる．小林[50)]の報告によると，アキレス腱断裂を手術した場合，エコー検査で発見される DVT は 39.3%（11/28）であったが，保存的治療を選択した場合は 78.9%（15/19）であり，手術を選択し早期の運動開始を勧めている．PTE の報告のあった 7 症例の平均年齢は 46 歳と若く，肥満指数（BMI）の平均は 28.7 とやや肥満傾向にあった．思わぬ落とし穴に陥らないためには，十分な説明と，前駆症状として発症していた軽症 PTE の症状（7 症例中 3 症例が重症の PTE を発症する前に胸痛，呼吸困難，動悸などの症状を訴えていた）を見逃さないことであるが，これはすべての術後に当てはまる注意点である．

表8 アキレス腱断裂後のPTE

報告	年	症例	左右	BMI	手術	前駆症状・その他	発症までの期間	症状
程原	2003	41歳, 女性	左		なし	1週前に胸痛	25日	心肺停止
程原	2003	62歳, 女性	左		なし	3回, 呼吸困難	13日	意識障害
谷野	2004	34歳, 男性		28.1	あり		23日	胸痛, 呼吸困難
桑原	2009	39歳, 女性	右	31.6	なし	ギプス巻き替え時	17日	心肺停止
小林	2010	43歳, 男性	右	24.6	あり		7週	胸痛
飛田	2010	37歳, 男性	右	33.4	あり		9日	呼吸困難
飛田	2010	63歳, 女性		25.6	なし	4回, 動悸	19日	呼吸困難

PTE：肺血栓塞栓症, BMI：body mass index

整形外科関連のガイドラインの比較

　日本においては，日整会ガイドラインがよく遵守されているが，海外では，2011年に米国整形外科学会（American Academy of Orthopaedic Surgeons：AAOS）のVTE予防ガイドラインが改訂され[51]，2012年にACCPガイドライン第9版[52]が出版されており，それぞれのサマリー部分の日本語訳を表9，表10に掲載する。

　AAOSガイドライン[51]（表9）は，THAおよびTKAを受ける患者に限定したVTE予防ガイドラインである。推奨内容は，これらの患者はVTEのリスクが高いと認定したうえで，薬物や機械的圧迫装置の使用を提案している（推奨の強度：moderate）が，薬物の選択を含め最良の方法は分からない（inconclusive）としている。また，術前にVTEの危険因子〔VTEの既往など（weak）〕や出血の危険因子〔血友病などの出血性疾患や活動性肝障害など（consensus）〕についてよく評価し，それを反映させた予防対策を提案している（consensus）。エコー検査による術後のルーチンなスクリーニング検査は行わないことが推奨（strong）されており，下大静脈フィルタの使用については賛成も反対もできないとしている（inconclusive）。

　ACCPガイドライン第9版の整形外科手術におけるVTE予防[52]（表10）は，主にTHA，TKA，およびHFSを受ける患者に対するVTE予防ガイドラインである。第8版までは無症候性VTEを含めた全VTEの発生率でリスク分類や予防法の評価が行われてきたが，第9版では"patient important outcome"という患者本位の考え方に基づいた解析方法が採られ，主に症候性VTEとmajor bleedingのバランスで評価された。しかし，これらの発生率はそれほど高いものではないため，VTEのリスク分類は行われず，grade 1Aの推奨は消失した。推奨内容は，これらの手術を受ける患者に対して，予防しないよりは薬物予防〔低分子量ヘパリン，フォンダパリヌクス，アピキサバン，ダビガトラン，リバーロキサバン，低用量未分画ヘパリン，用量調節ワルファリン，およびアスピリン（推奨の強度：すべてgrade 1B）〕もしくは間欠的空気圧迫装置（grade 1C）の少なくとも10～14日間の使用が推奨された。さらに，低分子量ヘパリンの使用がほかの薬物より優先することが提案

2. 整形外科

表9 AAOS ガイドラインのサマリー部分の日本語訳（人工股関節全置換術，人工膝関節全置換術を受ける患者に限定した VTE 予防ガイドライン）

1. エコー検査による術後のルーチンなスクリーニングを行わないことを推奨する。（推奨の強度：Strong）
2. これらの手術を受ける患者の VTE リスクは高く，医療従事者は VTE 既往の有無についても調査すべきである。（Weak）
   VTE 既往以外の明確な VTE の危険因子は分かっていない。（Inconclusive）
3. 信頼できる根拠はないが，出血性合併症の危険があるため，血友病などの出血性疾患と活動性肝障害の有無について調査することを提案する。（Consensus）
   出血性疾患と活動性肝障害以外の明確な出血の危険因子は分かっていない。（Inconclusive）
4. 術前に抗血小板薬を中止することを提案する。（Moderate）
5. 手術が本来有する VTE や出血のリスクを超えるリスクがなければ，薬物もしくは機械的圧迫装置の使用（あるいは併用）を提案する。（Moderate）
   理想的な予防法は分かっておらず，具体的な予防について提案できない。（Inconclusive）
   予防期間については信頼できる根拠がないため，患者と医師が相談することを提案する。（Consensus）
6. 信頼できる根拠はないが，VTE 既往があれば薬物予防と機械的圧迫装置の併用を提案する。（Consensus）
7. 信頼できる根拠はないが，出血性疾患あるいは活動性肝障害があれば機械的圧迫装置の使用を提案する。（Consensus）
8. 信頼できる根拠はないが，術後の早期運動を提案する。早期運度は，低コスト，低リスクであり，最近の予防対策として矛盾しない。（Consensus）
9. 神経麻酔（神経鞘内，硬膜外あるいは脊髄くも膜下麻酔など）は，VTE の発生に影響を与えないと推測されるが，出血を抑えるために使用することを提案する。（Moderate）
10. 下大静脈フィルタは，薬物予防が禁忌あるいは VTE が残存している患者に対して肺塞栓症を予防できる明確な根拠はない。したがって，このフィルタの使用については賛成も反対もできない。（Inconclusive）

VTE：静脈血栓塞栓症

され（grade 2C），出血リスクが高い場合は予防しないという選択肢も追加された（grade 2C）。また，間歇的空気圧迫装置については，装着時間が記録できる携帯型バッテリー式のもののみが推奨され，装着時間は1日18時間を確保すべきとしている。エコー検査による退院前のスクリーニングは AAOS ガイドラインと同じ扱いであるが（grade 1B），一次予防としての下大静脈フィルタ設置はしないことが提案されている（grade 2C）。

AAOS ガイドライン，ACCP ガイドラインともに膨大なデータから導かれた結果であり，説得力がある。一方，日整会ガイドラインは，日本のデータが少なかったためにエキスパートオピニオンで補完されている部分が多い。今後，日本においてもエビデンスが集積してくれば，"patient important outcome"の考え方に基づいた解析が可能となるかもしれない。

表10 ACCPガイドライン第9版，整形外科手術におけるVTE予防のサマリー部分の日本語訳

THA，TKA，HFSに関して

2.1.1. THAあるいはTKAを受ける患者において，予防しないより以下の薬物もしくは装置の最低10から14日間の使用を推奨する：LMWH，fondaparinux，apixaban，dabigatran，rivaroxaban，LDUH，adjusted-dose VKA，aspirin（推奨の強度：all Grade 1B），or an IPCD（Grade 1C）

2.1.2. HFSを受ける患者において，予防しないより以下の薬物もしくは装置の最低10から14日間の使用を推奨する：LMWH，fondaparinux，LDUH，adjusted-dose VKA，aspirin（all Grade 1B），or an IPCD（Grade 1C）

注：装着時間が記録できる携帯型バッテリー式のIPCDのみを入院および外来患者に推奨する。装着時間は1日18時間を確保すべきである。aspirinの単独使用が予防の選択肢でないことを一人のメンバーが強く信じている。

2.3.1. THAあるいはTKAを受ける患者において，IPCD併用の有無あるいは治療の期間にかかわらず，LMWHの使用を以下に記載の他の薬物より優先することを提案する：fondaparinux，apixaban，dabigatran，rivaroxaban，LDUH（all Grade 2B），adjusted-dose VKA，or aspirin（all Grade 2C）

2.3.2. HFSを受ける患者においては，IPCD併用の有無あるいは治療の期間にかかわらず，LMWHの使用を以下に記載の他の薬物よりも提案する：fondaparinux，LDUH（all Grade 2B），adjusted-dose VKA，or aspirin（all Grade 2C）

注：LMWHを術前投与する場合は，手術の12時間以上前を提案する。LMWHの毎日の注射の不便さをどうしても避けたい場合，代替療法の欠点を気にしないのであれば代替療法を選択しても構わない。代替療法の欠点には，出血リスクの増大（fondaparinux，rivaroxaban，VKAに起こりやすい），予防効果の減弱（LDUH，VKA，aspirin，IPCDの単独使用），長期安全性データの欠如（apixaban，dabigatran，rivaroxaban）がある。さらに，出血合併症をどうしても避けたい場合，IPCDの不便さを気にしないのであれば，薬物よりもIPCDを選択しても構わない。
HFSにおいて，手術が遅れそうな場合，入院から手術までLMWHの投与を提案する。

2.2. LMWHを血栓予防で使用する場合，術前術後とも4時間以内に投与するよりは，12時間以上あけて投与することを推奨する。（Grade 1B）

2.4. 予防期間は，術後10から14日間で終了するより，外来患者において35日間に延長することを提案する。（Grade 2B）

2.5. 入院中は薬物とIPCDの併用を提案する。（Grade 2C）

注：薬物とIPCDの併用による好ましくない結果をどうしても避けたい場合は，併用しなくとも構わない。

2.6. 出血リスクの高い患者では，薬物予防よりもIPCDもしくは予防しないことを提案する。（Grade 2C）

注：IPCDの不快と不便を避けたい場合，薬物による若干の出血リスク増大を気にしないのであれば，出血の危険因子が1個しかない場合にかぎり（抗血小板薬の続行など）IPCDより薬物予防を選択しても構わない。

2.7. 注射やIPCDを拒否もしくはそれらに対して協力が得られない場合，ほかの代替療法よりもapixabanやdabigatran（それらがなければrivaroxabanや用量調節VKAでもよい）の使用を推奨する。（all Grade 1B）

2.8. 出血リスクが高い患者あるいは薬物と機械的予防の両方が禁忌の場合，一次予防としてのIVC filter設置はしないことを提案する。（Grade 2C）

2.9. 症状のない患者に対する超音波検査による退院前スクリーニングはしないことを推奨する。（Grade 1B）

下腿以下の単独損傷患者に関して

3.0. 固定の必要な下腿以下の単独損傷患者に対して，薬物予防より予防しないことを提案する。（Grade 2C）

膝関節鏡手術患者に関して

4.0. VTE既往のない膝関節鏡手術患者に対して，予防しないことを提案する。（Grade 2B）

推奨内容の重複記載を避けるため，一部順番の変更あり。
THA：人工股関節全置換術，TKA：人工膝関節全置換術，HFS：股関節骨折手術，LMWH：低分子量ヘパリン，LDUH：低用量未分画ヘパリン，VKA：ビタミンK拮抗薬，IPCD：間歇的空気圧迫装置，IVC filter：下大静脈フィルタ，VTE：静脈血栓塞栓症

■参考文献

1) 肺血栓塞栓症/深部静脈血栓症（静脈血栓塞栓症）予防ガイドライン作成委員会．肺血栓塞栓症/深部静脈血栓症（静脈血栓塞栓症）予防ガイドライン．東京：メディカルフロントインターナショナル；2004.
2) Johnson R, Green JR, Charnley J. Pulmonary embolism and its prophylaxis following the Charnley total hip replacement. Clin Orthop 1977；127：123-32.
3) Warwick D, Williams MH, Bannister GC. Death and thromboembolic disease after total hip replacement. J Bone Joint Surg Br 1995；77-B：6-10.
4) Geerts WH, Bergqvist D, Pineo GF, et al. Prevention of Venous Thromboembolism, American College of Chest Physicians evidence-based clinical practice guideline（8th ed）. Chest 2008；133 Suppl：381S-453S.
5) 日本整形外科学会肺血栓塞栓症/深部静脈血栓症（静脈血栓塞栓症）予防ガイドライン改訂委員会．日本整形外科学会静脈血栓塞栓症予防ガイドライン．東京：南江堂；2008.
6) 藤田 悟，廣田茂明，佐藤 巌ほか．人工膝関節全置換術における深部静脈血栓症の発生頻度．中部整災誌 1995；38：685-6.
7) 外部調査資料．2012.
8) 坂野真士，須藤啓広，長谷川正裕ほか．東海地区における静脈血栓塞栓症に関する多施設調査．臨整外 45；2010：827-34.
9) 黒田崇之，三谷 茂，難波良文ほか．初回人工股関節全置換術後の静脈血栓塞栓症予防における抗凝固薬投与の予防効果．Hip Joint 2012；38：25-8.
10) 神崎至幸，西山隆之，武部 健ほか．人工股関節全置換術後にフォンダパリヌクスを使用した症例の前向き調査．中部整災誌 2011；54：1179-80.
11) 羽生華恵，中村 茂，新井規之ほか．フォンダパリヌクス 1.5 mg を用いた人工股関節全置換術後の静脈血栓塞栓症予防．Hip Joint 2012；38：94-7.
12) 望月 猛，二木康夫，矢野紘一郎ほか．人工膝関節全置換術後における抗凝固療法の検討―Xa 阻害薬と低分子量ヘパリンの比較―．整形外科 2011；62：416-9.
13) 原 則行，鈴木孝治，三上 将ほか．人工膝関節全置換術後の深部静脈血栓症予防に使用したフォンダパリヌクスとエノキサパリンの比較検討．日本人工関節学会誌 2011；41：164-5.
14) Fuji T, Fujita S, Ochi T. Fondaparinux prevents venous thromboembolism after joint replacement surgery in Japanese patients. Intern Orthop（SICOT）2008；32：443-51.
15) Fuji T, Ochi T, Niwa S, et al. Prevention of postoperative venous thromboembolism in Japanese patients undergoing total hip or knee arthroplasty：Two randomized, double-blind, placebo-controlled studies with three dosage regimens of enoxaparin. J Orthop Sci 2008；13：442-51.
16) Fuji T, Fujita S, Tachibana S, et al. A dose-ranging study evaluating the oral factor Xa inhibitor edoxaban for the prevention of venous thromboembolism in patients undergoing total knee arthroplasty. J Thromb Haemost 2010；8：2458-68.
17) 冨士武史，Ching-Jen Wang，藤田 悟ほか．TKA 後の VTE 予防に対するエドキサバンの有用性―エノキサパリンナトリウムを対照とした多施設日台共同無作為化二重盲検比較試験―．第 41 回日本人工関節学会 2011；抄録：280.
18) 立花新太郎，冨士武史，藤田 悟ほか．THA 後の VTE 予防に対するエドキサバンの有用性―エノキサパリンナトリウムを対照とした多施設無作為化二重盲検比較試験―．第 41 回日本人工関節学会 2011；抄録：384.
19) Geerts WH, Bergqvist D, Pineo GF, et al. Prevention of Venous Thromboembolism, American College of Chest Physicians evidence-based clinical practice guideline（8th ed）. Chest 2008；133 Suppl：381S-453S.

20) 阿部靖之, 中野哲雄, 越智龍弥ほか. 大腿骨近位部骨折 307 例における急性肺塞栓症の検討. 骨折 2002；24：1-4.
21) 藤田 悟. 整形外科領域の周術期管理と抗凝固療法. 血栓止血誌 2012；23：33-9.
22) 塩田直史, 新籏正輝, 橋本晋平ほか. 骨折後の肺塞栓症発症状況に関する前向き研究. 骨折 2009；31：858-61.
23) 寺元秀文, 井上 淳. 股関節骨折術後の静脈血栓塞栓症に対する fondaparinux sodium 1.5 mg による予防効果の検討. Hip Joint 2012；38：914-6.
24) 河口慎次, 廣野大介, 手島隆志ほか. 大腿骨近位部骨折術後の深部静脈血栓症予防におけるエノキサパリンナトリウムの検討. 中部整災誌 2012；55：71-2.
25) 川本匡規, 永山芳大, 岡久仁洋ほか. 大腿骨近位部骨折の抗凝固療法におけるフォンダパリヌクス 1.5 mg/day とエノキサパリン 20 mg×2/day の比較検討. 中部整災誌 2012；55：73-4.
26) 東原幸男, 成山雅昭, 本庄正朋ほか. 大腿骨近位部骨折における周術期静脈血栓塞栓症の発生率. 骨折 2011；33：723-6.
27) 日本整形外科学会骨粗鬆症委員会. 大腿骨近位部骨折の治療状況調査（2010 年発生分に関する報告書）. 2012.
28) 藤田 悟, 冨澤英明, 那須範満. 早期手術と抗凝固療法で VTE 予防を行った大腿骨頸部骨折の成績. 心臓 2012；44：945-6.
29) グラクソ・スミスクライン株式会社. アリクストラ®皮下注1.5 mg, 2.5 mg添付文書. 2009.
30) 高橋 寛, 横山雄一郎, 飯田泰明ほか. 脊椎手術後における静脈血栓塞栓症の発生頻度に関する検討. J Jpn Orthop Assoc 2012；17：114-7.
31) 喜安克仁, 谷口慎一郎, 武政龍一ほか. 脊椎手術術前患者における静脈血栓塞栓症. 中部整災誌 2011；54：479-80.
32) 吉田 真, 藤田 裕, 水野泰行ほか. 脊椎手術前後の深部静脈血栓症の発生率と危険因子. 中部整災誌 2012；55：573-4.
33) 矢田部智昭, 横山武志, 細井理絵ほか. 脊椎後方矯正固定術中に肺血栓塞栓症をきたした 1 症例. 日臨麻会誌 2010；30：82-6.
34) 宇都宮啓, 肱岡昭彦, 福田文雄. 脊椎手術後に肺塞栓症を発症し血栓溶解療法にて硬膜外血腫を生じた 1 例. 整・災外 2009；52：1567-70.
35) 佐々木聡. 19 歳で手指の骨折後に肺塞栓をきたして死亡した 1 例. 骨折 2007；29：628-30.
36) 岡本恭典, 金山完哲, 上杉和弘ほか. 橈骨遠位端骨折術後に致死性肺血栓塞栓症を生じた 1 例. 中部整災誌 2011；54：1185-6.
37) 守 克則, 熊野穂積, 中島保倫ほか. 膝蓋骨骨折術中に生じた肺血栓塞栓症に対して血栓除去を行い救命しえた 1 例. 中部整災誌 2012；55：75-6.
38) 片山貴晶, 岩間 裕, 金子敏和ほか. エスマルヒによる下肢駆血による肺血栓・心停止を発症した下肢骨折患者の 1 症例. 麻酔 1997；46（抄録）：1017.
39) 村谷忠利. 膝蓋骨骨折手術時の駆血開始直後に肺塞栓症を発症した一例. 日集中医誌 2010；17（抄録）：262.
40) 鈴木麻衣子, 小板橋俊哉, 梅村直治ほか. 肺血栓塞栓症によって死亡した大腿骨骨折の 1 例. 臨床麻酔 2004；28：729-31.
41) 岡本秀貴, 井島章壽, 櫻井公也ほか. 右足関節手術中の駆血帯解放直後に発生した肺塞栓症の 1 例. 臨整外 1997；32：1179-83.
42) 小田克彦, 佐藤 尚, 石井 仁ほか. 整形外科の手術中に発症した急性肺塞栓症. 胸部外科 1003；56：356-9.
43) 吉田隆司, 糸井 恵, 野尻武浩ほか. 肺梗塞の 2 症例. 中部整災誌 2002；45：1069-70.
44) 目 昭仁, 砂金光蔵, 木戸健司ほか. 当科にて経験した肺塞栓症の 3 例. 中部整災誌 2003；

46：1031-2.
45) 程原　誠，浅井　淳，安藤　毅ほか．アキレス腱断裂後の保存的治療中に肺塞栓症を発症した2例．整・災外 2003；46：789-92.
46) 谷野大輔，星野弘太郎，米井　徹ほか．アキレス腱縫合術後に肺血栓塞栓症を発症した1例．公立八鹿病院誌 2004；13：43-6.
47) 桑原博道，小林弘幸，蒔田　覚ほか．医療訴訟事例から学ぶ（49）―アキレス腱受傷後に肺塞栓症を合併した1例―．日外会誌 2009；110：213-4.
48) 小林良充，船越雄誠，高橋祐樹ほか．アキレス腱断裂術後に肺塞栓を発症した1例．静岡整形誌 2010；3：34-6.
49) 飛田高志，山口和男，井上　隆ほか．アキレス腱断裂の治療中に肺塞栓症を合併した2症例．中部整災誌 2010；53：545-6.
50) 小林良充．アキレス腱断裂には高頻度に下腿静脈血栓を合併する．心臓 2011；43：1012-3.
51) American Academy of Orthopaedic Surgeons. Preventing venous thromboembolic disease in patients undergoing elective hip and knee arthroplasty. Evidence-based guideline and evidence report. 2011；http://www.aaos.org/research/guidelines/VTE/VTE_guideline.asp
52) Yngve F-Y, Charles WF, Norman AJ, et al. Prevention of VTE in orthopedic surgery patients：Antithrombotic therapy and prevention of thrombosis, 9th ed：American College of Chest Physicians evidence-based clinical practice guideline. Chest 2012；141：e278S-e325S.

（藤田　悟）

II. 各論

3 外　科

はじめに

　深部静脈血栓症（deep vein thrombosis：DVT）と肺血栓塞栓症（pulmonary thromboembolism：PTE）は，静脈血栓塞栓症（venous thromboembolism：VTE）と総称される。近年，一般外科領域においてもVTEは重要な周術期合併症として認知されるようになった。これには，2004年の予防ガイドラインの公表と，予防管理料の保険収載の影響が大きい。しかし，理学的予防は広く実施されるようになり，術後PTEの死亡率も半減したものの，依然PTEの死亡率は高く，抗凝固薬によるさらなる予防の重要性が指摘されている。

　一方，臨床治験の結果から，わが国においても静脈造影によるVTEの発生頻度は明らかになりつつある。しかし，日常臨床において問題となる症候性VTE（特に致死性PTE）と出血性合併症についての詳細な報告は乏しい。その結果，データに基づいた明確な臨床指針を示すことができない状況であり，主治医の判断と裁量が強く求められている。

　そこで本項では，まず周術期VTEの現状や特徴を概説した後，VTEの予防・診断・治療に関して主治医の判断に役立つと思われる基本的な考え方について述べる。

外科領域における周術期VTEの現況

1 術後VTEの発症頻度

a. 静脈造影による発生頻度

　わが国の腹部外科領域におけるVTEの頻度は，静脈造影によるものでは約24％と報告[1]されている。このほとんどが無症候性であり，症候性は0.6％のみである。一方，臨床治験のコントロール群では理学的予防がなされているものの，19.4％となっており，矛盾しない結果となっている[2]。したがって，弾性ストッキング程度の弱い予防では4～5人に1人程度，症状は出ないものの血栓が形成されると考えられる。これは，整形外科における膝関節全置換術などの60％を超える発生頻度[3]と比較すると，1/3～1/2程度低くなって

3. 外科

いる。

b. 症候性 VTE の発症頻度

症候性 VTE の発症頻度の検討には多数の症例を必要とするために，十分な検討は行われていない。さらに，もっとも問題となる致死性 PTE については非常に多数の症例のエントリーを要することから，通常の臨床研究を計画することは事実上不可能である。現在のところ，症候性 PTE の頻度は文献的検討から胸部外科手術で 1.1%，腹部外科手術ではそれより低く，0.25% と報告[4]されているのみである。しかし，これらの結果は前向きの検討でなく，単に VTE の症例報告を基に集計したおおよその頻度である。現時点では全国的レベルでの患者データベースを解析するしか方法はなく，現在登録が行われている National Clinical Database（NCD）の利用が期待される。もう一つの方法としては日本版診断群分類（Diagnosis Procedure Combination：DPC）のデータベースの利用である。傷病名の正確性を担保するために症候性 VTE に対する診断アルゴリズムを作成し，これを用いて手術（整形外科など，ほかの診療科手術も含む）後の症候性 VTE の頻度を検討した[5]。手術後の症候性 VTE の頻度は，0.07% とほぼ妥当な頻度が算出された。

2 周術期 VTE の特徴

a. 周術期 VTE の臨床症状

術後 PTE の特徴は，突然発症することにある。特に広範型など，重篤な場合は本人および家族への十分な説明を行う時間がなく，医療安全上も問題となる。しかし，血栓が瞬時に形成されるわけはなく，血栓が形成されていても臨床症状を呈さず，外観からは分からないだけである。その主な理由は，浮遊血栓と臥床である。術後の浮遊血栓ではその周囲を血流が流れるために，下肢の腫脹が認めにくい（図1）。また，術後には臥床していることが多いことも関係する。一方，浮遊血栓は遊離しやすく，肺塞栓を起こしやすい。このことを医療人のみならず，患者とその家族は十分に理解しておくことが大切である。

b. 症候性 VTE 発症の予測はどの程度可能か

無症候性 VTE は症状を呈さずに消失していくのであるから，それを予防することに臨床的意義があるのかどうか，むしろ出血性合併症だけが増加するのではないか，という指摘がある。確かに症候性 VTE，特に症候性 PTE の発生を正確に予測できれば，それらの症例に対して抗凝固療法などの予防を重点的に行えばよく，きわめて効率的といえる。そこで，症候性 PTE の発症はどの程度予測できるのか，ということが問題となる。現在，いくつかのスコアリングシステムが存在するが，Caprini ら[6]がもっとも高い発症率を報告している。しかし，その発症頻度は最高リスク（総スコア 9 点以上）でも 6.5% であり，そのグループは全体の 3.2% ときわめて限られた集団である（図2）。つまり，症候性 PTE の発症を的確に予測することは不可能といえる。したがって，高リスク以上の症例において抗凝固療法による予防を行うことは，症候性 PTE の重篤度を考慮すると現時点では致

(腫脹)

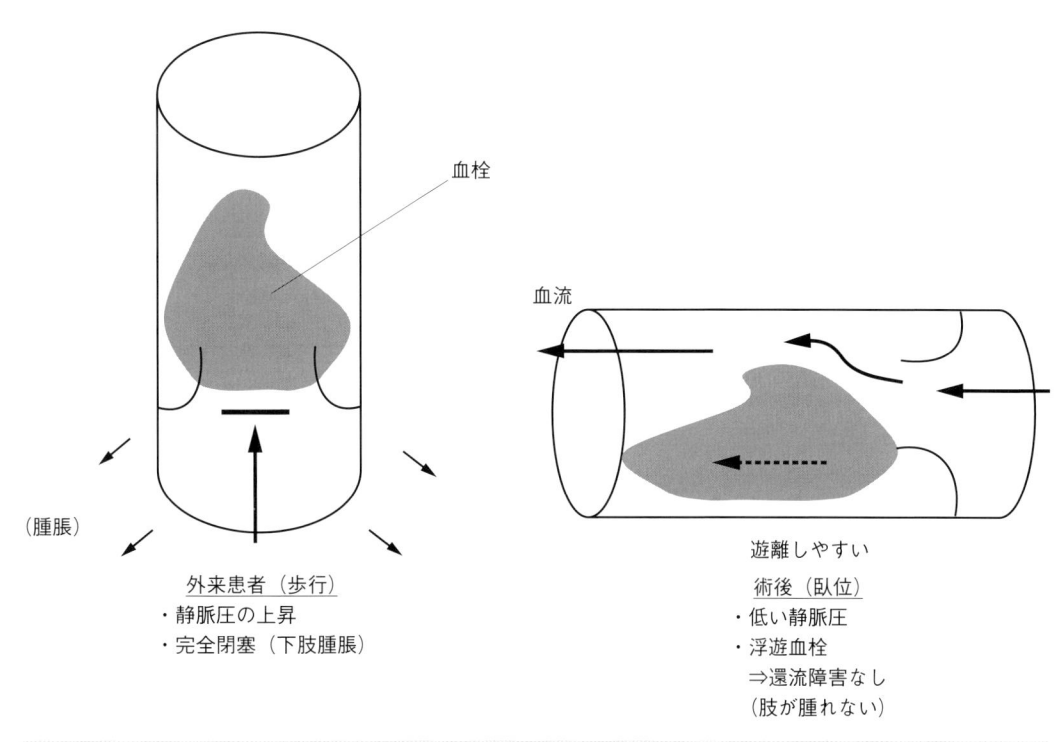

外来患者（歩行）
・静脈圧の上昇
・完全閉塞（下肢腫脹）

血栓

血流

遊離しやすい
術後（臥位）
・低い静脈圧
・浮遊血栓
⇒還流障害なし
（肢が腫れない）

図1　術後DVTの特徴

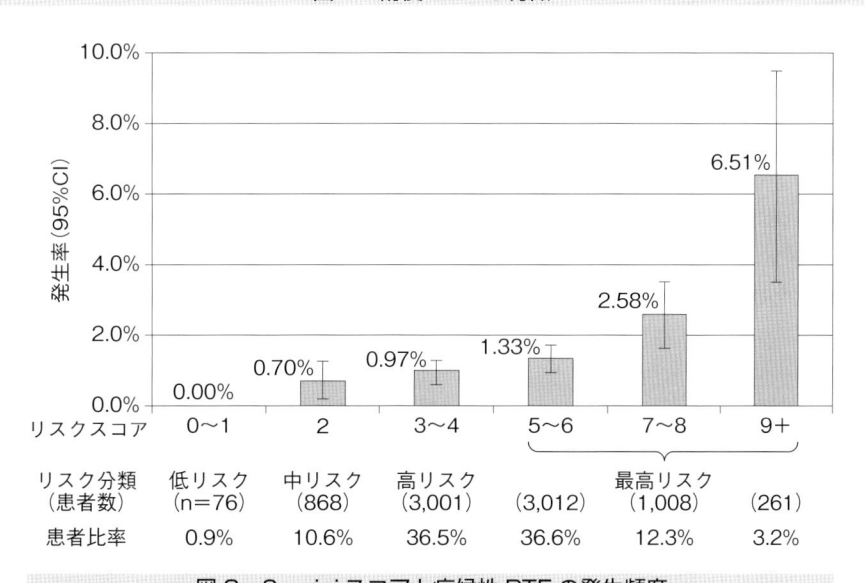

リスクスコア	0〜1	2	3〜4	5〜6	7〜8	9+
発生率	0.00%	0.70%	0.97%	1.33%	2.58%	6.51%
リスク分類（患者数）	低リスク (n=76)	中リスク (868)	高リスク (3,001)	最高リスク (3,012)	(1,008)	(261)
患者比率	0.9%	10.6%	36.5%	36.6%	12.3%	3.2%

図2　Caprini スコアと症候性 PTE の発生頻度
（Bahl V, Hu HM, Henke PK, et al. A validation study of a retrospective venous thromboembolism risk scoring method. Ann Surg 2010；251：344-50 より引用）

し方がないことになる。

c. 周術期 VTE のスクリーニングは必要か

　一般外科領域でも高率に無症候性 VTE は発生しているが，症候性 VTE の頻度は低く，

3. 外 科

多く見積もっても1％前後である[4]。間歇的空気圧迫法（intermittent pneumatic compression：IPC）などの理学的予防が行われれば，前述のようにその頻度は半減すると思われる[7]。しかし，いったん発症すると重篤となることから，術前，あるいは術後にスクリーニングとしてd-dimerの測定や下肢血管エコーなどを施行している施設が見られる。このようなスクリーニングが有用かどうかということであるが，これに関する詳細な検討はない。しかし，理論的に考えれば，予防のために検査，つまり診断を開始することは本末転倒と思える。その理由は，予防とはVTEが存在する，あるいは発生することを前提として行う医療行為であるから，検査（下肢血管エコーによる存在診断）を行うまでもなく，予防を行うべきであるからである。また，この議論の背景にはIPCなどによる血栓の遊離を危惧することが考えられるが，出血性リスクがなければ，基本的に抗凝固療法による予防をスクリーニングするまでもなく全症例に行うべきである。少なくとも，IPCという理学的予防を行うがために，血栓の存在診断を行うことは論理的でないばかりか，人的資源を含めた医療資源の浪費と考えられる。

一般外科領域においては，術前のd-dimer値は術後VTEの重要なリスク因子である[8]。そこで，術前にd-dimerを測定している施設も見られる。しかし，d-dimerの測定キットは多様であり，そのデータの解釈には注意が必要であるが，高感度の測定キットで測定すれば多くのがん患者では異常値となっている。つまり，血栓が疑われれば別であるが，基本的にd-dimerを測定するまでもなく，出血リスクがなければ，VTEが起こりうるものと

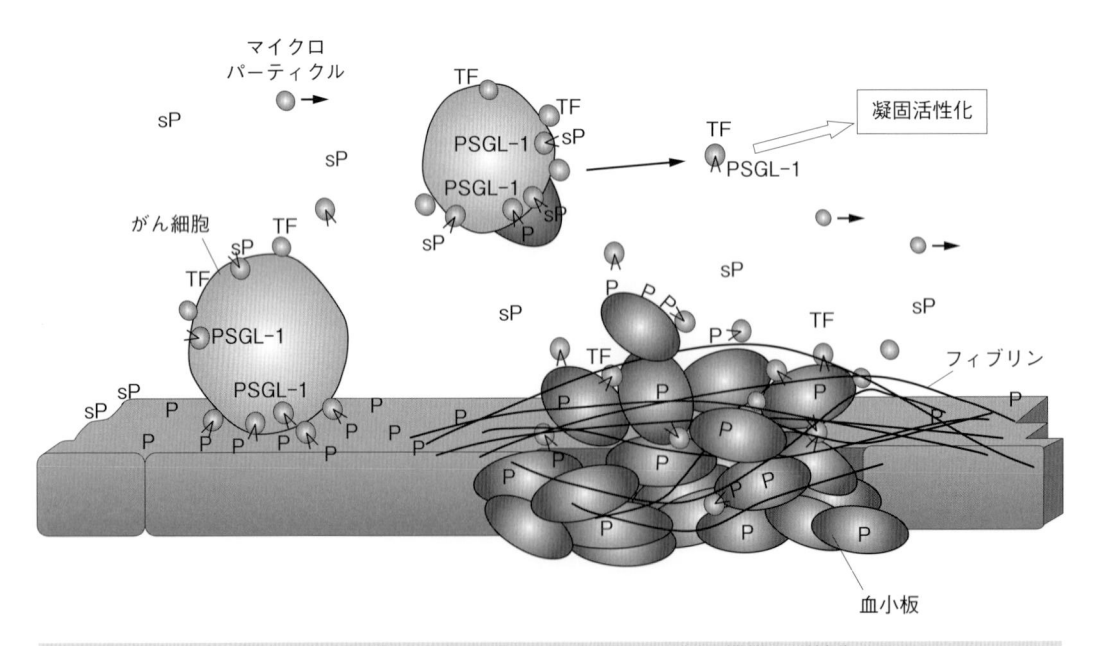

図3 がん細胞マイクロパーティクルによる凝固機構の活性化
がん細胞や血液中に無数に存在する，がん細胞由来マイクロパーティクルの細胞膜上には組織因子（TF）が発現しており，常に凝固機構を活性化している。
sP：可溶性P-セレクチン，TF：tissue factor on microparticle（マイクロパーティクル上の組織因子），PSGL-1：P-selectin glycoprotein ligand-1
（Polgar J, Matuskova J, Wagner DD. The P-selectin, tissue factor, coagulation triad. J Thromb Haemost 2005；3：1590-6 より引用）

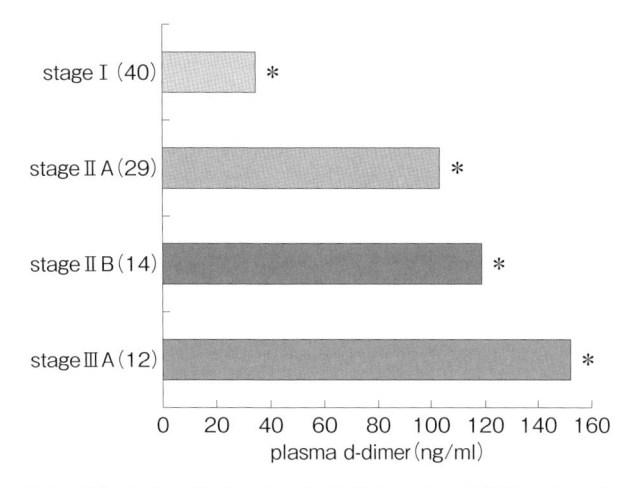

図4 切除可能乳がんにおける stage と血漿 d-dimer の関係
＊：analysis of variance test for differences between groups：P＝0.002

して抗凝固療法を行うことになる。

d. がん患者に VTE の発症が多い理由

一般外科領域では，炎症と腫瘍による向血栓性が問題である。特に，がん患者の流血中には，がん細胞膜由来のマイクロパーティクルが無数に存在していることが知られている（図3）[9]。これには組織因子が存在し，凝固カスケードを常に活性化している。事実，切除可能な乳がん患者の d-dimer 値がステージが進むにつれて高値となる（図4）[10]。したがって，がん患者ではがんが進行すればするほど凝固能の亢進が起こり，また，常に凝固能の亢進状態にあるといえる。この点が一過性に手術侵襲のために凝固能が亢進し，術後早期に多発する整形外科手術のような良性疾患の手術と異なるところである。したがって，がんの手術，特に姑息手術では，術後数ヵ月の時間が経過しても VTE が発症する可能性が存在し，注意する必要がある。

周術期 VTE の予防の実際

1 わが国の VTE 予防ガイドライン

2004年に作成された予防ガイドライン[11]は，主に周術期における VTE 予防を中心としたものである。このガイドラインは現在改定中であるが，その VTE リスクは基本的に手術，年齢，悪性腫瘍や血栓性素因の有無により，American College of Chest Physicians（ACCP）のガイドライン（2001年）に準じて，4段階（低，中，高，最高リスク）に分類されている（表1）[11]。その理由は，当時のわが国では VTE 予防に関する十分な臨床デー

表 1　腹部外科領域における VTE のリスクレベル

リスクレベル	下腿DVT(%)	症候性PTE(%)	致死性PTE(%)	外科 泌尿器科	推奨予防法（括弧内は現ガイドラインでは推奨されていない）
低	2	0.2	0.002	60歳未満の非大手術 40歳未満の大手術	早期離床および積極的な運動
中	10〜20	1〜2	0.1〜0.4	60歳以上, あるいは危険因子のある非大手術 40歳以上, あるいは危険因子がある大手術	弾性ストッキング（ES）あるいは 間歇的空気圧迫法（IPC）
高	20〜40	2〜4	0.4〜1.0	40歳以上のがんの大手術	IPCあるいは低用量未分画ヘパリン（エノキサパリン, フォダパリヌクス）
最高	40〜80	4〜10	0.2〜5	静脈血栓塞栓症の既往あるいは血栓性素因のある大手術	（低用量未分画ヘパリンとIPCの併用）あるいは（低用量未分画ヘパリンとESの併用）（エノキサパリン, フォダパリヌクス）

括弧内は保険適用のある薬物
〔肺塞栓症/深部静脈血栓症（静脈血栓塞栓症）予防ガイドライン作成委員会．肺塞栓症/深部静脈血栓症（静脈血栓塞栓症）予防ガイドライン―ダイジェスト版―．東京：メディカルフロントインターナショナル；2004 より改変引用〕

タが存在しなかったためである．そこで，それまでの限られたデータから，本邦におけるVTEリスクレベルを1段階低く設定し，ACCPガイドライン[12]のVTEリスクレベルに対応する予防法をほぼそのまま流用したものである．このリスク分類に加えて，そのほかの付加的なリスク因子も記載されている（表2）．主治医はこれらを総合的に考慮して，最終的にVTEリスクと予防対策を決定するようになっている．

2　外科領域における VTE 予防の現状

腹部外科領域では，VTE の予防ガイドラインと予防管理料の保険収載により，弾性ストッキングや IPC などの理学的予防が一挙に普及した．しかし，その効果は黒岩ら[7]による日本麻酔科学会の報告によると限定的であり，一般外科領域においても高リスク以上の症例では抗凝固薬による薬物的予防法が不可欠と思われる．

3　抗凝固療法の実際

抗凝固療法による予防の基本は，"通常の高リスク症例では出血リスクがあれば理学的予防を行い，それが低下した時点で速やかに薬物的予防を開始すること"が基本である．

表2 付加VTE因子

危険因子の強度	危険因子
弱い	肥満 エストロゲン治療 下肢静脈瘤
中等度	高齢 長期臥床 うっ血性心不全 呼吸不全 悪性疾患 中心静脈カテーテル留置 がん化学療法 重症感染症
強い	静脈塞栓血栓症の既往 先天性血栓性素因* 抗リン脂質抗体症候群 下肢麻痺 下肢ギプス包帯固定

*血栓性素因：先天性素因としてアンチトロンビン欠損症，プロテインC欠損症，プロテインS欠損症など，後天性素因として抗リン脂質抗体症候群など．
〔肺塞栓症/深部静脈血栓症（静脈血栓塞栓症）予防ガイドライン作成委員会．肺塞栓症/深部静脈血栓症（静脈血栓塞栓症）予防ガイドライン—ダイジェスト版—．東京：メディカルフロントインターナショナル；2004 より改変引用〕

一方，出血性合併症の予防には，薬物の半減期とともにそれに影響する患者背景を把握しておく必要がある．また，診療に際しての予防と，治療の基本的な立ち位置の違いを理解することも重要である．事実，予防では治療の場合とは異なり，血栓は存在していない．手術侵襲に伴う凝固能の亢進など，向血栓性が血栓形成レベルに到達するのを防ぐことができれば，VTE予防の目的は達成できる．概念的には，血栓形成レベルより少しでもそれ以下であれば，目的は達成できることになる（図5）．したがって，通常の高リスク症例におけるVTE予防では出血性合併症を起こさないことを重視した，控えめな抗凝固療法が推奨される．一方，最高リスク症例では，VTEリスクも高く，出血性リスクとの比較のうえで慎重に抗凝固薬の投与を決定しなければならない．

基本的に，すべての症例において弾性ストッキングやIPCなどの理学的予防との併用が推奨される．エノキサパリンやフォンダパリヌクスなどの抗凝固療法は，高リスク以上の症例に対して保険適用となっている．腹部外科領域で使用可能な4種類の抗凝固薬の投与のポイントについて，以下に記載する．

a. 未分画ヘパリン

低用量未分画ヘパリン（low dose unfractionated heparin：LDUH）による予防では，モニタリングは不要である．8時間もしくは12時間ごとに未分画ヘパリン（ヘパリンカルシ

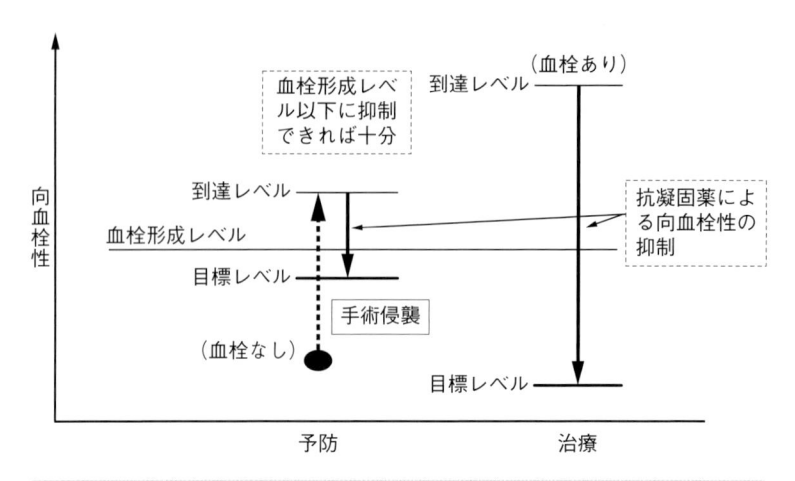

図5　VTEの予防と治療における抗凝固療法の考え方の違い

ウム）5,000単位を皮下注射する．一方，用量調節未分画ヘパリン（adjusted dose unfractionated heparin：ADUH）では活性化部分トロンボプラスチン時間（activated partial thromboplastin time：aPTT）を測定し，投与量を調節する．未分画ヘパリン3,500単位をまず皮下注射し，4時間後のaPTTが正常上限となるよう，8時間ごとに前回投与量±500単位の範囲で用量を加減して投与する．

b．エノキサパリン

半減期が3時間超と短い．ドレーン排液の性状など，出血のないことを確認し，術後24〜36時間から皮下投与（2,000 IU×2回/day）を開始する．出血事象については，臨床知見ではIPC群との有意差を認めていないとの報告[2]もある．しかし，腎排泄されるためにクレアチニンクリアランスが30 ml/min以下では禁忌，中等度の腎機能障害（30〜50 ml/min）では1日1回の投与など，投与量の減量を行う．また，術後合併症は腎機能や凝固能に大きく影響することに留意しなければならない．

c．フォンダパリヌクス

半減期は16時間と長く，1日1回投与となっている．術後24時間以後，出血がないことを確認し，皮下注（2.5 mgあるいは1.5 mg/day）を開始する．本薬も腎排泄されることから，クレアチニンクリアランスが20 ml/min以下では禁忌，20〜30 ml/minでは1.5 mg/day，30〜50 ml/minでも出血が危惧されると1.5 mgに減量することとなっている．しかし，術後合併症が腎機能や凝固能に与える影響を考慮して慎重に行うことには，ほかの抗凝固薬と変わりがない．

d．ワルファリン

日本人は欧米人と比較して出血性合併症を起こしやすいという印象があり，やや控えめに投与される傾向がある．一般的に4〜5 mg/dayの投与から開始し，プロトロンビン時間-国際標準化比（prothrombin time-international normalized ratio：PT-INR）が1.5〜2.5程

度になるよう投与量を調節する。

周術期 VTE の予防，診断，治療の実際

1 VTE 予防における注意点

a. 理学的予防

　理学的予防は出血リスクを伴わないが，理論的には IPC では血栓の遊離を誘発する危険性がある。しかし，その詳細は不明ではある。一方，理学的予防の普及により症候性 PTE が半減したという日本麻酔科学会[7]の報告を考慮すると，予防効果が PTE 誘発作用を上回ることは間違いがない。腹部外科領域における疫学調査（49％の症例に弾性包帯あるいはストッキングを着用）では 24％程度に DVT を認めるのに対して，臨床治験の IPC を装着したコントロール群では 20％弱となっており，IPC により 2 割程度の抑制が認められている[1)2)]。

b. 抗凝固療法

（1）主治医の役割

　抗凝固療法は VTE 予防の根幹をなすが，出血リスクの問題が付きまとう。それでなくても脳出血などを起こしやすい高齢者が非常に増加している現在，出血リスクの評価が重要である。もちろん，出血リスクのない抗凝固薬が開発されれば，問題はないわけである。しかし，現状では理想の薬物はなく，VTE の予防効果（抗凝固療法の強さ）と出血リスクは相関している。このような状況下，近年の諸ガイドラインでは出血リスクの評価が重要視され，詳細に記載されている（表3）。しかし，"VTE リスクが出血リスクを上回らない

表3　NICE ガイドライン（2010）における出血のリスク因子

- 活動性の出血
- 後天性止血機能異常（例：急性肝不全など）
- 出血リスクを増大させる抗凝固薬（例：PT-INR が 2 以上のワルファリン療法）
- 12 時間以内に腰椎穿刺，硬膜外/脊髄くも膜下麻酔を予定，あるいは 4 時間以内に施行
- 急性脳血管障害
- 血小板減少症（血小板数 75,000/μl 未満）
- コントロールできない高血圧症（230/120 mmHg 以上）
- 治療されていない先天性止血機能異常（例：血友病やフォンウィルブランド病）

　抗凝固療法による VTE 予防を実施する前に出血リスクを評価し，1 つでも有する患者に対しては，VTE リスクが出血リスクを上回らないかぎり，薬物的 VTE 予防を実施しないこと。
　〔NICE clinical guideline 92. Reducing the risk of venous thromboembolism（deep vein thrombosis and pulmonary embolism）in patients admitted to hospital http://www.nice.org.uk/nicemedia/live/12695/47195/47195.pdf（January 2010）より引用〕

かぎり抗凝固療法を控える"などの National Institute for Clinical Excellence（NICE）ガイドライン[13]の記載に見られるように，主治医の状況判断が大きな役割を持つ．したがって，現状では主治医は双方のリスクを慎重に考慮しながら，適切と思われる予防法を決定しなければならない．また，その能力を養成することが求められている．

(2) 出血性合併症の原因

抗凝固療法によりトロンビンの活性化が抑制された状況下では，線溶作用を受けやすい血栓が形成される．その機序として，トロンビン活性の阻害によりXIII因子の活性化も阻害され，結果としてフィブリンの架橋結合が抑制され，線溶を受けやすいフィブリン血栓が形成される．一方，線溶機構（プラスミン作用）では，プラスミンが作用しやすい血栓が形成されることになる．その機序として，トロンビン活性の阻害により，thrombin activatable fibrinolysis inhibitor（TAFI）の活性化が阻害され，結果としてより多くのプラスミノゲンがフィブリンに結合する（図6）．さらにXIII因子の活性化抑制により，α_2-プラスミンインヒビター（α_2-PI）のフィブリンへの結合が抑制される．つまり，抗凝固療法下ではフィブリン血栓が形成されても，プラスミン作用を受けやい状況にあり，圧迫止血などの血栓形成による止血操作ではなく，結紮止血に努めることがよりいっそう重要となる．

(3) 抗凝固療法の有用性

抗凝固薬による VTE 予防の報告は数多く見られるが，その多くが臨床治験の結果であ

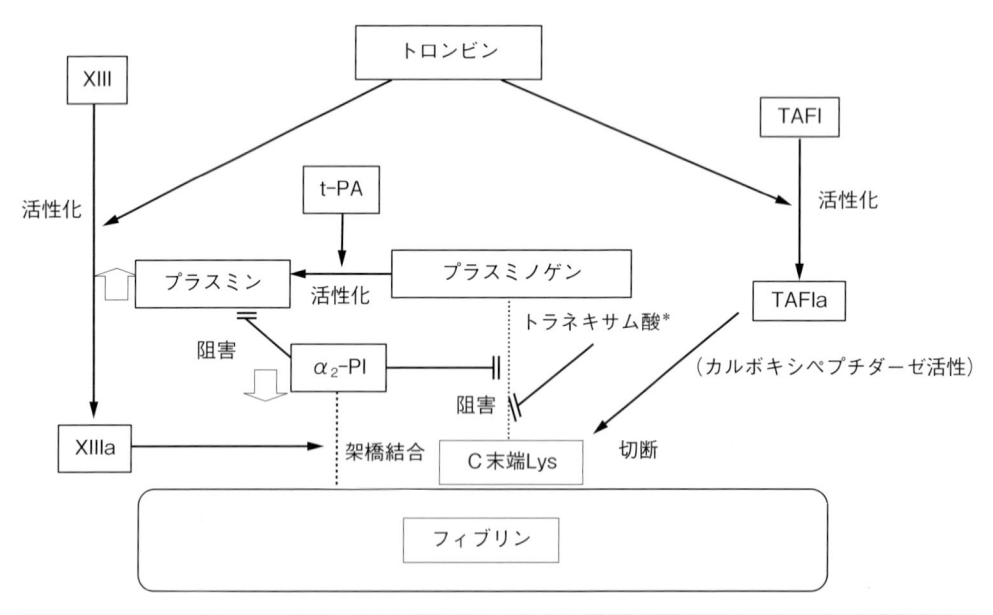

図6 抗凝固療法下の易線溶性血栓形成

＊：トラネキサム酸（トランサミン®）はプラスミノゲンのフィブリンへの結合を阻害して抗線溶作用を発揮する．
　TAFI：thrombin activatable fibrinolysis inhibitor, PA：plasminogen activator, PI：plasmin inhibitor

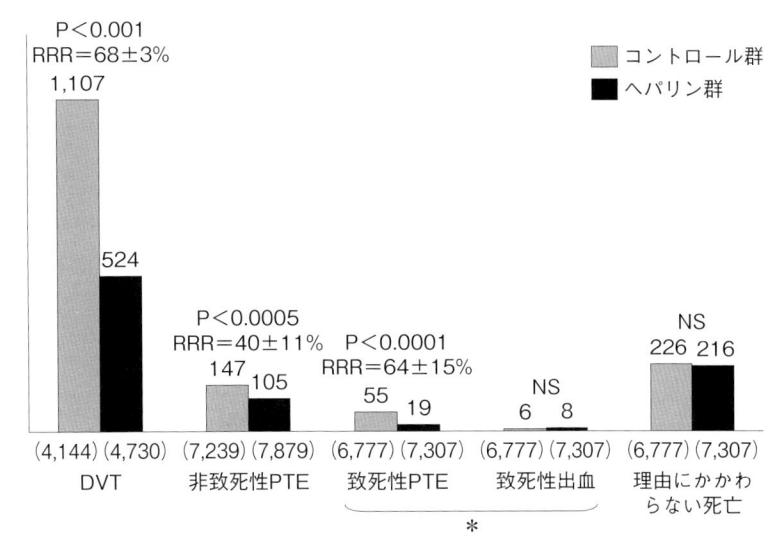

図7 致死性PTEと致死性出血の発生頻度から見た外科（一般，整形，泌尿器）手術におけるヘパリン皮下注の有用性

＊：ヘパリン群で致死性PTEが有意に減少しているが，致死性出血には差が見られない。

り，主に無症候性VTEの頻度が検討されている。薬物間の効果の比較は無症候性VTEにより可能であるが，抗凝固療法そのものの有用性を検討するためには症候性VTEと出血，特に致死性PTEと致死性出血をアウトカムとして検討することが必要である。ヘパリンに関しては，VTE予防の有用性が報告[14]されている（図7）。しかし，新規抗凝固薬については十分な検討はなされていない。わが国においても，この観点からの検討が必要である。

2 PTEの診断を何で行うのか

VTEの診断は，循環・呼吸機能の低下がPTEに起因するのかどうかを迅速に判断することを主たる目的とする。特に術後では，詳細な，言い換えれば無症候性PTEの確定診断は必要なく，後日時間をかけて行えばよい。このような状況下では，従来のシンチグラフィは臨床的に有用とはいえない。もっとも有用なのは，造影コンピュータ断層撮影（computed tomography：CT）である。撮像条件などにより，肺動脈分枝の造影効果が十分でない場合もあるが，循環動態に影響しているかどうかの大まかな判定は可能である。また，すべての診療科の医師が迅速にPTEを診断する必要があることを考えると，造影CTは現時点ではもっとも迅速で有用なPTEの診断法といえる。

3 治療における抗血栓薬の考え方

抗血栓薬による治療では出血リスクを伴うため，適用（重症度）との相対的なバランスが問題である。速やかに抗凝固療法を開始するとともに，インターベンションや血栓除去

術の適用も速やかに判断しなければならない．前述のように，治療では予防と比較して抗凝固薬の投与量が多いことから，出血性合併症のリスクを重症度とともに慎重に評価する必要がある．一方，組織型プラスミノゲン活性化因子製剤は massive type から submassive type の症例が適用となるが，出血リスクのために術後早期（10 日以内）は禁忌となっている．抗凝固薬では未分画ヘパリン，ワルファリン，そして最近保険適用となったフォンダパリヌクスがある．予防と同様，出血などの既往歴，止血機能，腎機能，体重，年齢など，出血リスク因子を体系的に評価するとともに，より慎重に行うことが大切である．投与後は，出血に関係する止血機能，腎機能などの関連因子のモニタリングを行い，適時投与量を調整する必要がある．

おわりに

VTE は，重篤な術後合併症の一つとして広く認識されるようになった．しかし，その予防については理学的予防が普及したものの，抗凝固療法の重要性についての認識は乏しい．抗凝固療法に際して，主治医は VTE リスクと出血リスクの双方を評価して，投与方法を決定することが重要である．外科領域においては，"通常の高リスク症例での VTE 予防では，出血性合併症を起こさないという視点からの控えめな抗凝固療法"が基本である．

■参考文献

1) Sakon M, Maehara Y, Yoshikawa H, et al. Incidence of venous thromboembolism following major abdominal surgery：A multi-center, prospective epidemiological study in Japan. J Thromb Haemost 2006；4：581-6.
2) Sakon M, Kobayashi T, Shimazui T. Efficacy and safety of enoxaparin in Japanese patients undergoing curative abdominal or pelvic cancer surgery：Results from a multicenter, randomized, open-label study. Thromb Res 2010；125：e65-70.
3) Fuji T, Ochi T, Niwa S, et al. Prevention of postoperative venous thromboembolism in Japanese patients undergoing total hip or knee arthroplasty：Two randomized, double-blind, placebo-controlled studies with three dosage regimens of enoxaparin. J Orthop Sci 2008；13：442-51.
4) Sakon M, Kakkar AK, Ikeda M, et al. Current status of pulmonary embolism in general surgery in Japan. Surg Today 2004；34：805-10.
5) 左近賢人，前原喜彦，小林隆夫ほか．DPC データベースを用いた症候性静脈血栓塞栓症の疫学的検討．日本血栓止血学会誌 2012；23：161.
6) Bahl V, Hu HM, Henke PK, et al. A validation study of a retrospective venous thromboembolism risk scoring method. Ann Surg 2010；251：344-50.
7) 日本における周術期肺血栓塞栓症の特徴　日本麻酔科学会周術期肺血栓塞栓症ワーキンググループの報告から．日本血栓止血学会誌 2008；19：584.
8) Hata T, Ikeda M, Nakamori S, et al. Single-photon emission computed tomography in the screening for postoperative pulmonary embolism. Dig Dis Sci 2006；51：2073-80.
9) Polgar J, Matuskova J, Wagner DD. The P-selectin, tissue factor, coagulation triad. J Thromb Haemost 2005；3：1590-6.
10) Blackwell K, Haroon Z, Broadwater G, et al. Plasma D-dimer levels in operable breast cancer patients correlate with clinical stage and axillary lymph node status. J Clin Oncol

2000 ; 18 : 600-8.
11) 肺塞栓症/深部静脈血栓症（静脈血栓塞栓症）予防ガイドライン作成委員会. 肺塞栓症/深部静脈血栓症（静脈血栓塞栓症）予防ガイドライン—ダイジェスト版—. 東京：メディカルフロントインターナショナル；2004.
12) Geerts W, Heit J, Clagett G, et al. Prevention of venous thromboembolism. Chest 2001 ; 119 : 132S-75S.
13) NICE clinical guideline 92. Reducing the risk of venous thromboembolism (deep vein thrombosis and pulmonary embolism) in patients admitted to hospital http://www.nice.org.uk/nicemedia/live/12695/47195/47195.pdf（January 2010）
14) Collins R, Scrimgeour A, Yusuf S, et al. Reduction in fatal pulmonary embolism and venous thrombosis by perioperative administration of subcutaneous heparin. Overview of results of randomized trials in general, orthopedic, and urologic surgery. N Engl J Med 1988 ; 318 : 1162-73.

（左近　賢人）

II. 各論

4 泌尿器科

はじめに

　手術後の静脈血栓塞栓症（venous thromboembolism：VTE）は，日本でも高い頻度で発生していることが近年の疫学調査で示されている。肺血栓塞栓症（pulmonary thromboembolism：PTE）に至った場合，致死的になりうるため，予防が重要であり，理学的予防から薬物予防までを発生リスクに応じて使い分ける必要がある。本邦では2004年に予防ガイドラインが発刊されているが，これは米国胸部疾患学会（American College of Chest Physicians：ACCP）のガイドラインの6版に準拠しており，現在ACCPガイドラインが9版まで改訂されていることから必ずしも現状に即しているとは言い難い。本項では，これまでのエビデンスとACCPガイドライン9版までを参考した泌尿器科手術におけるVTEの診断，予防，治療について概説する。

泌尿器科患者の周術期静脈血栓塞栓症（VTE）の現状

　海外では，以前からVTEは泌尿器科大手術後に見られるもっとも重大な合併症の一つであり，症候性VTEの発生率は1〜5％と認識されている[1〜4]。

　一方，本邦での泌尿器科手術後の発生頻度については，エビデンスといえる研究が少ないのが現状であり，臨床統計として，以前，謝ら[5]が麻酔科医の立場から5年間の88施設の全国アンケート集計を行った統計では，PTE（空気塞栓なども含む）の総報告数は183症例で，うち泌尿器科は15件で第4位であった。総手術件数が不明のため発生率が明らかではなかったが，2002年に38施設，217症例（そのうち解析可能173症例で泌尿器科23症例）を登録した前向き疫学調査において，VTEの発生率は全体で24％，泌尿器科領域は31.8％と欧米の20〜40％と同等であることが明らかとなった[6]。

　がんはVTEの大きなリスク因子とされ，この疫学調査では泌尿器科領域でもがん患者のVTE発生率が高い[6]。泌尿器科手術の23症例では悪性疾患が21症例と多く，そのVTE発生症例は7症例（33.3％）であった。内訳は，前立腺がんに対する前立腺全摘が5/12と最多，以下，膀胱がんに対する膀胱全摘1/2，腎がんに対する根治的腎摘1/5であった。また，手術部位では骨盤内が6/14（42.9％）であり，これらの結果から泌尿器科領域の悪

性疾患，骨盤内手術は高リスク以上に分類される。しかし，現在まで泌尿器がん担がん患者に合併するVTEの頻度がどの程度かという研究はきわめて限られており，その詳細は不明なため泌尿器がん担がん状態と泌尿器科がん手術に関連するVTEについて，そのリスク，発生率，予防法などの基本的な理解が重要である。がん患者に対する手術は，がん由来の凝固能亢進状態に安静臥床，化学療法，放射線照射などの危険因子が重なるためVTE発生のリスクが特に高く，欧米では非担がん患者に比べ6倍程度とされている[7]。特に高いものとして，脳腫瘍，卵巣，膵臓，大腸，胃，肺，そして前立腺，腎臓など腺がんが指摘されている。Whiteら[8]は，528,693名の成人でがんと診断される前年におけるVTEの発生率を調査し，白血病，リンパ腫，腎がん，卵巣がん，膵がん，胃がん，肺がんが予測発生率より高いと報告し，腎がんでは2.5倍であった。一方，前立腺がん，膀胱がんはともに0.9倍であり，腎がんに対する手術は骨盤内手術ではないが同等あるいはそれ以上のリスクの可能性を考慮しなくてはならないであろう。

泌尿器科患者の周術期VTEの特徴

　海外では手術に伴うVTEの発生について，そのリスク因子，各手術のリスク階層化，それに応じた予防法がエビデンスに基づいて記載されており，ACCPのガイドラインが第9版[9]まで公表されている。これまでのACCPのガイドライン8版[10]においては，泌尿器科手術はエビデンスが少ないとされ，リスク分類や推奨予防法において外科，婦人科手術に比べると記載が乏しかったのに対し，2012年に公表された9版[9]においては，泌尿器科手術は外科，婦人科手術とともにほぼ同様の記述がなされている。ただ，第9版においても泌尿器科手術に関するエビデンスが少ないのは従来と同様である。

　Wheeler[11]は，危険因子について，40歳以上の高齢，肥満，悪性疾患，VTEの既往などを挙げているが，危険因子数3つ以上でVTE発生率は50％以上ともされている。VTEの危険因子はすべてウィルヒョウの3因子である凝固能の亢進，血管内皮障害，血流の停滞に関係し，泌尿器科手術では高齢者が多く，近年，泌尿器科手術のほとんどが悪性疾患の手術であり，骨盤内手術や砕石位という手術体位など，付加的なリスク（表1）は多いと考えられる。悪性疾患であるがんの手術では，腫瘍による物理的圧迫による血流障害がなくとも，がん細胞由来の組織因子が流血中に存在し，外因系凝固機構を活性化するとされており[12]，前立腺全摘除術，膀胱全摘除術などでは少なくとも3つ以上のリスクがあるとされている[11]。

　欧米では，代表的泌尿器科手術である前立腺がんに対する前立腺全摘除術における致死的PTEのリスクは1/500とされている[13]〜[21]。特に，従来の前立腺がんに対する開腹の前立腺全摘除術は，高齢，悪性腫瘍，開腹手術，骨盤内手術，砕石位による手術などのVTE危険因子を有しており，VTEとその予防に関する情報のほとんどが前立腺全摘に関するデータであった。

　一方，中リスクに分類される経尿道的前立腺切除術（transurethral resection of prostate：TURP）については，海外ではVTE発生とヘパリン予防の効果とリスクについて検

4. 泌尿器科

表1　手術以外の危険因子

危険因子の強度	危険因子
弱い因子	肥満 エストロゲン治療 下肢静脈瘤
中等度の因子	高齢 長期臥床 うっ血性心不全 呼吸不全 悪性疾患 中心静脈カテーテル留置 がん化学療法 重症感染症
強い因子	静脈塞栓血栓症の既往 先天性血栓性要因 抗リン脂質抗体症候群 下肢麻痺 下肢ギプス包帯固定

表2　泌尿器科手術における静脈血栓塞栓症のリスク階層化と発生リスク

リスクレベル	下腿型DVT(%)	中枢型DVT(%)	症候性PTE(%)	致死性PTE(%)	泌尿器科手術
低リスク	2	0.4	0.2	<0.01	60歳未満で危険因子のない非大手術，40歳未満で危険因子のない大手術
中リスク	10〜20	2〜4	1〜2	0.1〜0.4	60歳以上or危険因子のある非大手術，40歳以上or危険因子のある大手術
高リスク	20〜40	4〜8	2〜4	0.4〜1.0	40歳以上のがんの大手術
最高リスク	40〜80	10〜20	4〜10	0.2〜5	静脈血栓塞栓症の既往のある手術

DVT：深部静脈血栓症，PTE：肺血栓塞栓症
大手術・非大手術の分類に厳密な定義はないが，参考的基準を示す．
大手術：すべての腹部，骨盤手術，45分以上のほかの手術（経尿道的手術を含む）
〔肺血栓塞栓症/深部静脈血栓症（静脈血栓塞栓症）予防ガイドライン作成委員会．肺血栓塞栓症/深部静脈血栓症（静脈血栓塞栓症）予防ガイドライン．東京：メディカルフロントインターナショナル；2004 より引用〕

討された時代があるが，抗凝固療法による出血リスクのほうが大きいとされ，理学的予防にとどめるのが妥当とされている[22)23)]．本邦でもTURP後のVTE発生の報告[24)]が見られているが，理学的予防も行われていなかった時代のものである．

そのほかの泌尿器科手術の特徴として，腹腔鏡を用いた腎や前立腺の悪性疾患に対する手術が普及していること，ロボット支援手術が前立腺全摘除術に保険適用となり，今後急

速に普及することが予測されることが挙げられる。これら体腔鏡手術に関するVTE発生，あるいはその予防のエビデンスは少なく，海外のデータを参考にしながら予防方法を検討していく必要がある。気腹に関連する因子以外に，悪性疾患であること，年齢，やや特殊な体位，開腹よりもやや長い手術時間など多数のVTEリスク因子が考えられるが，最近の報告では，VTE発生率は必ずしも高いとはいえないという報告[25]が見られている。

　以上，泌尿器科手術においても適切なリスクの評価と，それに基づくリスクの階層化が必要である。2004年のVTE予防ガイドライン[26]において，外科手術と共通に検討した泌尿器科手術におけるリスクの階層化を表2に示したが，これに最近の泌尿器科手術の変化に伴う特徴を加味し，階層化，予防方法を改定していく必要がある。

泌尿器科患者の周術期VTEの予防，診断，治療について

1 泌尿器科患者の周術期VTEの予防について

a. 泌尿器科手術における本邦のVTE予防ガイドライン

　本邦における泌尿器科手術後のVTE予防に関するエビデンスは十分とはいえないなか，2004年に術後のVTE予防ガイドライン[26]が発刊された。これによるとVTEリスクは，手術，年齢，悪性腫瘍や血栓性素因の有無により低，中，高，最高リスクの4段階に分類される（表2）。これに，表1に示した付加的リスクを考慮して最終的なリスクレベルを決定することが求められる。VTEの予防法は基本的にVTEのリスクレベルに応じた予防法が推奨されることになるが，具体的には表3[26]に示したような予防法が推奨されている。低から最高リスクまでの4段階のリスク階層化に応じて，早期離床や理学的予防，抗凝固

表3　泌尿器科手術における静脈血栓塞栓症のリスク分類と予防法

リスクレベル	泌尿器科手術	推奨予防法
低リスク	60歳未満で危険因子のない非大手術 40歳未満で危険因子のない大手術	早期離床，積極的運動
中リスク	60歳以上or危険因子のある非大手術 40歳以上or危険因子のある大手術	ES or IPC
高リスク	40歳以上のがんの大手術	IPC or LDUH
最高リスク	静脈血栓塞栓症の既往のある手術	（IPC＋LDUH）or（ES＋LDUH）

　大手術・非大手術の分類に厳密な定義はないが，参考的基準を示す。
　大手術：すべての腹部，骨盤手術，45分以上の他の手術（経尿道的手術を含む）
　ES：弾性ストッキング，IPC：間歇的空気圧迫法，LDUH：低用量未分画ヘパリン
　〔肺血栓塞栓症/深部静脈血栓症（静脈血栓塞栓症）予防ガイドライン作成委員会．肺血栓塞栓症/深部静脈血栓症（静脈血栓塞栓症）予防ガイドライン．東京：メディカルフロントインターナショナル；2004より引用〕

4. 泌尿器科

療法，その併用を推奨している．このガイドラインでは，VTEの発症リスクが高リスクと判定された場合に，間歇的空気圧迫法（intermittent pneumatic compression：IPC）あるいは抗凝固療法が推奨されているため，実地臨床ではどちらの予防法を選択すべきなのか迷うことになり，抗凝固療法における出血リスクを危惧するかぎり，理学的予防を選択することが多くなると考えられる．リスクレベルの分類の仕方を検討する際に，あらかじめ実践可能な予防法がどのようなものであるかということが背景にあったのも事実であり，新しいエビデンスや研究結果，新規薬物の開発に沿って，更新していく必要がある．海外と日本，診療科ごと，あるいは歴史的にも異なり，どのようなリスク階層化と予防法推奨が理想的かについては結論を得ていない．

b. 泌尿器科手術における海外と本邦のVTE予防ガイドラインの比較

　周術期のVTEの発生率が欧米なみであると明らかにされている現在，欧米のリスク分類，予防ガイドラインを十分参考に予防法を考えていくことが必要である．そこで海外，本邦のガイドラインを比較しつつ，VTE予防法の変遷についても解説する．

　VTEの危険性，さらに予防を考慮するうえで，前項で述べたようにリスク因子の階層化は重要である．欧米ではおのおののリスクに対して必要な予防法が，臨床試験の結果に基づいて導き出されており，疾患や手術などの処置のリスクをVTEの発症率により階層化し，合理的な予防のためのガイドライン[1)19)27)]を設定している．一方，本邦では帰納的に予防法を導き出すだけのエビデンスがないため，欧米のデータを参考に予防法を考えていく必要がある．表3は，現在の日本の泌尿器科手術の予防ガイドライン[26)]と，作成時に参考とした第6版ACCPガイドライン[27)]のリスク階層化（表2）とVTE発症率である．わが国の予防ガイドラインで示されている一般外科手術後の発生率の検討（表4）[26)]と対比した場合，がん手術に伴う症候性PTEの発生頻度は，非がん手術の0.2％より高く，0.6〜

表4　がん手術に伴う術後症候性肺血栓塞栓症の発生率（一般外科領域）

	PTE症例/全症例	頻度（％）	第6回ACCPリスクレベル
悪性腫瘍			
肺がん	3/102	2.9	高リスク
食道がん	24/745	3.2	高リスク
胃がん	13/1,176	1.1	中リスク
膵がん	3/78	3.8	高リスク
大腸がん	6/1,059	0.6	低リスク
直腸がん	3/193	1.6	中リスク
非悪性腫瘍	4/2,014	0.2	低リスク

　第6版ACCPガイドライン（Geerts WH, Heit JA, Clagett GP, et al. Prevention of venous thromboembolism. Chest 2001；119：132S-75S）に当てはめた場合のおのおののリスクレベル（表2参照）
　　PTE：肺血栓塞栓症
　〔肺血栓塞栓症/深部静脈血栓症（静脈血栓塞栓症）予防ガイドライン作成委員会．肺血栓塞栓症/深部静脈血栓症（静脈血栓塞栓症）予防ガイドライン．東京：メディカルフロントインターナショナル；2004より引用〕

3.8％とACCPガイドラインの中〜高リスクに相当する。ACCPガイドライン6版[27]では40歳以上のがん手術は最高リスクに分類されているのに対し，わが国の同手術のVTE発生率はそれよりも1段階低いと推測できると考え，わが国の予防ガイドラインでは40歳以上のがん手術は高リスクに分類された[26]。泌尿器科手術についても，欧米においては前立腺全摘除術のPTE発生率は1〜5％と報告[10)11)13)16)18)]され，高〜最高リスクに当たる。また，前立腺肥大症手術のDVT発生率はTURPで7〜10％と低〜中リスク，開腹手術で25〜50％と高〜最高リスクであり[28)〜32)]，泌尿器科領域でも欧米の40歳以上のがん手術のリスクは高〜最高リスク，非がん手術で中〜高リスクと考えた経緯があった。その後，ACCPガイドラインは第7〜9版が定期的に公表され，そのたびに各手術のリスク分類，予防法の内容，推奨グレードが更新されてきた。

　ACCPガイドライン第8版（表5）[10]から，2012年に公表された第9版[9]（表6）における変更点は，まず，リスク分類が臨床試験の症候性VTEの発生率と予防した場合のリスク比から算出された最低から高リスクの4段階となったことであろう。第8版[10]では，従来の中〜高リスクがまとめて中リスクに分類され3段階分類で，高リスクはDVT発生リスクが40〜80％と整形外科領域の関節置換術相当で，泌尿器科手術で高リスクに該当するものはほとんど見られず，本邦のガイドライン[26]との整合性が困難であった。この点で，第9版[9]では泌尿器科の開腹がん手術は再び高リスクに分類されるようになった。

　推奨予防法においては，中リスクにおいては薬物予防とIPCのいずれかの選択となり，高リスクでは薬物予防とIPCの併用が明記されている。また，薬物予防の推奨グレードがXa阻害薬においてgrade 1Cから2Cへ引き下げられた。低分子量ヘパリンとの比較試験でVTE発生率を下げるものの死亡率に影響しなかったことと，出血有害事象が増加することによると思われる。さらに，低用量アスピリンによる予防が推奨されている点，がんの開腹手術では，長期の薬物予防が推奨されていることなどが変更点と思われる。本邦のガイドラインは第6版ACCPガイドライン[27]を参考に作成され，その後の更新が進んでい

表5　ACCPガイドライン第8版

リスクレベル	手術	予防しない場合のDVTリスク	推奨される血栓予防法
低リスク	歩行可能な患者の小手術	＜10％	早期の離床 特別な血栓予防は不要
中リスク	ほとんどの開腹手術	10〜40％	低分子量ヘパリン，未分画ヘパリン2〜3回/日，フォンダパリヌクス 出血リスクが高いときは理学的予防
高リスク	泌尿器科手術には通常該当なし	40〜80％	低分子量ヘパリン，フォンダパリヌクス，経口ビタミンK拮抗薬 出血リスクが高いときは理学的予防

DVT：深部静脈血栓症

〔Geerts WH, Bergqvist D, Pineo GF, et al；American College of Chest Physicians. Prevention of venous thromboembolism：American College of Chest Physicians evidence-based clinical practice guidelines（8th edition）. Chest 2008；133：381S-453S より引用〕

4. 泌尿器科

ない。現在まで各科あるいは施設ごとに予防法を実施しているのが現状であるが、泌尿器科手術については、ACCPガイドライン7版あるいは9版が参考しやすいと思われる。

この観点から、第7版に準拠した米国泌尿器科学会（American Urological Association：

表6　ACCPガイドライン第9版

リスクレベル	症候性VTE	想定される泌尿器科手術	推奨される血栓予防法 出血リスク（〜1%）	出血リスク（〜2%）
最低リスク	<0.5%	非開腹の小手術，TURP	早期の離床のみ	
低リスク	〜1.5%	TURBTなど	理学的予防，主にIPC	
中リスク	〜3.0%	良性疾患などの開腹手術	LDUHかLMWH，あるいはIPC	理学的予防，主にIPC。可能になれば薬物予防
高リスク	〜6.0%	がんの腹腔鏡手術	LDUHかLMWH＋理学的予防（ES，IPC）	理学的予防，主にIPC。可能になれば薬物予防
高リスクのがん		がんの開腹手術	LDUHかLMWH＋理学的予防（ES，IPC）かつ長期投与（ヘパリン禁忌の場合，フォンダパリヌクスか低用量アスピリン，IPC，あるいは両者）	理学的予防，主にIPC。可能になれば薬物予防

TURP：経尿道的前立腺切除術，TURBT：経尿道的膀胱腫瘍切除術，LDUH：低用量未分画ヘパリン，LMWH：低分子量ヘパリン，IPC：間歇的空気圧迫法

（Gould MK, Garcia DA, Wren SM, et al；American College of Chest Physicians. Prevention of VTE in nonorthopedic surgical patients：Antithrombotic therapy and prevention of thrombosis, 9th ed：American College of Chest Physicians evidence-based clinical practice guidelines. Chest 2012；141：227S-77S より引用）

表7　AUAのVTE予防ガイドラインにおけるリスク階層化

リスク分類	手術の種類，年齢など
低リスク	付加的リスクのない40歳未満の小手術
中リスク	付加的リスクのある小手術 付加的リスクのない40〜60歳の手術
高リスク	60歳以上の手術 付加的リスク（VTE既往，がん，凝固能亢進状態，表7参照）のある40〜60歳の手術
最高リスク	多数のリスク（40歳以上，がん，VTE既往）のある手術

小手術とは，短時間で早期離床の可能な手術。

（Forrest JB, Clemens JQ, Finamore P, et al；American Urological Association. AUA best practice statement for the prevention of deep vein thrombosis in patients undergoing urologic surgery. J Urol 2009；181：1170-7 より引用）

表8 AUAのVTE予防ガイドラインにおけるリスク因子

手術
外傷（大外傷，あるいは下肢）
可動制限，麻痺
悪性腫瘍
抗がん治療（ホルモン療法，化学療法，放射線療法）
VTEの既往
高齢
妊娠，分娩後
エストロゲン製剤，ホルモン補充療法
選択的エストロゲン受容体薬
急性内科疾患
心不全，呼吸不全
炎症性腸疾患
ネフローゼ症候群
骨髄増殖性疾患
発作性夜間血色素尿症
肥満
喫煙
静脈瘤
中心静脈カテーテル挿入
先天性あるいは後天性血小板増多症

(Forrest JB, Clemens JQ, Finamore P, et al；American Urological Association. AUA best practice statement for the prevention of deep vein thrombosis in patients undergoing urologic surgery. J Urol 2009；181：1170-7 より引用)

表9 AUAのVTE予防ガイドライン

リスクレベル	予防法
低リスク	早期離床のみ
中リスク	ヘパリン5,000単位/12時間ごとの皮下注 あるいは　エノキサパリン40 mg/日皮下注 あるいは　出血リスクが高いときはIPC
高リスク	ヘパリン5,000単位/8時間ごとの皮下注 あるいは　エノキサパリン40 mg/日皮下注 あるいは　出血リスクが高いときはIPC
最高リスク	エノキサパリン40 mg/日皮下注およびIPC あるいは　ヘパリン5,000単位/8時間ごとの皮下注およびIPC

エノキサパリン：Ccr＜30 ml/minは30 mgに減量
(Forrest JB, Clemens JQ, Finamore P, et al；American Urological Association. AUA best practice statement for the prevention of deep vein thrombosis in patients undergoing urologic surgery. J Urol 2009；181：1170-7 より引用)

AUA）のガイドライン（表7，表8）[33]は参考としやすい。リスク分類は4段階で，がんの開腹手術は高リスクに該当し，推奨される薬物予防については低分子量ヘパリンが明記さ

れ，出血リスクが高いときはIPCが推奨されている（表9）。ただ，今後本邦のガイドラインを改定していくなら，ACCP第9版も考慮したXa阻害薬やIPCとの併用の記載などが必要と考えられる。

c. 泌尿器科手術患者の周術期VTE予防法の私案

　本邦でも2008～2009年にかけて，これら新規の抗凝固薬[34)35)]が腹部外科手術後のVTE予防に保険適用されたので，ガイドラインの改定が迫られている。われわれは，改定に先がけて海外の予防ガイドライン，本邦での腹部外科術後のVTE発生の疫学調査を基に新規の抗凝固薬による予防を実践している（表10）[36)]。適切な予防法選択のためには，術前の付加的リスクのスクリーニングに基づくVTE発生のリスク評価が重要で，図1のようなチェックリストを使用している。経尿道的手術を除けばがんに対する手術は抗凝固療法の適用となるものがほとんどで，出血リスクの評価しだいで理学的予防法との使い分けになることが多い。したがって，出血リスクの評価は重要であり，National Institute for Clinical Excellence (NICE) ガイドライン[37)]における評価法を表11に示した。ここでは，本邦のガイドラインに乏しい出血リスクが明確に記載されており，活用するとともに今後本邦のガイドラインへの導入も望まれる。低分子量ヘパリンやXa阻害薬などの主要な排泄経路は腎であるため，腎機能の低下は薬物の蓄積による出血リスクの増大につながる。表12はクレアチニンクリアランス（creatinine clearance：Ccr）に応じた各薬物の減量基準を示しているが，腎摘除術などは特に投与前のCcrで補正を行うことが推奨され，Ccr 50 ml/min以下で減量を考慮，エノキサパリンは30 ml/min以下で禁忌，フォンダパリヌクスは20 ml/min未満で禁忌とされている。

　実施手順の例としては，抗凝固予防全般にいえることであるが，術前に文書による説明と同意を取得し，麻酔科に連絡のうえ，硬膜外カテーテル挿入（硬膜外麻酔）の併用を協議する。われわれの施設では原則，併用していないが，挿入した場合は後述する抗凝固療法前あるいは中の至適時期に抜去することも可能とされている。術中・術直後はIPCを装着し，術後24時間以降にドレーン量，性状から創部出血が持続的でないと判断できる場

表10　泌尿器科各手術に対する推奨予防法の私案

リスクレベル	泌尿器科手術	推奨予防法
低リスク	経尿道的手術	ES
中リスク	良性疾患開腹手術 良性疾患腹腔鏡手術	IPC
高リスク	腎部分切除術 前立腺全摘術	IPC
	膀胱全摘術 根治的腎摘除術	LMWH＋IPC LMWHが使用できないとき Xa阻害薬＋IPC
	腹腔鏡がん手術	出血リスク高いときはIPC

ES：弾性ストッキング，IPC：間歇的空気圧迫法，LMWH：低分子量ヘパリン

泌尿器科 VTE リスク評価表

患者 ID：＿＿＿＿＿＿＿＿　姓名：＿＿＿＿＿＿＿＿＿＿＿＿　性別：□男　□女

生年月日：＿＿＿年＿＿月＿＿日　年齢：＿＿＿歳

疾患名：＿＿＿＿＿＿＿＿＿＿＿＿＿＿＿＿＿＿＿＿＿

手術日：20＿＿年＿＿月＿＿日　術式：＿＿＿＿＿＿＿＿＿＿＿＿

入院時血栓：　□無　□有（→ 最高リスク）　術前 d-dimer：＿＿＿＿＿＿ μg/ml

【術式別リスク】

低リスク	中リスク	高リスク
□TUR（BT・P ともに） □45 分以内の非開腹手術	□低・高リスク以外の手術	□がん開腹手術　□がん腹腔鏡手術 □大血管操作手術

【付加的リスク】

項　　目	スコア	点数
□40 歳未満	−2 点	
□肥満（BMI>25） □エストロゲン製剤投与中	各 1 点	
□中心静脈カテ留置中　　□48 時間以上要安静 □うっ血性心不全・呼吸不全　□がん化学療法の既往 □高度の下肢静脈瘤　　□重症感染症	各 2 点	
□下肢麻痺　　□下肢ギプス固定・包帯	各 3 点	
□VTE の既往 □血栓性素因 （AT 欠損症，プロテイン C/S 欠損症，抗リン脂質抗体症候群など）	各 9 点	
	付加リスク合計	

付加リスク合計によるランク up・down

−2 点：1 ランク↓	−1〜2 点：不変	3〜4 点：1 ランク↑	5〜7 点：2 ランク↑	8 点以上：3 ランク↑

【最終リスクレベルと予防法】

最終リスク評価	予防方法（すべてで早期離床、積極的運動）
□低リスク	弾性ストッキング（ES）
□中リスク	間歇的空気圧迫法（IPC）
□高リスク	抗凝固療法（出血リスク高いとき，IPC）
□最高リスク	抗凝固療法＋ES　あるいは　IPC（出血リスク高いとき，IPC）

予防法決定	□弾性ストッキング	□間歇的空気圧迫法	□抗凝固療法	署名

図 1　泌尿器科 VTE リスク評価表

（島居　徹．泌尿器科手術後の VTE を予防するには．Urology Today 2011；18：29-33 より引用）

4. 泌尿器科

表11　NICEガイドラインにおける出血リスクの評価

薬物によるVTE予防を実施する前に患者の出血リスクを評価する。

以下の出血リスクを1つでも有する患者に対しては，VTEリスクが出血リスクを上回らないかぎり，薬物的VTE予防を実施しない。
　　活動性の出血
　　後天性止血機能異常（例：急性肝不全など）
　　出血リスクを増大させる抗凝固薬（PT-INR2以上のワルファリン療法）
　　12時間以内に腰椎穿刺，硬膜外/脊髄くも膜下麻酔を予定
　　急性脳血管障害
　　血小板減少症（血小板数75,000/μl未満）
　　コントロールできない高血圧症（230/120 mmHg以上）
　　治療されていない先天性止血機能異常（例：血友病，フォンウィルブランド病）

（CG 92 Venous thromboembolism：Reducing the risk：NICE guideline, National Institute for Health and Clinical Excellence；http://guidance.nice.org.uk/CG92/NICEGuidance/pdf/English より引用）

表12　抗凝固予防薬の腎機能補正

クレアチニンクリアランス (Ccr, ml/min)	エノキサパリン	フォンダパリヌクス
軽度：50≦Ccr≦80	2,000 IU　1日2回	2.5 mg　1日1回
中度：30≦Ccr≦50	2,000 IU　1日2回 または 2,000 IU　1日1回	2.5 mg　1日1回 または 1.5 mg　1日1回
重度：20≦Ccr≦30	禁忌	1.5 mg　1日1回
重度：Ccr＜20	禁忌	禁忌

合，低分子量ヘパリン（エノキサパリン）あるいはこれが使用できないときはXa阻害薬（フォンダパリヌクス）の投与を開始し，7～14日間継続する。ACCPガイドライン第9版[9]に準拠すれば，低分子量ヘパリンが出血リスクから推奨グレードが高いので，低分子量ヘパリンを優先するのが妥当であろう。なんらかの理由で薬物予防が開始できない場合は，IPCを継続している。硬膜外カテーテルを併用したときの抜去の時期は，開始あるいは次回投与の2時間前までに抜去することが必要で，また半減期を考慮し投与からエノキサパリンで10時間以上，フォンダパリヌクスで20時間以上を空けることが推奨されている。なお，整形外科領域で認可された経口Xa阻害薬であるエドキサバンは，2012年12月現在，腹部領域での保険適用はなく，今後の拡大が期待される。

　実際の予防は頻度が多く，海外，本邦でのデータがそろいつつある手術については，疾患-術式ごとに決定されることが多いが，日米のガイドライン，あるいは前述のわれわれの予防法には違いが見られ，統一を図るのはなかなか難しいのが現状である（表13）。さらに，最近，本邦においても行われることが多い腹腔鏡手術やロボット支援前立腺全摘術については，エビデンスが少ないのが現状である。これらについては以下に概説するが，今後の症例集積が必要と思われる。

表13　泌尿器科各手術に対する推奨予防法の日米の比較

泌尿器科手術	AUA[33]	本邦[26]	私案
経尿道的手術	ES	ES	ES
良性疾患開腹手術	LDUH あるいは LMWH あるいは IPC	IPC	IPC
腎部分切除術	LDUH あるいは LMWH（出血リスク高いときは IPC）	IPC あるいは LDUH	IPC
前立腺全摘術 膀胱全摘術 根治的腎摘除術 鏡視下がん手術	LDUH あるいは LMWH（出血リスク高いときは IPC）	IPC あるいは LDUH	LMWH，LMWHが使用できないときXa阻害薬（出血リスク高いときはIPC）

ES：弾性ストッキング，IPC：間歇的空気圧迫法，LDUH：低用量未分画ヘパリン，LMWH：低分子量ヘパリン

d. 腹腔鏡下手術における周術期 VTE の予防

　腹腔鏡下手術後の VTE 発生のリスクについては，不明な点が多い。腹部の手術創は開腹術に比較して小さいが，凝固系の活性化は同等か，やや下回る程度とされている[1)38)〜41]。手術時間は開腹術よりも長いことが多く，気腹や逆トレンデレンブルク位も下肢からの静脈環流量を減少させ，下肢静脈うっ滞を引き起こすが，臥床や入院期間は短いことが多く，総体的に腹腔鏡下手術後の VTE の発生頻度は低いようである[25)42]。また，主に腎の腹腔鏡下手術においては，理学的予防法に比べ，出血副作用が増え，VTE のリスクは下がらなかったという報告[43]もある。腹腔鏡下前立腺全摘（laparoscopic radical prostatectomy：LRP）については，症候性 VTE の発生に関するメタ解析がなされているが，ヘパリンによる予防の有無は発生率に影響せず，術前からのヘパリンの投与は術中出血量や輸血の増加，再手術率の増加や在院期間の延長にかかわるという結果で，この手術を受ける患者に対するヘパリン予防は標準化しにくいと報告[44]されている。ただ，無症候性の VTE が集計されていないこと，VTE リスクは術後に増強しうることなど研究の限界も指摘しており，症例ごとのリスクで抗凝固療法の適用を決めるべきとしている。少なくとも，術前からのヘパリン投与の適用は低く，術後の出血リスクが低下した状態において，VTE リスクを評価し薬物予防の適用を検討するべきと思われる。

e. ロボット支援前立腺全摘除術における周術期 VTE の予防

　ロボット支援前立腺全摘除術（robot-assisted laparoscopic prostatectomy：RALP）については，計307症例に対して，術直前からヘパリン予防を行った187症例と理学的予防のみの120症例について，VTE の発生と治療の有害事象についての検討がある[45]。VTE はおのおのの群で1症例ずつ発生しており有意差がなく，ヘパリン予防の必要性は低いとしているが，抗凝固療法による出血量の増加や入院期間への影響も見られなかった。した

がって，現状では LRP と同様，出血リスクの低くなった状態で，VTE リスクを評価し薬物予防の適用を決めるのが妥当であろう。

2 泌尿器科患者の周術期 VTE の診断について

血栓性素因の有無などを含め，術前評価は基本的かつもっとも重要な事項である。家族歴や現病歴の詳細は聴取を行い，特に血栓症の既往，下肢静脈瘤，心不全，エストロゲン服用，妊娠の有無，さらに先天性血栓性素因や抗リン脂質交替など，一般的危険因子についての情報を取得する。一方で，年齢のほか術式，体位，手術時間などの手術因子を含めた危険因子を評価する（図1）。ベッドサイドの検査としては，Homans 徴候，Lowenberg 徴候などが教科書的だが，中枢側静脈血栓塞栓症（deep vein thrombosis：DVT）では陽性とならない点に注意が必要である。われわれは，手術予定患者においては d-dimer を測定し 0.5 μg/ml 以上では術前に下肢の血管エコーを行っている。d-dimer は手術侵襲や炎症，腫瘍の存在でも上昇することがあるため，術後における有用性は低いが，術前に VTE の存在を否定するのには有用と考えている。

術後においては，症候性 VTE の診断が中心となるが，静脈造影は確実な検査で静脈圧測定も可能であるが，侵襲的であるため非侵襲的検査が行われることが多い。コンピュータ断層撮影（computed tomography：CT），ヘリカル CT などが多用されている[46]。

3 泌尿器科患者の周術期 VTE の治療について

周術期の DVT の治療の目的は，DVT そのものの治療とともに，致死的疾患である PTE 併発の予防である。抗凝固療法による内科的治療が基本でヘパリン，次いでワルファリンに移行するが，標準化されていないのが実際であり，アルゴリズム例を図2[47]に示す。下大静脈フィルタ[48]も，DVT の 13％に施行されている。通常，術後の患者は VTE のリスク因子が複数存在しており，重篤なものへの進展を念頭に置く必要がある。また，多くは出血リスクも高い状態であるため，これらを認識しつつ治療方針を決めていく必要がある。

a. 中枢型 DVT

急性期の中枢型 DVT では，禁忌でない場合は抗凝固療法が第一選択である。未分画ヘパリンを活性化部分トロンボプラスチン時間（APTT）がコントロール値の 1.5〜2.5 倍となるように調節し，持続静脈注射あるいは皮下注射を行う。出血のリスクがまだ高い場合は，硫酸プロタミンで中和を行いやすい持続静脈注射が選択されることが多い。内服可能なら未分画ヘパリンに続いて，ワルファリンの内服が行われ，PT-INR が 2.0〜3.0[49]になるように調節される。わが国では，この値は 1.5〜2.5 になるように調節されることが多いが，エビデンスは認められない。未分画ヘパリンの絶対的禁忌には出血性潰瘍，脳出血急性期，出血傾向などが挙げられ，相対的禁忌としては悪性腫瘍，動静脈奇形，重症かつコントロール不能の高血圧，慢性腎不全，慢性肝不全，大手術・外傷・深部生検後の 2 週間以内などがある[50]。しかし，VTE は未分画ヘパリンの相対的禁忌と同様の状態を基礎とし

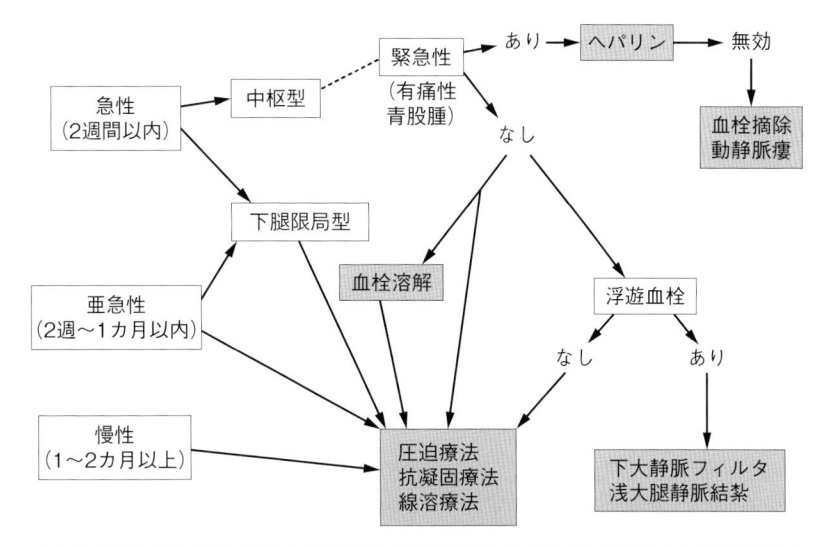

図2 DVT 治療選択のアルゴリズム
(島居 徹. 泌尿器科手術における下肢深部静脈血栓症のリスクファクターと診断・予後. 泌尿器外科 2005;18:763-71 より引用)

て発症することが多く，個々において出血と血栓のリスクの釣り合いを考慮したうえで使用する．ワルファリンの禁忌事項はヘパリンと同様で，さらに妊婦への注意はあるが，泌尿器科手術で問題となることはまれであろう．

b. 下腿限局型 DVT

下腿に限局する DVT では，適切な治療を行わなかった場合は約 20％が中枢に進展するとされ，禁忌でなければ，通常治療用量の抗凝固療法が推奨される．出血のリスクが高い場合は低用量の抗凝固療法か，無治療で経過観察を行う場合もある．心肺機能低下症例を除けば，下腿のみの DVT で下大静脈フィルタの適用はなく，通常用量の抗凝固療法を行えない場合は超音波検査などで血栓の中枢側進展を監視することが重要である[26]．

c. 硬膜外麻酔と DVT の治療

DVT の治療は，術後硬膜外麻酔のカテーテル留置中に必要となる可能性がある．欧米では低用量の未分画ヘパリン（5,000 単位皮下注，8 時間あるいは 12 時間ごと）は禁忌でないとされているが，抜去は抗凝固療法の効果がもっとも弱い時期に行うことが勧められている[27]．治療量（5,000 単位ボーラス＋持続投与 5,00〜1,000 単位/hr）では刺入やカテーテル抜去はしてはならず，抜去が必要な場合は投与中止後少なくとも 2〜4 時間経過後に凝固能を評価してから行うことが必要である．また，カテーテル抜去を行ったら 1 時間は未分画ヘパリンを投与しない[26]．

d. 下大静脈フィルタの適用

もし抗凝固療法が十分行えないなら，下大静脈フィルタが考慮される．永久留置型と非

永久留置型があり，さらに後者には一時留置型と回収可能型がある．永久留置型は，ランダム化比較試験で慢性期にDVTの再発率が高くなることが示されている[51]．周術期の対処としては，抜去可能である非留置型が適している．ただし10〜14日以内の抜去が必須であるため，抗凝固療法禁忌症例に使用した場合は，フィルタに巨大な血栓が捕足された場合の対処方法を考慮しておく必要がある．

■参考文献

1) Geerts WH, Pineo GF, Heit JA, et al. Prevention of venous thromboembolism：The seventh ACCP conference on antithrombotic and thrombolytic therapy. Chest 2004；126：338S-400S.
2) Agnelli G, Bolis G, Capussotti L, et al. A clinical outcome-based prospective study on venous thromboembolism after cancer surgery：The ARISTOS project. Ann Surg 2006；243：89-95.
3) Kundu SD, Roehl KA, Eggener SE, et al. Potency, continence and complication in 3,477 consecutive radical retropubic prostatectomies. J Urol 2004；172：2227-31.
4) Pettus JA, Eggener SE, Shabsigh A, et al. Perioperative clinical thromboembolic events after radical or partial nephrectomy. Urology 2006；68：988-92.
5) 謝 宗安, 池田みさ子, 谷藤泰正. 全国アンケート調査からみた周術期肺塞栓. 麻酔 1999；48：1144-9.
6) Sakon M, Maehara Y, Yoshikawa H, et al. Incidence of venous thromboembolism following major abdominal surgery：A multi-center, prospective epidemiological study in Japan. J Thromb Haemost 2006；4：581-6.
7) Heit JA, Silverstein MD, Mohr DN, et al. Risk factors for deep vein thrombosis and pulmonary embolism：A population-based case-control study. Arch Intern Med 2000；160：809-15.
8) White RH, Chew HK, Zhou H, et al. Incidence of venous thromboembolism in the year before the diagnosis of cancer in 528,693 adults. Arch Intern Med 2005；165：1782-7.
9) Gould MK, Garcia DA, Wren SM, et al. Prevention of VTE in nonorthopedic surgical patients. Chest 2012；141：227S-77S.
10) Geerts WH, Bergqvist D, Pineo GF, et al. Prevention of venous thromboembolism. Chest 2008；133：381S-453S.
11) Wheeler HB. Diagnosis of deep vein thrombosis. Review of clinical evaluation and impedance plethysmography. Am J Surg 1985；150：7-13.
12) Polgar J, Matuskova J, Wagner DD. The P-selectin, tissue factor, coagulation triad. J Thromb Haemost 2005；3：1590-6.
13) Dillioglugil O, Leibman B, Leibman N, et al. Risk factors for complications and morbidity after radical retropubic prostatectomy. J Urol 1997；157：1760-7.
14) Heinzer H, Hammerer P, Graefen M, et al. Thromboembolic complication rate after radical retropubic prostatectomy. Impact of routine ultrasonography for the detection of pelvic lymphoceles and hematomas. Eur Urol 1998；33：86-90.
15) Rossignol G, Leandri P, Gautier J, et al. Radical retropubic prostatectomy：Complications and quality of life (429 cases, 1983-1989). Eur Urol 1991；19：186-91.
16) Leandri P, Rossginol G, Gautier J, et al. Radical retropubic peostatectomy：Morbidity and quality of life. Experience with 620 consecutive cases. J Urol 1992；147：883-7.
17) Cisek L, Walsh P. Thromboembolic complication following radical retropubic prostatectomy.

Influence of external sequential pneumatic compression devices. Urology 1993；42：406-8.
18) Andriole G, Smith D, Rao G, et al. Early complications of contemporary anatomic radical retropubic prostatectomy. J Urol 1994；152：1858-60.
19) Leibovitch I, Foster R, Wass J, et al. Color Doppler flow imaging for deep venous thrombosis screening in patients undergoing pelvic lymphadenectomy and radical retropubic prostatectomy for prostatic carcinoma. J Urol 1995；153：1866-9.
20) Goldenberg S, Klotz L, Srigley J, et al. Randomized, prospective, controlled study comparing radical prostatectomy alone and neoadjuvant androgen withdrawal in the treatment of localized prostate cancer. Canadian Urologic Oncology Group. J Urol 1996；156：873-7.
21) Sieber P, Rommel F, Agusta V, et al. Is heparin contraindicated in pelvic lymphadenectomy and radical prostatectomy? J Urol 1997；158：869-71.
22) Sleight MW. The effect of prophylactic subcutaneous heparin on blood loss during and after transurethral prostatectomy. Br J Urol 1982；54：164-5.
23) Bigg S, Catalona W. Prophylactic mini-dose heparin in patients undergoing radical retropubic prostatectomy. A prospective trial. Urology 1992；39：309-13.
24) 島居　徹, 奴田原紀久雄, 石井泰憲. 経尿道的前立腺切除術後に合併した肺塞栓症の1例. 西日本泌尿器科 1986；48：1251-4.
25) Permpongkosol S, Link RE, Su LM, et al. Complications of 2,775 urologic laparoscopic procedures：1993 to 2005. J Urol 2007；177：580-5.
26) 肺血栓塞栓症/深部静脈血栓症（静脈血栓塞栓症）予防ガイドライン作成委員会. 肺血栓塞栓症/深部静脈血栓症（静脈血栓塞栓症）予防ガイドライン. 東京：メディカルフロントインターナショナル；2004.
27) Geerts W, Heit J, Clagett G, et al. Prevention of venous thromboembolism. Chest 2001；119：132S-75S.
28) Mayo ME, Halil T, Browse NL. The incidence of deep vein thrombosis after prostatectomy. Br J Urol 1971；43：738-42.
29) Collins RE, Klein LA, Skillman JJ, et al. Thromboembolic problems in urologic surgery. Urol Clin North Am 1976；3：393-401.
30) Kakkar VV, Corrigan T, Spindler J, et al. Efficacy of low doses of heparin in prevention of deep-vein thrombosis after major surgery. A double-blind, randomised trial. Lancet 1972；2：101-6.
31) Nicolaides AN, Field ES, Kakkar VV, et al. Prostatectomy and deep-vein thrombosis. Br J Surg 1972；59：487-8.
32) Rosenberg IL, Evans M, Pollock AV. Prophylaxis of postoperative leg vine thrombosis by low dose subcutaneous heparin or peroperative calf muscle stimulation：A controlled clinical trial. Br Med J 1975；1：649-51.
33) Forrest JB, Clemens JQ, Finamore P, et al. AUA best practice statement for the prevention of deep vein thrombosis in patients undergoing urologic surgery. J Urol 2009；181：1170-7.
34) 左近賢人, 塚本泰司, 小林隆夫ほか. 腹部手術後静脈血栓塞栓症の予防に対するフォンダパリヌクスの臨床的評価─間欠的空気圧迫法をベンチマークとした無作為化オープン試験. 臨医薬 2008；24：679-89.
35) Sakon M, Kobayashi T, Shimazui T. Efficacy and safety of enoxaparin in Japanese patients undergoing curative abdominal or pelvic cancer surgery：Results from a multicenter, randomized, open-label study. Thromb Res 2009；125：65-70.
36) 島居　徹. 泌尿器科手術後のVTEを予防するには. Urology Today 2011；18：29-33.
37) CG92 Venous thromboembolism—Reducing the risk：NICE guideline, National Institute for

Health and Clinical Excellence；http://guidance.nice.org.uk/CG92/NICEGuidance/pdf/English
38) Zacharoulis D, Kakkar AK. Venous thromboembolism in laparoscopic surgery. Curr Opin Pulm Med 2003；9：356-61.
39) Ljungstrom KG. Is there a need for antithromboembolic prophylaxis during lapatoscopic surgery? Not always. J Thromb Haemost 2005；3：212-3.
40) Rasmussen MS. Is there a need for antithrombotic prophylaxis during laparoscopic surgery? Always. J Thromb Haemost 2005；3：210-1.
41) Society of American Gastrointestinal and Endoscopic Surgeons：Guidelines for deep venous thrombosis prophylaxis during laparoscopic surgery；http://www.sages.org/publication/id/C/. published on 10/2006.
42) Trabulsi EJ, Guillonneau B. Laparoscopic radical prostatectomy. J Urol 2005；173：1072-9.
43) Montgomery JS, Wolf JS. Venous thrombosis prophylaxis for urological laparoscopy：Fractionated heparin versus sequential compression devices. J Urol 2005；173：1623-6.
44) Secin FP, Jiborn T, Bjartell AS, et al. Multi-institutional study of symptomatic deep venous thrombosis and pulmonary embolism in prostate cancer patients undergoing laparoscopic or robot-assisted laparoscopic radical prostatectomy. Eur Urol 2008；53：134-45.
45) Patel T, Kirby W, Hruby G, et al. Heparin prophylazis and the risk of venous thromboembolism after robotic-assisted laparoscopic prostatectomy. BJU Int 2011；108：729-32.
46) 島居　徹. 泌尿器科手術における下肢深部静脈血栓症のリスクファクターと診断・予後. 泌尿器外科 2005；18：763-71.
47) 星野俊一. 深部静脈血栓症の臨床. 江里健輔, 平井正文, 中野　赳編. 深部静脈血栓症予防ハンドブック. 東京：医歯薬出版；2004. p.9-16.
48) Hyers T, Agnelli G, Hull R, et al. Antithrombotic therapy for venous thromboembolic disease. Chest 2001；119 Suppl：176S-93S.
49) Hull R, Raskob G, Rossenbloom D, et al. Optimal therapeutic level of heparin therapy in patients with venous thrombosis. Arch Intern Med 1992；152：1589-95.
50) Campbell N, Hull R, Brant R, et al. Aging and heparin-related bleeding. Arch Intern Med 1996；156：857-60.
51) Decousus H, Leizorovicz A, Parent F, et al. A clinical trial of vena cava filters in the prevention of pulmonary embolism in patients with proximal deep-vein thrombosis. N Engl J Med 1998；338：409-15.

〔島居　徹〕

II. 各論

5 脳神経外科

はじめに

　脳神経外科領域における周術期の急性期肺血栓塞栓症（pulmonary thromboembolism：PTE）の発生頻度は，整形外科，産婦人科，一般外科領域と比べ低いとされている。しかしながら，脳神経外科では一般にPTEの危険因子とされている長時間に及ぶ開頭手術，意識障害や運動機能障害を伴っている症例，脳腫瘍，脳卒中，外傷，高齢患者などを扱うことが多い。特に，転移性脳腫瘍や悪性神経膠腫といった脳腫瘍患者においては血液凝固能が亢進しており[1]，さらにステロイド投与などから下肢の深部静脈血栓症（deep vein thrombosis：DVT）のリスクが高くなる。

　本邦の周術期静脈血栓塞栓症（venous thromboembolism：VTE）への対応は，2004年の肺血栓塞栓症/深部静脈血栓症（静脈血栓塞栓症）予防ガイドライン，2009年のガイドライン改訂版と整備されてきているが，脳神経外科領域はいまだ整備されていない状態である。もちろん以前よりもDVTに対して関心が高まり，脳卒中治療ガイドライン2009[2]や肺血栓塞栓症および深部静脈血栓症の診断，治療，予防に関するガイドライン（2009年改訂版）[3]において予防方法について明記されているが，本邦における脳神経外科領域において大規模調査はなく，ランダム化比較試験（randomized controlled trial：RCT）は行われていない。したがって，欧米諸外国からの報告を参照しているのが現状である。

発生頻度

　本邦における脳神経外科領域でのDVT/PTE発生頻度に関する報告は少ない。欧米では，Hamiltonら[4]の報告からDVTの発生率は無症候性のものを含めると29〜43％，PTEの発生率は1〜5％で死亡率に至っては9〜50％と高率であるとされている。脳神経外科領域の疾患別では，一般に脳腫瘍や脳卒中，脊椎・脊髄疾患において発生頻度が高い。脳腫瘍に関しては，Steinら[5]が集腫の坦がん患者のVTE発症率について，悪性神経膠腫は膵臓がんについで二番目と報告し，またSemradら[6]は悪性神経膠腫患者におけるDVT発症について大規模後ろ向き研究を報告しており，9,489症例中VTE 715症例（7.5％），PTE 217症例（2.3％）に発生したと報告した。Kawaguchiら[1]は，本邦での単一施設における

悪性神経膠腫患者316症例中6症例（1.9％）にDVTが発生したと報告した．脳卒中に関しては，山田ら[7]の脳卒中に合併する肺塞栓症に関する後ろ向き研究や，最近では渡部ら[8]の脳卒中患者におけるDVTが報告されており，それによるとエコー上475症例中53症例（11.2％）に見られたと報告した．しかしながら，依然，各疾患においてもDVT/PTEに関する報告は少ない．

さらに全般的な脳神経外科領域での報告に言及すると，欧米ではDVTの発生率は18～50％，PTEは0～25％と報告[9]されているのに対し，一方本邦では1989年の目黒ら[10]の"692症例の脳神経外科入院患者において5症例（0.7％）のPTEが平均31日目の入院日に生じた"とするものがある．また，2003年の松重ら[11]の脳神経外科領域における静脈血栓塞栓症の後ろ向き調査で"脳神経外科入院患者の3,595症例中，DVTを発症したのが8症例（0.22％）で，うち3症例がPTEを発症（全症例死亡）"というものがあるにすぎない．

大規模調査での報告は少ないため断言はできないが，本邦は欧米に比べてDVT/PTEの発生頻度は少なく，これにはさまざまな要素が関与していると思われるが，近年，生活習慣の欧米化により増加傾向にあるといわれている．

リスク評価

"肺血栓塞栓症/深部静脈血栓症（静脈血栓塞栓症）予防ガイドライン"が2004年に刊行され，2009年の改訂版において本邦における脳神経外科領域のDVT/PTEリスクレベルの階層化や，各リスクレベルと静脈血栓塞栓症発生率がまとめられている（表1）．また，静脈血栓塞栓症の付加的な危険因子についても，各危険因子とその強度がまとめられ

表1 リスクレベルと静脈血栓塞栓症の発生率，および対応する予防法

リスクレベル	下腿DVT（％）	中枢型DVT（％）	症候性PTE（％）	致死性PTE（％）	推奨予防法
低リスク	2	0.4	0.2	0.002	早期離床および積極的な運動
中リスク	10～20	2～4	1～2	0.1～0.4	ESあるいはIPC
高リスク	20～40	4～8	2～4	0.4～1.0	IPCあるいは低用量未分画ヘパリン
最高リスク	40～80	10～20	4～10	0.2～5	（低用量未分画ヘパリンとIPCの併用）あるいは（低用量未分画ヘパリンとESの併用）

（低用量未分画ヘパリンとIPCの併用）や（低用量未分画ヘパリンとESの併用）の代わりに，用量調節未分画ヘパリンや用量調節ワルファリンを選択してもよい．
DVT：深部静脈血栓症，ES：弾性ストッキング，IPC：間歇的空気圧迫法，PTE：肺血栓塞栓症
〔肺血栓塞栓症/深部静脈血栓症（静脈血栓塞栓症）予防ガイドライン作成委員会．肺血栓塞栓症/深部静脈血栓症（静脈血栓塞栓症）予防ガイドライン．東京：メディカルフロントインターナショナル；2004より引用〕

表2　静脈血栓塞栓症の付加的な危険因子の強度

危険因子の強度	危険因子
弱い	肥満 エストロゲン治療 下肢静脈瘤
中等度	高齢 長期臥床 うっ血性心不全 呼吸不全 悪性疾患 中心静脈カテーテル留置 がん化学療法 重症感染症
強い	静脈血栓塞栓症の既往 血栓性素因 下肢麻痺 下肢ギプス包帯固定

血栓性素因：先天性素因としてアンチトロンビン欠損症，プロテインC欠損症，プロテインS欠損症など，後天性素因として抗リン脂質抗体症候群など。

　最高リスクにおいては抗凝固療法を積極的に推奨している．しかし，出血のリスクが高い場合には理学的予防法のみでの予防も考慮する．

　いずれの予防法の施行時にも，予防法施行による合併症について十分に説明する．特に，抗凝固療法を行う場合は，出血に伴う合併症についてインフォームド・コンセントを得る必要がある．

〔肺血栓塞栓症/深部静脈血栓症（静脈血栓塞栓症）予防ガイドライン作成委員会．肺血栓塞栓症/深部静脈血栓症（静脈血栓塞栓症）予防ガイドライン．東京：メディカルフロントインターナショナル；2004より引用〕

ている（表2)[3]。

　脳神経外科領域の周術期DVT/PTE予防のためには，まず個々の患者の付加的危険因子の見極めと，手術におけるリスクレベルを組み合わせることにより，適切なリスク評価を行うことが重要である．

予防法

　"肺血栓塞栓症/深部静脈血栓症（静脈血栓塞栓症）予防ガイドライン"において，脳神経外科術後の静脈血栓塞栓症の予防法が，リスクレベルに応じてまとめられている（表3)[3]。American College of Chest Physicians（ACCP）ガイドライン第8版[12]で，脳神経

表3　脳神経外科手術における静脈血栓塞栓症の予防

リスクレベル	脳神経外科手術	予防法
低リスク	開頭術以外の脳神経外科手術	早期離床および積極的な運動
中リスク	脳腫瘍以外の開頭術	弾性ストッキング　あるいは　間歇的空気圧迫法
高リスク	脳腫瘍の開頭術	間歇的空気圧迫法　あるいは　低用量未分画ヘパリン
最高リスク	（静脈血栓塞栓症の既往や血栓性素因のある）脳腫瘍の開頭術	（低用量未分画ヘパリンと間歇的空気圧迫法の併用）あるいは（低用量未分画ヘパリンと弾性ストッキングの併用）

　（低用量未分画ヘパリンと間歇的空気圧迫法の併用）や（低用量未分画ヘパリンと弾性ストッキングの併用）の代わりに，用量調節未分画ヘパリンや用量調節ワルファリンを選択してもよい。
　血栓性素因：先天性素因としてアンチトロンビン欠損症，プロテインC欠損症，プロテインS欠損症など，後天性素因として抗リン脂質抗体症候群など。
　大量のステロイドを併用する場合には，さらにリスクが高くなるものと考える。
　低用量未分画ヘパリンでの予防は，手術後なるべく出血性合併症の危険性が低くなってから開始する。特に頭蓋内での出血は重篤な障害を招く可能性があるため，手術後の止血をCTなどにより十分確認の後，投与開始するのが望ましい。
　出血の危険性が高い高リスクの手術では，間歇的空気圧迫法を用いることができない場合に，弾性ストッキング単独での予防も許容される。
　最高リスクにおいては抗凝固療法が基本となるが，出血の危険が高い場合には，やむをえず間歇的空気圧迫法で代替することも考慮する。
〔肺血栓塞栓症／深部静脈血栓症（静脈血栓塞栓症）予防ガイドライン作成委員会．肺血栓塞栓症／深部静脈血栓症（静脈血栓塞栓症）予防ガイドライン．東京：メディカルフロントインターナショナル；2004より引用〕

表4　ACCPガイドライン第8版の推奨要約：脳神経外科手術

4.0　脳神経外科手術

4.0.1　脳神経外科大手術患者では，適切な血栓予防をルーチンに行うことを推奨する（grade 1a）。適切なIPCによるもの（grade 1A），IPCに替わる許容できる予防法は術後LMWH（grade 2A）またはLDUH（grade 2B）である。

4.0.2　特に血栓リスクの高い脳神経外科大手術患者では，理学的方法（GCSまたはIPC，あるいは両方）と薬物的方法（術後LMWHまたはLDUH）の併用を提案する（grade 2b）。

〔Geerts WH, Bergqvist D, Pineo GF, et al；American College of Chest Physicians. Prevention of venous thromboembolism：American College of Chest Physicians evidence-based clinical practice guidelines（8th edition）. Chest 2008；133：381S-453Sより引用〕

　外科手術に関する予防法が示されている（表4）。脳卒中のガイドライン2009[2]においては，脳梗塞，脳内出血における弾性ストッキングの予防効果について示されている（表5）。
　ヘパリンなどの抗凝固の併用を推奨する報告も散見されるが，脳神経外科領域における周術期での使用については，頭蓋内外の出血などの可能性もあるためルーチン化すべきでなく，個々に応じて使用方法を検討すべきであると思われる。

表5 脳内出血，脳梗塞における弾性ストッキングの予防効果

《脳内出血》
　脳出血急性期の患者で麻痺を伴う場合，弾性ストッキングあるいは間歇的空気圧迫法ないしその併用により深部静脈血栓症および肺塞栓症を予防すべきである（グレードB）。

《脳梗塞》
1. 下肢の麻痺がある急性期虚血性脳血管障害患者では，深部静脈血栓症および肺塞栓症の予防にヘパリン，または低分子ヘパリンの皮下注療法が推奨される。しかし，頭蓋内外の出血のリスクがあるため，急性期虚血性脳卒中患者に対してルーチンに投与することは推奨できない（グレードC1）。
2. アスピリンは，急性期虚血性脳卒中患者における肺塞栓症予防に推奨できない。またデキストランは深部静脈血栓症の予防効果は証明されていない（グレードC2）。段階的弾性ストッキングおよび間歇的空気圧迫法が深部静脈血栓症予防に有効との十分な科学的根拠はまだない（グレードC1）。

（篠原幸人，小川 彰，鈴木則宏ほか．脳卒中治療ガイドライン2009．東京：協和企画；2009．p.66-8 より引用）

欧米および本邦における脳神経外科領域の各DVT/PTE予防法の効果と合併症

1 脳卒中

　急性期脳卒中で1週間以内に入院した2,518症例が対象で，routine care に thigh-length GCS（graduated compression stockings）を履いた群1,256症例と，routine care のみで GCS なし群1,262症例とで比較した結果，GCS ありで126症例（10.0％），なし群で133症例（10.5％）であり，GCS では有意差は出なかった。皮膚潰瘍や膨隆などのトラブルのほうが GCS で多かったという結果であり，有用でないとする報告もある。また，現在 CLOTS trial 1 では，best medical care に間歇的空気圧迫治療（intermittent pneumatic compression：IPC）を使用するかしないかでの trial が進行中である[13]。
　VTE ガイドラインによる高リスク群37症例に対して弾性ストッキングを着用しかつ薬物を使用したうえで，IPC 使用あり/なし群で，ガイドラインに沿って予防を行ったところ，DVT は5/37症例で見られ，PTE が3/5症例に見られた[14]。

2 脳梗塞

　prevention of venous thromboembolism after acute ischaemic stroke（PREVAIL）study[15] において急性期脳梗塞にエノキサパリンを使用しVTE予防を行ったところ，ヘパリン5,000単位2回/day皮下注に比べて43％減少させたと報告した。症候性PEも0.5％で，エノキサパリン使用で若干高いが，出血のリスクも1％以下であった。

3 脳内出血

low-dose unfractionated heparin（LDUH），低分子量ヘパリン（low-molecular-weight heparin：LMWH）を使用することでVTEの発生率を下げ，頭蓋内出血（intracranial hemorrhage：ICH）の発生率を上げるかについての分析を行った。1,170症例が含まれる6つのRCTで，LDUHやLMWH vs. コントロール群を評価した。5/6RCTで，症候性あるいは無症候性VTEのリスクを軽減させた。ICHはヘパリンを使用された群で見られるが，重要ではなかった。1,000症例中91症例にVTEが生じ，近位部DVTあるいはPTEが35症例に見られ，症候性は9/18症例であった。一方，7症例0.7％のICHと28症例2.8％のminor bleedingが見られた[16]。

4 メタアナリシス

18のRCTと12のコホート研究を基に7,779症例を検討した結果，LMWHとintermittent compression device（ICDs）を併用したほうが，DVTの発生率を減少させるのに効果的であった。

ICHの発生リスクもLMWHとnonpharmacologic methodsとの間に有意差はなかった。ICHとminor bleedingsはヘパリン使用で高かった[17]。

おわりに

脳神経外科領域においては，脳卒中や脳腫瘍という疾患のみならず，麻痺などの身体的要素，長時間に及ぶ手術などの特性，ステロイドなどの使用薬物からDVT/PTEが生じやすい環境下にある。したがって，すべての患者にDVT/PTE発生の危険性があることを強く認識すべきであり，d-dimerの測定や下肢静脈エコーなど早期にスクリーニングを行うなど，詳細なリスク評価と徹底した予防策を行う必要がある。さらに冒頭でも述べたが，現状では海外からの報告は多く，本邦からの大きなRCTがほとんどないため，諸外国の報告を参照している。今後，本邦独自の大規模試験が行われることを期待する。

■参考文献

1) Kawaguchi T, Kumabe T, Kanamori M, et al. Venous thromboembolism in patients with malignant glioma. Jpn J Neurosurg（Tokyo）2009；18：294-9.
2) 篠原幸人，小川　彰，鈴木則宏ほか．脳卒中治療ガイドライン2009．東京：協和企画；2009．p.66-8.
3) JCS joint working group. Guidelines for diagnosis, treatment and prevention of pulmonary thromboembolism and deep vein thrombosis（JCS2009）. Circ J 2011；75：1258-81.
4) Hamilton M, Hull R, Pineo G, et al. Venous thromboembolism in neurosurgery and neurology patients：A review. Neurosurgery 1994；34：280-96.
5) Stein PD, Beemath A, Meyers FA, et al. Incidence of venous thromboembolism in patients

hospitalized with cancer. Am J Med 2006；119：60-8.
6) Semrad TJ, O'Donnell R, Wun T, et al. Epidemiology of venous thromboembolism in 9489 patients with malignant glioma. J Neurosurg 2007；106：601-8.
7) 山田正晴, 波出石弘, 安井信之ほか. 脳卒中に合併する肺塞栓症. 脳卒中 1997；19：60-5.
8) 渡部憲昭, 今田隆一. 脳卒中患者における深部静脈血栓症：下腿静脈に限局した血栓の危険性についての検討. 脳神経外科速報 2009；19：1316-9.
9) Samuel R, Brain T, Davis P, et al. Prophylaxis for deep venous thrombosis in neurosurgery：A review of the literature. Neurosurg Focus 2004；17：E1.
10) 目黒琴生, 松木孝之, 樋口　修ほか. 脳神経外科患者にみられた肺塞栓症の検討. 脳神経外科 1989；17：533-7.
11) 松重俊憲, 木矢克造, 佐藤秀樹ほか. 脳神経外科領域における静脈血栓塞栓症. 脳神経外科 2003；31：885-9.
12) Geerts W, Bergqvist D, Pineo G, et al. Preventation of venous thromboembolism：American college of chest physicians evidence-based clinical practice guidelines (8th edition). Chest 2008；133（6 Suppl）：381S-453S.
13) CLOTS trials collaboration, Dennis M, Sandercock P, et al. Effectiveness of thigh-lengh graduated compression stockings to reduce the risk of deep vein thrombosis after stroke (CLOTS trial 1)：A multicenter, randomized controlled trial. Lancet 2009；373：1958-65.
14) Taniguchi S, Fukuda I, Daitoku K, et al. Prevalence of venous thromboembolism in neurosurgical patients. Heart Vessels 2009；24：425-8.
15) Sherman D, Albers G, Bladin C, et al. The efficacy and safety of enoxaparin versus unfractionated heparin for the prevention of venous thromboembolism after acute ischaemic stroke (PREVAIL Study)：An open-label randomized comparison. Lancet 2007；369：1347-55.
16) Mark G, Wendy H, Russell D, et al. Venous thromboembolism prophylaxis in patients undergoing cranial neurosurgery：A systematic review and meta-analysis. Neurosurgery 2011；68：571-81.
17) Jacob F, Jeffrey L, Andrew F, et al. Prevention of venous thromboembolism in neurosurgery：A metaanalysis. Chest 2008；134：237-49.

〔毛利　元信, 鈴木　秀謙, 滝　　和郎〕

II. 各論

6 救急・集中治療分野

はじめに

　静脈血栓塞栓症（venous thromboembolism：VTE）は，集中治療室（intensive care unit：ICU）における重大な合併症である．深部静脈血栓（deep vein thrombosis：DVT）に起因する肺血栓塞栓症（pulmonary thromboembolism：PTE）は，ときには突然死，呼吸不全，右心不全を惹起し，病態をさらに増悪させるからである．的確な VTE の予防や治療は，ICU に収容された患者の死亡率を低下させる．それゆえ，ICU に収容されるすべての患者は，この危険が明確に評価され，防止対策が講ぜられなければならないと American College of Chest Physicians（ACCP）ガイドライン[1]には勧告されている．

ICU における VTE の頻度

　ICU において診断された VTE の発生頻度は，その報告によってかなり差がある．これは，検査方法，対象，スクリーニング時期や間隔，対象部位などが異なるからで，諸家の論文[2]～[15]をまとめると，およそ 10～30％程度と推察される（表1）．

　このうち Harris ら[6]の報告は，比較的中枢部の静脈血栓にかぎり検出対象としているため，その頻度はやや低い．内科系重症疾患を対象に低分子量ヘパリンとプラセボとの比較試験を行った Leizorovicz ら[10]の論文も，対象が比較的低リスク症例であったためプラセボ群の静脈血栓の頻度は低かった．

　Cook ら[11]は，ICU に収容した 261 症例の重症患者に対し下肢の超音波検査を繰り返し行った．その結果，7 症例（2.7％）は収容時すでに DVT を有しており，その後 25 症例（9.6％）に新たな発症が確認された．うち 3 症例（9.4％）は，カテーテル関連 DVT であった．

　わが国におけるこのような報告はほとんどなく，貝沼ら[13]の報告では VTE の検出率は 1％弱と低率であったが，これは超音波検査による偶発的な診断であり，実際にはこの数倍から数十倍の頻度であろうと推察されている．

　なお，米国熱傷学会[14]による National Burn Repository（BNR）の集計に基づき，熱傷（33,637 症例）における VTE の発生率を調べると，全体では 0.6％とかなり低い．しかし，

表1 ICUにおけるDVTおよびPTEの頻度

報告者（年）	対象	検査法	症例数	DVTの頻度	PTEの頻度
Belch[2]（1981）	heart failure etc.	^{125}I-fibrinogen LS	N=50	26%	4%
Moser[3]（1981）*	respiratory ICU	^{125}I-fibrinogen LS	N=23	13%	
Cade[4]（1982）*	general ICU	^{125}I-fibrinogen LS	N=60	29%	
Ibarra-Perez[5]（1988）	pulmonary disease	venography	N=46	26%	6.5%
Harris[6]（1997）	surgical ICU	DUS	N=294	7.5%(major)	
Kapoor[7]（1999）*	medical ICU	DUS	N=390	31%	
Fraisse[8]（2000）*	ventilated COPD	venography	N=85	28%	0%
Ibrahim[9]（2002）	mechanical ventilation	DUS	N=110	24%	12%
Leizorovicz[10]（2004）	acutely ill medical	DUS	N=1,473	5%	0.2%
Cook[11]（2005）	medical-surgical ICU	DUS	N=261	12%	
Kory[12]（2011）	intensivist	DUS	N=128	20%	
貝沼ら[13]（2011）	surgical ICU	DUS	N=2,550	1%	

*：前向き研究，DUS：duplex ultrasonography，LS：leg scanning

ICUへの収容が必要な症例（熱傷面積が40～59%）では2.4%であった。小規模研究に見られる熱傷症例のVTE発現率は6～23%，25%の熱傷死には剖検で小血管肺塞栓の証拠があり，この報告では熱傷面積が60%以上になると発生率が低下するところから，BNRにおける低発生率はVTEを臨床的に確認する前に死亡する症例が多かったためではないかと推測されている。Surviving Sepsis Campaign guidelines（SSCG）[15]によれば，ICUにおけるきわめて重要な合併症である敗血症（septic DIC）もVTEの予防対象と考えられており，その頻度は5%といわれる。

ICUにおけるPTEの頻度

ICUで死亡した患者の剖検結果を見ると，その7～27%（平均13%）にPEが確認され，0～12%（平均3%）において直接死因となった。これらのうち，生前にPTEが疑われたものは30%にすぎなかった[16]。ICUでの臨床診断と剖検との間にdiscrepancyがあることが指摘されており[17]，臨床での報告もまちまちである。

前述のIbrahimら[9]の症例では，DVTを有した6症例中3症例（11.5%）がPTEを併発したと報告されている。米国の183施設に登録されたDVT 4,562症例のうち，PTEは729症例（16.0%）に認められた[18]。内科系疾患と非内科系疾患でPTEを伴う頻度を比べると，前者は22.2%，後者15.5%であった。内科系疾患で頻度が高いのは，VTEの予防処置の採られている割合が有意に少ないためであるという。これらの報告から換算する

と，ICUでのPTEの発現頻度は1〜5%程度と推測される。

診断法

　　DVT診断のゴールドスタンダードは静脈造影とされるが，ICUに収容された患者のベッドサイドでのスクリーニングには，圧迫法を加えたカラードプラー超音波断層法が主流である。下肢静脈血栓に対する本法の診断は，感度95%，特異度98%と高い[19]。ICUでは，患者が重篤で浮腫，肥満，外科的処置などによって検査が制限されるため熟練を要すが，2年ほど実践を積んだ集中治療医の診断は専門家の行うものと遜色ないとされる（感度86%，特異度96%）[12]。ただし，この方法では骨盤腔内の血栓の検出が困難なため，造影コンピュータ断層法（computed tomography：CT）や静脈造影などを組み合わせる必要も生じる。また，フィルタ留置の際などには，静脈造影を含んだより詳細な診断が必要となる。

　　PTEのスクリーニング検査の基本は，血液ガス分析と心臓超音波断層法である。急激な右室負荷を伴う低酸素血症（高炭酸ガス血症を伴わない）を見たら，ただちにヘパリン静注とともに胸部造影CTを行う。カテーテル治療の際には肺動脈造影によって詳細を確認し，DVTについても評価する。

ICUにおけるDVTやPTEの危険因子

　　ICUに収容される患者は，いくつもの重複した危険因子を持っている。危険因子には，表2に示すように①ICU収容以前から認められたもの（術後，外傷，熱傷，敗血症，悪性疾患，脳卒中，脊損，高齢，心不全，呼吸不全，VTEの既往，妊娠/産褥，エストロゲンなど）と，②ICU収容後に新たに加わったもの（安静臥床，抑制，鎮静，中心静脈ライン，外科的処置，敗血症，人工呼吸器の使用，昇圧薬，人工透析など）とに分けられる。なかでも，人工呼吸管理中の慢性閉塞性肺疾患（chronic obstructive pulmonary disease：COPD）関連の血栓症とカテーテル血栓症はICUに特有な病態である。

1 人工呼吸器およびCOPD関連血栓症

　　前述のIbrahimら[9]は，長期の人工呼吸管理を行った症例におけるDVTの頻度を調査した。1週間以上に及ぶ機械的換気を行った110症例のうち，26症例（23.6%）にDVTが発現した。そのほとんどが2週間以内であった。DVTは基礎に悪性疾患を持つものや中心静脈カテーテルを長期に挿入していたものに多く，ICU滞在日数，入院期間，死亡率とは因果関係は認められなかった。4症例はカテーテル関連血栓と考えられ，3症例は大腿静脈，1症例は鎖骨下静脈カテーテルに起因した。

　　COPDの人工呼吸管理における報告[3,5,8]は多く，COPD自体も危険因子の一つと考えら

表2　重症疾患患者におけるVTEの危険因子

A．ICU収容以前から認められる因子
1．最近の手術（術後）
2．外傷，熱傷など
3．悪性疾患とその治療
4．重症感染症
5．脳疾患，脊髄疾患に伴う麻痺，不動，長期臥床
6．高齢，肥満
7．心不全（NYHA Ⅲ/Ⅳ，心筋梗塞），呼吸不全（COPD）
8．VTEの既往/家族歴
9．妊娠/産褥
10．エストロゲン，エリスロポエチンなどの薬物
11．血液，凝固系疾患：血小板減少/増多症，heparin-induced thrombocytopenia（HIT），プロテインC/S欠損症，第Ⅴ因子ライデン変異，抗リン脂質抗体症候群など
12．下腿静脈瘤，静脈の圧排
13．その他

B．ICU収容後に加わった因子
1．安静臥床，抑制，鎮静
2．中心静脈ライン，スワン・ガンツカテーテルなど（カテーテル血栓症）
3．人工呼吸器の使用
4．昇圧薬の使用
5．大動脈バルーンパンピング/持続的心肺補助法
6．人工透析/持続的濾過透析
7．敗血症/DIC
8．その他

れている。Bertolettiら[20]の報告を見ると，COPD患者（2,984症例）は非COPD患者（25,936症例）に比べPTEやVTEの頻度が明らかに高く，3カ月後の死亡率もCOPD群で高率であった（10.8％ vs 7.6％）。COPDの増悪期には，低酸素状態によって炎症性サイトカインが増加し，これに伴い凝固能が活性化することがその原因といわれている[21]。高頻度にPTEを合併するという報告[22][23]もあるが，日常臨床でCOPDとして治療されていた症例のなかに，実は慢性肺血栓塞栓症であった症例を経験することもまれでなく，その鑑別は慎重に行うべきである。

2 カテーテル血栓症

ICUにおいて，中心静脈カテーテル（central venous catheterization：CVC）あるいはスワン・ガンツ（Swan-Ganz：SG）カテーテルは，循環動態のモニタリングや輸液などを目的とした基本的な処置である。しかし，これらを原因としたカテーテル血栓症が注目され[24]，その安易な使用に警鐘が鳴らされた。その頻度をPaceら[25]は，CVCでは0.8％，SGカテーテルでは3.4％と報告した。巨大で上大静脈症候群を伴ったもの[26]，上大静脈にフィルタ留置の必要であったもの[27]，さらには下大静脈フィルタのなかに巻き込まれてしまったものまで報告[28]されている。

フランスの8つのICU施設で穿刺部位（鎖骨下静脈と大腿静脈）に関して無作為に調査した報告を見ると，大腿静脈のほうが明らかに血栓形成の頻度が高く（21.5% vs 1.9%），カテーテル感染（19.8% vs 4.5%）も多かった[29]。しかし，がん患者では鎖骨下静脈穿刺によるCVC血栓も0.3〜28.3%と比較的高頻度で，そのうち15%はPTEを合併するという[30]。予防しなければカテーテル挿入後数時間でカテーテル周囲に凝血が起き，しだいに静脈内腔を狭め，血栓に細菌が付着し（colonization），ついには菌血症や敗血症を来す。最近の診断精度の向上に伴って，山田ら[31]はCVCによる血栓の発生率は52%，内頸静脈63%，大腿静脈28%と非常に高い値を報告しており，わが国でも大規模な多施設での検討が望まれる。

予 測 法

凝固亢進状態を示唆するd-dimerなどの諸検査は，必ずしもVTEの予測法として十分とはいい難い[32]。そこで，多くの危険因子を勘案して，DVTの危険を有する重篤なリスクのスコアリングから治療の適用が判断されるようになった。17項目に1点，8項目に2点，10項目に3点，5項目5点を配分したCaprini[33]のrisk assessment modelはやや煩雑であるが有用で，1点以下：低リスク（DVTの頻度＜10%），2点：中リスク（10〜20%），3〜4点：高リスク（20〜40%），5点以上：超高リスク（40〜80%）に振り分け，予防法を決定する。

Harrisら[34]は，surgical ICUに36時間以上滞在した294症例の重症患者のDVTの独立した危険因子としてacute physiology and chronic health evaluation（APACHE）scoreを挙げており，major DVTを有するもののAPACHE II スコアは14.5±6.24と，有さないものの10.3±3.15に比べ有意に高く，特にスコアが12を超えたものは検出感度が高かった。3つの因子（APACHE II score≧12；emergent procedures；age≧65）を用いれば，duplex ultrasonography（DUS）スクリーニング検査の適用を減らし，経済効果もあるという。

PTEの予測法には，Wells score[35]やmodified Geneva score[22]が用いられる。正確な予測に基づいた予防（thromboprophylaxis）を行えば，VTEもPTEもその発現率は有意に減少すると考えられている。

ICUにおけるDVTやPTEの予防法

ACCPガイドライン[1]によれば，critical care unitに収容された患者は，基本的にVTEのリスク評価と予防を行い（1A），中等度のリスク（内科疾患や一般外科術後など）を有する者には低分子量ヘパリンか低用量未分画ヘパリンを使用し予防（1A），高度リスク（大きな外傷や整形外科手術後など）を持つ症例には低分子量ヘパリンで予防（1A），高度な出血性リスクが認められる場合には弾性ストッキングや間歇的空気圧迫法を用い（1A），出血リスクが減ずれば薬物療法に変更あるいは併用する（1C）よう勧告されている。

表3 Caprini の risk assessment model による VTE 予防法

Caprini のスコア	DVT の頻度	リスクの程度	予防法
0～1	<10%	low	早期離床
2	10～20%	moderate	ES/IPC/LDUH/LWMH
3～4	20～40%	high	IPC/LDUH/LMWH 単独 あるいは ES/IPC の併用
5 以上	40～80%（死亡率1～5%）	highest	薬物：LDUH/LMWH/ワルファリン/抗Xa 単独 併用：ES/IPC

ES：弾性ストッキング，IPC：間歇的空気圧迫法，LDUH：低用量未分画ヘパリン，LMWH：低分子量ヘパリン，抗Xa：第Xa 因子阻害薬
（Caprini JA. Thrombosis risk assessment as a guide to quality patient care. Dis Mon 2005；51：70-8 より改変引用）

表4 出血のリスクを伴う ICU 収容患者

1. 術後
2. 外傷
3. 消化管出血
4. 脳出血/くも膜下出血
5. 大動脈解離/大動脈瘤の破裂/心破裂など
6. 血小板減少/凝固因子異常/DIC など
7. 抗凝固薬/抗血小板薬の使用
8. 腎不全
9. その他

　前述の Caprini の risk assessment model からリスクスコアを決定した場合には，表3のように，それに準じた予防法が選択される。

　集中治療や救急医療の現場でこのような予防を行う場合，もっとも注意しなければならないのは，対象患者に出血のリスクを有する者が多いことである（表4）。術後患者のみならず主要臓器の出血，破裂，すでに十分な抗凝固薬，抗血栓薬を投与されている症例（ステント留置後や補助循環中など），腎不全合併症例など，ほとんどの症例がこの出血リスクを負っている。ガイドラインに従えば，これらの患者は機械的予防法が適用されるが，弾性ストッキングによる下肢の圧迫は，心臓の後負荷を増大させ，下肢の虚血を増悪させる。間歇的空気圧迫法も同様な影響が起こりうるし，さらには肺動脈圧を間歇的に上昇させる可能性もある。症例ごとのバランスのとれた予防法を検討しなくてはならない（表5）。

　わが国においても，従来の血栓溶解薬，抗トロンビン薬，未分画ヘパリンに加え，低分子量ヘパリンや第 Xa 因子阻害薬などが臨床で用いられるようになった。しかし重症患者を扱う ICU や救命救急センターで，これらの効果を大規模な前向き試験で比較することは難しい。

　集中治療の現場で未分画ヘパリンと低分子量ヘパリンを比較した Prophylaxis for Thromboembolism in Critical Care Trial（PROTECT）グループ[36]の報告では，3,764 症例を対象に，1日1回の低分子量ヘパリン 5,000 単位と1日2回の未分画ヘパリン 5,000

表5 出血のリスクを伴う症例に対するVTE予防法

出血リスク	血栓リスク	予防法
low	moderate	低用量ヘパリン（未分画ヘパリン 5,000単位 皮下注）
low	high	低分子量ヘパリン（4,000～6,000 Axa U/D）
high	moderate	GCS or IPC（出血リスクが減れば低用量ヘパリン）
high	high	GCS or IPC（出血リスクが減れば低分子量ヘパリン）

出血リスクは表3参照。
血栓リスクの高いものは major trauma or spinal cord injury, major hip or knee surgery, or major surgery for cancer
GCS : graduated compression stockings, IPC : intermittent pneumatic compression
(Geerts W, Selby R. Prevention of venous thromboembolism in the ICU. Chest 2003 ; 124 : 357S-63S より改変引用)

単位の効果を比べたが，DVTの発生率は前者5.1％，後者5.8％と両群で有意差なく，PTEの発生率はやや低分子量ヘパリンで低いものの（1.3％ vs 2.3％），出血の合併症や院内死亡率には有意差がなかった。低分子量ヘパリン群でヘパリン起因性血小板減少症（HIT）を合併したものが数症例あり，結論的には両薬の優劣をつけられなかったと述べている。

カテーテル血栓に対するヘパリンの効果を見た15論文をメタ解析したRandolphら[37]の報告によれば，少量のヘパリン投与やヘパリンコーティングしたカテーテルはカテーテル血栓を減じ，細菌感染も防止することが明らかであったが，どの投与量，どの投与法がもっとも優れているかは結論づけられなかった。

予防対策の実施

個々の治療法を正確に比較するのは難しいが，適切な予防法はDVTやPTEの合併率を低下させるのは異論がない。問題は救急・集中治療の一環として，十分な予防対策が採られているかどうかである。表6に，各国のICUにおけるVTE予防対策をまとめ比較した[38]～[42]。必ずしもすべての国がACCPガイドラインを踏襲しているわけではなく，それぞれの国や施設の特徴を有していた。これらの集計はかなりの症例で予防法の重複があり，予防法の適切さや効果についての検討がないので単純に比較することはできない。

わが国には今までこのような報告はなく，初めて山本ら[42]が日本集中治療医学会専門医研修施設（219施設）に対しVTE予防に関するアンケート調査を行った。その結果，わが国におけるVTE予防実施率は86％であり，オーストラリア，ニュージーランド，カナダの報告とほぼ同様であった。ただし，ガイドラインで推奨される薬物予防が欧米の報告に比して少なく，非薬物予防が高頻度に行われていた。本邦における保険適用や，VTE予防への関心などが関係していると考えられる。

表6 各国のICUにおけるVTE予防の頻度と方法

国	症例数	予防対策 (%)	ヘパリン (UFH, LMWH)	機械的治療	薬物＋機械的治療
豪州/ニュージーランド[38]	502	431 (86%)	276 (64%) (47%, 15%)		190 (44%)
フランス[39]	875	659 (75%)	570 (65%) (6%, 59%)	89 (12%)	
カナダ[39]	347	303 (87%)	212 (61%) (54%, 7%)	91 (29%)	
アジア[40]	2,969	2,919 (98%)	2,338 (79%) (14%, 66%)	681 (22%)	1,312 (44%)
中国[41]	1,247	609 (49%)	250 (20%) (0.3%, 20%)	2 (0.2%)	
日本[42]	470	406 (86%)	102 (22%) (20%, 1%)	351 (75%)	71 (15%)

まとめ

集中治療や救急医療の現場におけるVTEの頻度と特徴について述べ，その予防に関しても論文的考察を加えた．治療については他項に譲るが，PTEの治療は基本的には出血リスクが高い症例が多いため，一時的フィルタ留置と選択的なカテーテル治療が選択される．

わが国においては，集中救急医療におけるDVTやPTEの現状や予防に関する報告はきわめて少なく，多施設でのさらなる情報の収集が望まれる．

■参考文献

1) Geerts WH, Bergqvist D, Pineo GF, et al. Prevention of venous thromboembolism：American College of Chest Physicians evidence-based clinical practice guidelines (8th edition). Chest 2008；133 (6 Suppl)：381S-453S.
2) Belch JJ, Lowe GD, Ward AG, et al. Prevention of deep vein thrombosis in medical patients by low-dose heparin. Scott Med J 1981；26：115-7.
3) Moser KM, LeMoine JR, Nachtwey FJ, et al. Deep venous thrombosis and pulmonary embolism：Frequency in a respiratory intensive care unit. JAMA 1981；246：1422-4.
4) Cade JF. High risk of the critically ill for venous thromboembolism. Crit Care Med 1982；10：448-50.
5) Ibarra-Pérez C, Lau-Cortés E, Colmenero-Zubiate S, et al. Prevalence and prevention of deep vein thrombosis of the lower extremities in high-risk pulmonary patients. Angiology 1988；39：505-13.
6) Harris LM, Curl GR, Booth FV, et al. Screening for asymptomatic deep vein thrombosis in surgical intensive care patients. J Vasc Surg 1997；26：764-9.
7) Kapoor M, Kupfer YY, Tessler S. Subcutaneous heparin prophylaxis significantly reduces

the incidence of venous thromboembolic events in the critically ill. Crit Care Med 1999 ; 27 Suppl : A69.
8) Fraisse F, Holzapfel L, Couland JM, et al. Nadroparin in the prevention of deep vein thrombosis in acute decompensated COPD. The Association of Non-University Affiliated Intensive Care Specialist Physicians of France. Am J Respir Crit Care Med 2000 ; 161 (4 Pt 1) : 1109-14.
9) Ibrahim EH, Iregui M, Prentice D, et al. Deep vein thrombosis during prolonged mechanical ventilation despite prophylaxis. Crit Care Med 2002 ; 30 : 771-4.
10) Leizorovicz A, Cohen AT, Turpie AG, et al. Randomized, placebo-controlled trial of dalteparin for the prevention of venous thromboembolism in acutely ill medical patients. Circulation 2004 ; 1107 : 874-9.
11) Cook D, Crowther M, Meade M, et al. Deep venous thrombosis in medical-surgical critically ill patients : Prevalence, incidence, and risk factors. Crit Care Med 2005 ; 33 : 1565-71.
12) Kory PD, Pellecchia CM, Shiloh AL, et al. Accuracy of ultrasonography performed by critical care physicians for the diagnosis of DVT. Chest 2011 ; 139 : 538-42.
13) 貝沼関志, 金 碧年, 市川 崇ほか. 6年間のICU専従で全2550例の中から経験したカテーテル血栓症およびDVT症例の検討. 日集中医誌 2011 ; 18 Suppl : 185.
14) Pannucci CJ, Osborne NH, Wahl WL. Venous thromboembolism in thermally injured patients : Analysis of the National Burn Repository. J Burn Care Res 2011 ; 32 : 6-12.
15) Dellinger RP, Carlet JM, Masur H, et al. Surviving Sepsis Campaign guidelines for management of severe sepsis and septic shock. Crit Care Med 2004 ; 32 : 858-73.
16) Geerts W, Selby R. Prevention of venous thromboembolism in the ICU. Chest 2003 ; 124 Suppl : 357S-63S.
17) Twigg SJ, McCrirrick A, Sanderson PM. A comparison of post mortem findings with post hoc estimated clinical diagnoses of patients who die in a United Kingdom intensive care unit. Intensive Care Med 2001 ; 27 : 706-10.
18) Piazza G, Seddighzadeh A, Goldhaber SZ. Double trouble for 2,609 hospitalized medical patients who developed deep vein thrombosis : Prophylaxis omitted more often and pulmonary embolism more frequent. Chest 2007 ; 132 : 554-61.
19) Schellong SM, Schwarz T, Halbritter K, et al. Complete compression ultrasonography of the leg veins as a single test for the diagnosis of deep vein thrombosis. Thromb Haemost 2003 ; 89 : 228-34.
20) Bertoletti L, Quenet S, Mismetti P, et al. Hernández L, Martín-Villasclaras JJ, Tolosa C, et al ; RIETE Investigators. Clinical presentation and outcome of venous thromboembolism in COPD. Eur Respir J 2012 ; 39 : 862-8.
21) Sabit R, Thomas P, Shale DJ, et al. The effects of hypoxia on markers of coagulation and systemic inflammation in patients with COPD. Chest 2010 ; 138 : 47-51.
22) Tillie-Leblond I, Marquette CH, Perez T, et al. Pulmonary embolism in patients with unexplained exacerbation of chronic obstructive pulmonary disease : Prevalence and risk factors. Ann Intern Med 2006 ; 144 : 390-6.
23) Rizkallah J, Man SF, Sin DD. Prevalence of pulmonary embolism in acute exacerbations of chronic obstructive pulmonary disease : A systematic review and meta-analysis. Chest 2009 ; 135 : 786-93.
24) Yorra FH, Oblath R, Jaffe H, et al. Massive thrombosis associated with use of the Swan-Ganz catheter. Chest 1974 ; 65 : 682-4.
25) Pace NL, Horton W. Indwelling pulmonary artery catheters. Their relationship to aseptic thrombotic endocardial vegetations. JAMA 1975 ; 233 : 893-4.

26) Snow P. Swan-Ganz catheter and superior vena cava syndrome. JAMA 1980 18;243:1525.
27) Spence LD, Gironta MG, Malde HM, et al. Acute upper extremity deep venous thrombosis: Safety and effectiveness of superior vena caval filters. Radiology 1999;210:53-8.
28) Frezza EE, Kagan SA. Entrapment of a Swan Ganz catheter in an IVC filter requiring caval exploration. A case report. J Cardiovasc Surg (Torino) 1999;40:905-8.
29) Merrer J, De Jonghe B, Golliot F, et al. French Catheter Study Group in intensive care. Complications of femoral and subclavian venous catheterization in critically ill patients: A randomized controlled trial. JAMA 2001;286:700-7.
30) Ageno W. Central vein catheter-related thrombosis in intensive care units. J Jpn Soc Intensive Care Med 2012;19 (Suppl):350.
31) 山田友子, 中川内章, 谷川義則ほか. ICU患者における中心静脈カテーテル関連血栓症. 日集中医誌 2012;19:633-7.
32) Crowther MA, Cook DJ, Griffith LE, et al. Neither baseline tests of molecular hypercoagulability nor D-dimer levels predict deep venous thrombosis in critically ill medical surgical patients. Intensive Care Med 2005;31:48-55.
33) Caprini JA. Thrombosis risk assessment as a guide to quality patient care. Dis Mon 2005;51:70-8.
34) Harris LM, Curl GR, Booth FV, et al. Screening for asymptomatic deep vein thrombosis in surgical intensive care patients. J Vasc Surg 1997;26:764-9.
35) Wells PS, Anderson DR, Rodger M, et al. Excluding pulmonary embolism at the bedside without diagnostic imaging: Management of patients with suspected pulmonary embolism presenting to the emergency department by using a simple clinical model and D-dimer. Ann Intern Med 2001;135:98-107.
36) Cook D, Meade M, Guyatt G, et al (PROTECT Investigators). Dalteparin versus unfractionated heparin in critically ill patients. N Engl J Med 2011;364:1305-14.
37) Randolph AG, Cook DJ, Gonzales CA, et al. Benefit of heparin in peripheral venous and arterial catheters: Systematic review and meta-analysis of randomised controlled trials. Chest 1998;113:165-71
38) Robertson MS, Nichol AD, Higgins AM, et al. Venous thromboembolism prophylaxis in the critically ill: A point prevalence survey of current practice in Australian and New Zealand intensive care units. Crit Care Resusc 2010;12:9-15.
39) Lacherade JC, Cook D, Heyland D, et al. Prevention of venous thromboembolism in critically ill medical patients: A Franco-Canadian cross-sectional study. J Crit Care 2003;18:228-37.
40) Parikh KC, Oh D, Sittipunt C, et al. Venous thromboembolism prophylaxis in medical ICU patients in Asia (VOICE Asia): A multicenter, observational, cross-sectional study. Thromb Res 2012;129:e152-8.
41) Ge J, Li Y, Jin X, et al. Venous thromboembolism risk assessment and thromboprophylaxis among hospitalized acute medical patients in China—The RAMP study. Thromb Res 2010;126:270-5.
42) 山本　剛, 黒岩政之, 中村真潮ほか. ICUにおける静脈血栓塞栓症予防の現況：専門医研修施設への調査結果. 日集中医誌 2011;18 Suppl:186.

(田中　啓治, 山本　剛, 圷　宏一)

II. 各論

7 硬膜外麻酔と静脈血栓塞栓症

はじめに

　手術を受ける患者は，一般に肺血栓塞栓症のリスクが高く，術後の臥床期間が長期化すると，そのリスクはさらに高くなる。したがって，理学的予防法の一環として早期離床を進めることは，肺血栓塞栓症の予防において非常に重要である。早期離床を進めるには，術後痛は十分にコントロールされていなければならず，術後痛が強いと考えられる開胸手術や腹部の大手術においては，鎮痛効果の強力な硬膜外麻酔は非常に適した術後鎮痛法といえる[1]。硬膜外麻酔は鎮痛効果が高く，オピオイドの全身投与と比べて体動時の鎮痛効果に優れており，早期離床を実践するのに有用である[2]。また，腰部硬膜外麻酔は静脈拡張作用により下肢の血流を促進するので，深部静脈血栓の形成には抑制的に作用すると考えられる。

　したがって，硬膜外麻酔は優れた鎮痛効果から早期離床の促進に役立つとともに，下肢の血流を促進することもあるので，周術期の肺血栓塞栓症を予防するうえで利点の多い術後鎮痛法と考えられる[3]。しかしながらその一方で，肺血栓塞栓症予防のために抗凝固薬を使用する場合には，出血性合併症のリスクから硬膜外麻酔の適用が制限されることがある。出血性合併症の一つである硬膜外血腫は，非常にまれではあるが，発症した場合の後遺障害が重大で，不可逆性のことも多い。抗凝固薬を併用した場合は，硬膜外血腫の発症リスクが高まることから[4]，硬膜外麻酔の適用に関しては，リスクとベネフィットのバランスを十分に勘案したうえで決定すべきであり，またその運用については適切な対応が不可欠である。

　本項では，硬膜外麻酔の合併症である硬膜外血腫の発生頻度，診断，治療法などについて述べ，さらに，周術期の肺血栓塞栓症の予防法として抗凝固薬を使用するケースにおける硬膜外麻酔の適用と運用上の注意点について解説する。

硬膜外麻酔による硬膜外血腫

1 発生メカニズム

硬膜外麻酔によって生じる硬膜外血腫のメカニズムは，硬膜外針や硬膜外カテーテルによって，硬膜外腔の動静脈や根動静脈といった血管が損傷を受けることにより発生する。穿刺時だけでなく，カテーテル留置中や抜去時にも発症することがある一方で，穿刺時に出血が見られても実際に発症することはほとんどなく，多くの場合は自然に止血すると考えられる。しかしながら，止血せずに血腫が形成され，脊柱管内で脊髄を圧迫すると，背部痛や下肢のしびれや知覚運動麻痺といった症状が出現する。止血凝固能の異常が存在する場合や，抗凝固薬を使用しているケースではリスクが高く，一般に硬膜外麻酔は禁忌と考えられる。また，事前に診断されていなかった腫瘍が原因となって生じた血腫の報告[5]もある。

2 発生頻度

脊髄くも膜下麻酔や硬膜外麻酔に伴う脊髄硬膜外血腫は，非常にまれな合併症である。すべてのケースが報告されているとはかぎらないことから，現在でも正確な発生頻度は不明である。脊髄硬膜外血腫の発生頻度に関しては，1993年にTrybaら[6]が報告しており，硬膜外麻酔後の血腫の発生率は1/150,000以下で，脊髄くも膜下麻酔後の血腫の発生率は1/220,000以下とされている。また，Moenら[7]は産科領域における硬膜外麻酔後の血腫発生率は1/200,000と報告しており，Trybaら[6]の報告と同程度である。さらに，Ruppenら[8]のメタアナリシスにおいて，硬膜外血腫の発生率は1/168,000と報告されている。その一方で，Moenら[7]の報告では，人工膝関節置換術を受ける女性患者においては，血腫の発生率が1/3,600と非常に高く，患者背景の違いによって発症率が大きく異なる可能性も示唆されている。近年，肺血栓塞栓症の予防法として抗凝固薬が投与される手術患者は増加しており，麻酔による脊髄硬膜外血腫の発生頻度は以前よりも高くなっているかもしれない。

脊髄硬膜外血腫のリスク因子としては，止血凝固異常の存在や抗血小板薬・抗凝固薬の使用のほかに，穿刺困難のために繰り返す穿刺手技や穿刺時の出血，高齢，女性などが知られている[9]（表1）。また，脊柱管内に異常がある場合は，血腫が生じたときに神経障害が重篤になる可能性がある。Stafford-Smith[4]は，Trybaら[6]の脊髄硬膜外血腫の発生頻度をベースとし，さらにRuff[10]の報告している脊髄血腫発生の相対危険度を用いることにより，種々の状況における血腫の発生率を算出している。硬膜外麻酔による血腫の発生率は，ヘパリンを使用しないと1/150,000であるのに対し，ヘパリンを使用した場合は1/22,000に上昇すると見積もられている（表2）。

硬膜外麻酔による硬膜外血腫は，穿刺時だけでなくカテーテル抜去時にも起こりうる。Vandermeulenら[11]の報告では，カテーテル抜去時の発生頻度は穿刺時と同程度とされて

表1　脊髄くも膜下麻酔・硬膜外麻酔による脊髄硬膜外血腫のリスク因子

患者背景
　女性
　高齢
　強直性脊椎炎，脊柱管狭窄症
　腎不全
麻酔に関する要因
　穿刺中の出血
　（脊髄くも膜下よりも）硬膜外麻酔
　低分子量ヘパリン投与中の硬膜外カテーテル抜去

〔Horlocker TT, Wedel DJ, Rowlingson JC, et al. Regional anesthesia in the patient receiving antithrombotic or thrombolytic therapy：American Society of Regional Anesthesia and Pain Medicine evidence-based guidelines（third edition）. Reg Anesth Pain Med 2010；35：64-101 より改変引用〕

表2　麻酔に関連した脊髄硬膜外血腫の発生頻度（計算値）

		脊髄血腫の相対危険度	硬膜外麻酔でのリスク	脊髄くも膜下麻酔でのリスク
ヘパリンなし				
全腰椎穿刺		2.54	1：150,000	1：220,000
出血の有無	出血なし	1	1：220,000	1：320,000
	出血あり	11.2	1：20,000	1：29,000
ヘパリンあり				
全腰椎穿刺		9.87	1：22,000	1：32,500
出血の有無	出血なし	3.16	1：70,000	1：100,000
	出血あり	112	1：2,000	1：2,900

脊髄血腫の相対危険度は Ruff ら[10]の報告に基づいている。全腰椎穿刺（ヘパリンなし）の脊髄硬膜外血腫の発症頻度は Tryba ら[6]の報告に基づいている。これらから血腫の発生頻度（リスク）を算出している。
（Stafford-Smith M. Impaired haemostasis and regional anaesthesia［Article in English, French］. Can J Anaesth 1996；43：R129-41 より改変引用）

おり，また，Moen ら[7]の報告では 38 症例の硬膜外カテーテルに関連した血腫のうち，13 症例でカテーテルの抜去時に発生している。発生メカニズムとしては，一度止血していた部分がカテーテル抜去時に再度出血するのではないかと考えられている。したがって，術後に抗凝固薬が投与されている場合は，抗凝固薬の作用が無視できるタイミングで硬膜外カテーテルを抜去すべきである。

3 診　断

硬膜外血腫は特発性にも発生する。したがって，どんなに注意して硬膜外麻酔の手技を行っても，硬膜外麻酔に関連した血腫の発生をゼロにすることはできない。そのため，

万一発生した場合には，できるだけ早期に診断して治療を開始することにより，後遺障害を最小限にすることが重要である。

a. 症状

硬膜外血腫の症状としては，背部痛および障害されている脊髄レベル以下のしびれや知覚・運動障害，膀胱直腸障害が生じる。背部痛は強く，硬膜外麻酔を行っているにもかかわらず，背部痛を訴える場合には血腫の発生を念頭に置くべきである。一方，下肢の知覚・運動障害は，下位胸椎や腰椎レベルで行う硬膜外麻酔の作用との鑑別がしばしば困難である。局所麻酔薬の投与を中止しても薬物の作用時間を超えて知覚・運動障害が持続する場合や，進行性に増悪する場合には，硬膜外血腫の可能性が示唆される。下肢の知覚・運動障害の程度は，左右差があることもある。Vandermeulenら[11]の報告によると，初発症状としては，背部痛（38％），下肢の脱力（46％），下肢の感覚消失（14％），尿閉（8％）が見られている。

b. 検査

硬膜外血腫の診断には，コンピュータ断層撮影（computed tomography：CT）よりも磁気共鳴画像法（magnetic resonance imaging：MRI）のほうが優れている。矢状断像においては，複数の椎体レベルにわたり頭尾側に伸展した紡錘状の硬膜外病変が，脊髄を圧排する像を認める（図1）。また，血腫のMRI信号は継時的に変化する。急性期（48時間以内）では，脊髄に比してT1強調像で高信号よりも等信号を示す。亜急性あるいは慢性期では，T1強調像で高信号を示す。T2強調像では不均一な高信号を示し，中央部には低信号領域

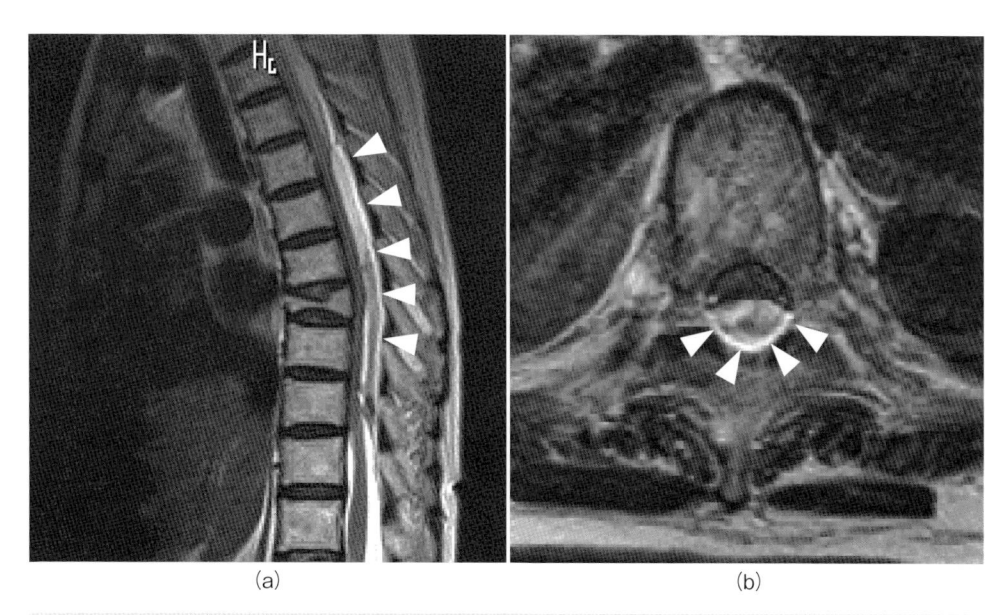

(a) (b)

図1　硬膜外血腫のMRI画像
(a) 矢状断面像（T2強調）：胸椎の広いレベルにわたって硬膜外血腫（矢印）を認める。
(b) 横断面像（T2強調）：脊柱管内で硬膜外血腫（矢印）が脊髄を背側から圧迫している。

を認める。この低信号領域は，デオキシヘモグロビンあるいは脊柱管内の線維隔壁による[12]。MRI 非対応のらせん入り硬膜外カテーテルを使用している場合は，撮影前に抜去する必要がある。

c. 鑑別すべき疾患

硬膜外膿瘍，急性横断性脊髄炎，脊髄出血，脊髄梗塞などが鑑別疾患として挙げられる。硬膜外膿瘍では，背部痛や下肢の神経症状など硬膜外血腫と同様の症状も見られるが，発熱や血液検査で白血球増加や炎症反応亢進などが見られる。ただし，術後は炎症反応の亢進は参考にならないこともあり，MRI 所見により鑑別できる。

4 治 療

抗凝固薬が投与されている場合は，硬膜外血腫が疑われた時点で中止する。治療としては，できるだけ早期に椎弓切除術を行い，血腫を除去して減圧する（図2）。発症から8時間以内に血腫除去を行うと比較的神経学的予後が良いのに対して，24時間以上経過してから行った場合は麻痺が改善しないことが多いとされている[11)13)]（表3）。

多くの場合は外科的治療が行われるが，特発性の血腫における自然治癒の報告症例もある。外科的治療は侵襲が大きいので，症状が軽微な場合や，発症からかなり時間が経過している場合は，保存的な治療も選択肢の一つである[14)]。

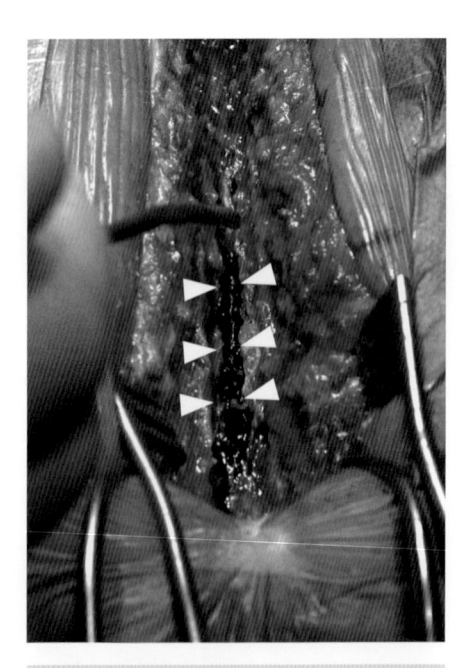

図2 硬膜外血腫に対する椎弓切除術
棘突起および椎弓が切除され，硬膜外血腫（矢印）が確認できる。

表3 硬膜外血腫の神経学的予後

手術	良好 (n=12)	一部回復 (n=11)	不良 (n=29)	死亡 (n=5)
8時間以内 (n=13)	6	4	3	0
8～24時間 (n=8)	1	2	4	0
24時間以上 (n=11)	2	0	10	0
手術せず (n=13)	1	1	8	3
記載なし (n=10)	2	4	4	0

(Vandermeulen EP, Van Aken H, Vermylen J. Anticoagulants and spinal-epidural anesthesia. Anesth Analg 1994；79：1165-77 より改変引用)

予防的抗凝固療法と硬膜外麻酔・硬膜外鎮痛

1 抗凝固薬と硬膜外血腫のリスク

　Vandermeulenら[11]は，1906～1994年の麻酔に関連した61症例の脊髄血腫を報告している。61症例のうち，脊髄くも膜下麻酔によるものが15症例，硬膜外麻酔によるものが46症例あり，32症例で硬膜外カテーテルが挿入されていた。また，全体の68％にあたる42症例において，凝固異常あるいは抗凝固薬使用のいずれかが認められており，25症例ではヘパリンの静脈投与または皮下投与が行われていた。さらに，穿刺困難が15症例で，穿刺時の出血が15症例で認められた。この結果は，抗凝固薬を使用している場合の脊髄くも膜下麻酔・硬膜外麻酔による脊髄硬膜外血腫のリスクが高いことを示唆している。また，前述したとおり，Stafford-Smith[4]の報告では，硬膜外血腫の発生頻度はヘパリンの使用によって1/150,000から1/22,000に上昇すると見積もられており，さらに，ヘパリンを使用するケースで穿刺時に出血が生じると，発症頻度は1/2,000になると計算されている（表2）。

2 予防的抗凝固療法を行う場合の硬膜外麻酔の適用

　抗凝固薬を使用する場合に硬膜外麻酔を適用するには，①もともとの止血凝固異常がなく，②抗凝固薬の使用が血栓予防のための低用量であり，③穿刺およびカテーテル抜去のタイミングで抗凝固作用が最小限となっており，④止血凝固に影響を与えるそれ以外の薬物を使用していないことが必要となる（表4）。さらに，硬膜外カテーテルの自然抜去の可能性を考えれば，硬膜外鎮痛によって得られるベネフィットと合併症のリスクを勘案して，慎重に適用を決定すべきである。一方，血栓治療量の抗凝固薬を使用する場合の硬膜外麻酔の可否についてはさまざまな意見があり，現時点では安全性に関して十分なエビデンスがあるとはいい難い。

　予防的な低用量未分画ヘパリンの皮下注射は，脊髄くも膜下・硬膜外麻酔における脊髄

表4　予防的抗凝固薬を使用する場合に硬膜外麻酔が適用となる条件
・もともとの止血凝固異常がない
・抗凝固薬の使用が血栓予防のための低用量である
・穿刺およびカテーテル抜去のタイミングで抗凝固作用が最小限となっている
・止血凝固に影響を与えるそれ以外の薬物を使用していない

硬膜外血腫のリスクを上昇させず，禁忌ではないとされている[9]。その根拠として，予防的な低用量未分画ヘパリンの投与時には，活性化部分トロンボプラスチン時間（activated partial thromboplastin time：APTT）が1.5倍以上になることはまれであり，その安全性を示唆する報告[6,9]が多いことや，低用量ヘパリンの皮下注射を行った患者における脊髄硬膜外血腫の報告症例が少ないことが挙げられている[11,15]。しかしその一方で，予防的な低用量ヘパリンの皮下投与によりAPTTが著明に延長したケースや，低用量ヘパリンによるAPTTの延長には個々の患者間における差異が大きいことが報告[16,17]されている。低用量であっても，ヘパリン投与中には凝固異常が生じている可能性があることは理解しておく必要がある。

また，硬膜外麻酔の適用を判断するにあたっては，硬膜外麻酔によって得られるベネフィットが合併症リスクを上回ることが重要である。明確な基準は存在しないが一例として挙げると，付加的な出血リスクがない患者において，術後痛が強くほかの鎮痛法では十分な鎮痛が得られず，早期離床が妨げられるような状況においては，硬膜外麻酔のベネフィットはリスクを上回る可能性が高い。一方，末梢神経ブロックやオピオイドの経静脈的患者管理鎮痛法（intravenous patient-controlled analgesia：IV-PCA）で十分な術後鎮痛が得られるようなケースでは，これらの鎮痛法を選択するのがよいかもしれない。ただし，術後鎮痛法を決定するにあたっては，出血性合併症以外のリスクや手技の難易度と成功率，施行者の熟練度といった要因も含めて，総合的に判断する必要がある。

3 ガイドラインに基づいた硬膜外麻酔の運用

抗凝固薬を使用する患者に硬膜外麻酔を実施する場合は，ガイドラインに基づいた慎重な運用を行うのが望ましい。American Society of Regional Anesthesia（ASRA）[9]は，2010年にRegional anesthesia in the patient receiving antithrombotic or thrombolytic therapy：American Society of Regional Anesthesia and Pain Medicine evidence-based guidelines（third edition）を発表している。またEuropean Society of Anaesthesiology（ESA）[18]も，2010年にガイドラインを発表しているが，ASRAのガイドラインとは細部において異なる点がある。日本のガイドラインとしては，2004年に発表された肺血栓塞栓症/深部静脈血栓症（静脈血栓塞栓症）予防ガイドライン[19]において，特論"静脈血栓塞栓症予防と局所麻酔：抗凝固療法と脊髄硬膜外血腫"として述べられている。

これらのガイドラインで共通していることは，予防量の抗凝固薬の投与は脊髄くも膜下麻酔や硬膜外麻酔の禁忌ではないものの，穿刺手技や硬膜外カテーテルの抜去を行う場合には，出血リスクを最小限にするような運用の実践が求められている。

a. 穿刺時の注意点

穿刺時におけるポイントは，血液凝固阻害薬の投与から十分に時間を空けて行うことと，出血リスクを上昇させないような手技で行うことである．十分な時間は，使用する薬物によって異なるので後述する．手技で注意すべき点は，細心の注意を払って行うのはもちろんであるが，何度も繰り返し行う穿刺操作は出血リスクを上昇させるので，穿刺困難な症例では上級医による手技の施行や麻酔法の変更を考慮すべきである．

b. 硬膜外カテーテル抜去時の注意点

硬膜外カテーテルを抜去するときの脊髄硬膜外血腫のリスクは，挿入時のリスクと同程度とされている[11]．肺血栓塞栓症の予防法として抗凝固薬が使用されるのは，術前よりも術後のほうが多いと考えられ，穿刺時だけでなくカテーテル抜去時にも注意が必要である．ここでも重要なポイントは，抗凝固薬の投与から十分な時間を空けてカテーテルを抜去することである．

万一血腫が生じた場合には，早期発見して速やかに対応することが重要である．硬膜外カテーテルの抜去後は身体所見をよく観察し，腰背部痛や進行性の知覚・運動障害が見られれば，ただちにMRIを撮影する．硬膜外鎮痛で用いる局所麻酔薬による下肢の知覚・運動麻痺は，早期離床を妨げるだけでなく脊髄硬膜外血腫の症状との鑑別を要する．下位胸椎や腰椎レベルで硬膜外麻酔を行う場合は，運動神経の遮断を来しにくい低濃度の局所麻酔薬を使用するのがよい．また，硬膜外カテーテルを抜去する際のタイミングや，硬膜外血腫が疑われる状況での対応手順などを病棟スタッフに周知し，早期発見のためのシステムを構築することも重要である[20]．

c. 各抗凝固薬における運用

（1）抗血小板薬

抗凝固薬ではないが，汎用される薬物なのでここで触れておく．ASRAのガイドラインでは，アスピリンを含めた非ステロイド性抗炎症薬（nonsteroidal anti-inflammatory drugs：NSAIDs）の単独使用は，神経ブロックや硬膜外カテーテルの挿入および抜去にあたって問題とならないとされている[9]．一方，ほかの止血・血小板機能に影響を与えている薬物を併用している場合は，安全性に関する十分なデータがないので避けたほうがよい．シクロオキシゲナーゼを非可逆的に阻害するアスピリンは，国内では7日前から休薬している施設も多いと思われる．また，チエノピリジン誘導体であるクロピドグレルは7日前，チクロピジンは14日前から休薬する．

（2）未分画ヘパリン（表5）

第Ⅱa因子および第Xa因子に対する阻害作用を有する．半減期は約1時間と短く，プロタミンで拮抗できる．低用量未分画ヘパリンは，5,000単位を1日2～3回皮下投与する方法で，APTTのモニタリングをする必要がなく，簡便な方法として広く普及している．脊髄くも膜下麻酔や硬膜外麻酔と併用した臨床経験が豊富であり，適切なタイミングで行え

表5　予防的抗凝固薬を使用する場合の硬膜外麻酔の運用法

	低用量未分画ヘパリン	エノキサパリン（低分子量ヘパリン）
穿刺手技	投与から4時間以上空ける*	投与から10〜12時間以上空ける
穿刺後の薬物投与	穿刺から1時間以上空ける	穿刺から2時間以上空ける
硬膜外カテーテルの抜去	投与から4時間以上空ける* 次回投与の1時間以上前	投与から10〜12時間以上空ける 次回投与の2時間以上前

＊：高濃度未分画ヘパリン（ヘパリンカルシウム）では10時間以上空ける。

ば血腫の危険性が増大しないとする多くの報告[21]がある．薬物の半減期が短いので，硬膜外穿刺およびカテーテル抜去は，最終投与から4時間以上空け，次回のヘパリン投与は1時間以上空けて行う．ただし，高濃度未分画ヘパリン（ヘパリンカルシウム）は作用持続時間が長いので，投与から10時間以上空ける必要がある．また，未分画ヘパリンが4日間以上投与されていると，ヘパリン起因性血小板減少症を生じることがあるので，穿刺やカテーテル抜去を行う前に血小板値を計測する．

(3) エノキサパリン（表5）

低分子量ヘパリンであるエノキサパリンは，未分画ヘパリンと比べて第Xa因子に対する選択性が高く，静脈血栓塞栓症の予防効果が高い．半減期も3.2時間とやや長い．エノキサパリン（クレキサン®）は，股関節骨折手術，股関節全置換術，膝関節全置換術および腹部手術において保険適用があり，またAmerican College of Chest Physicians (ACCP)[22]のガイドラインでは，低分子量ヘパリンは肺血栓塞栓症リスクが中等度以上の手術患者に対して投与が推奨されている．硬膜外麻酔との併用に関しては，低用量未分画ヘパリンよりも注意が必要であり，薬物添付文書や肺血栓症/深部静脈血栓症予防ガイドラインでは，硬膜外穿刺および硬膜外カテーテル抜去は薬物投与から10〜12時間以上空け，また，硬膜外カテーテルの抜去は薬物投与の2時間以上前に行うこととされている．米国では，1993年の導入以降，脊髄硬膜外血腫の報告が相次いだことから，Food and Drug Administration (FDA)[23]がそのリスクに十分注意して施行するように勧告を出している．ASRAのガイドラインでは，1日2回投与の場合は，低分子量ヘパリンの投与を開始する前に硬膜外カテーテルを抜去し，その後2時間以上空けて投与を開始することとされている．また，欧州で行われている1日1回投与の場合は，硬膜外カテーテルの抜去は薬物投与から10〜12時間以上空けて行い，その後の薬物投与は2時間以上空けて行うこととされている[9]．

(4) フォンダパリヌクス

合成第Xa因子阻害薬であるフォンダパリヌクスは血栓予防効果が高く，半減期は17時間と非常に長い．したがって，出血性合併症に対してはより注意が必要である．フォンダパリヌクス（アリクストラ®）は，静脈血栓塞栓症のリスクが高い下肢整形外科手術および腹部手術が保険適用となっている．2004年に発表された肺血栓症/深部静脈血栓症予防ガイドラインでは，当時未発売であった本薬について言及していない．硬膜外麻酔の併用の

可否については，ガイドラインによって見解が異なる。ASRAのガイドラインでは，フォンダパリヌクスと硬膜外カテーテルとの併用に関する安全性はまだ確立されていないとしており，フォンダパリヌクスの開始前に硬膜外カテーテルを抜去することを推奨している[9]。薬物添付文書では，やむをえず併用する場合には十分な時間を空けて硬膜外カテーテルを抜去することと記載されている。本薬物は半減期が長いことから，いったん投与を開始するとカテーテルを抜去するタイミングが難しい。また，プロタミンで拮抗することができず，出血性合併症が生じた場合の対応が困難である。一方，ESAのガイドラインでは，硬膜外穿刺や硬膜外カテーテルの抜去は薬物投与から36～42時間空けて行い，次回の薬物投与は6～12時間空けて行うこととしている[18]。欧州で行われたEXPERT study[24]では，下肢の整形外科手術患者5,704名に1日1回フォンダパリヌクスを投与して，そのうち1,553名に脊髄くも膜下または硬膜外カテーテルを使用している。これらの患者ではフォンダパリヌクスを1日分休薬し，その半減期の約2倍にあたる36時間が経過した時点で硬膜外カテーテルを抜去したところ，症候性の静脈血栓塞栓症は増えずに，脊髄硬膜外血腫の発生は1症例も認められなかった。このような運用法も選択肢の一つと考えられるが，脊髄硬膜外血腫の発生率は本来非常に低いので，この症例数をもって安全とはいい切れないことに注意すべきである。

おわりに

硬膜外鎮痛は，術後鎮痛法のゴールドスタンダードとして長く用いられてきたが，周術期に抗凝固薬が投与されるケースの増加に伴い，その適用の判断については，リスクとベネフィットを十分に勘案したうえで行わなければならなくなっている。そのような背景から，硬膜外麻酔以外の術後鎮痛法も多くの手術患者に用いられるようになっており，IV-PCAや末梢神経ブロックなども急速に普及しつつある。抗凝固薬を使用する場合に末梢神経ブロックが安全かどうかは議論のあるところであるが，予防量の抗凝固薬であれば，圧迫止血が可能な浅部のブロックは容認できるとの考え方が一般的と思われる。また近年，multimodal analgesia（複数のコンポーネントを組み合わせた多様式鎮痛法）の概念が提唱され，区域麻酔，オピオイド，NSAIDsといった複数の鎮痛法を組み合わせた術後鎮痛も広まってきている。硬膜外麻酔が効果的な術後鎮痛法であることに間違いはないが，個々のケースにおける合併症リスクなどを総合的に評価し，最適な術後鎮痛法を選択すべきである。

■参考文献

1) Manion SC, Brennan TJ. Thoracic epidural analgesia and acute pain management. Anesthesiology 2011；115：181-8.
2) Block BM, Liu SS, Rowlingson AJ, et al. Efficacy of postoperative epidural analgesia：A meta-analysis. JAMA 2003；290：2455-63.
3) Rodgers A, Walker N, Schug S, et al. Reduction of postoperative mortality and morbidity with epidural or spinal anaesthesia：Results from overview of randomised trials. BMJ 2000；321：1493-7.

4) Stafford-Smith M. Impaired haemostasis and regional anaesthesia. Can J Anaesth 1996；43：R129-35.
5) Gottschalk A, Bischoff P, Lamszus K, et al. Epidural hematoma after spinal anesthesia in a patient with undiagnosed epidural lymphoma. Anesth Analg 2004；98：1181-3.
6) Tryba M. Epidural regional anesthesia and low molecular heparin：Pro. Anasthesiol Intensivmed Notfallmed Schmerzther 1993；28：179-81.
7) Moen V, Dahlgren N, Irestedt L. Severe neurological complications after central neuraxial blockades in Sweden 1990-1999. Anesthesiology 2004；101：950-9.
8) Ruppen W, Derry S, McQuay H, et al. Incidence of epidural hematoma, infection, and neurologic injury in obstetric patients with epidural analgesia/anesthesia. Anesthesiology 2006；105：394-9.
9) Horlocker TT, Wedel DJ, Rowlingson JC, et al. Regional anesthesia in the patient receiving antithrombotic or thrombolytic therapy：American Society of Regional Anesthesia and Pain Medicine evidence-based guidelines (third edition). Reg Anesth Pain Med 2010；35：64-101.
10) Ruff RL, Dougherty JH. Complications of lumbar puncture followed by anticoagulation. Stroke 1981；12：879-81.
11) Vandermeulen EP, Aken V, Vermylen J. Anticoagulants and spinal-epidural anesthesia. Anesth Analg 1994；79：1165-77.
12) 柳下　章．第7章 脊髄血管性病変，4 脊柱管内出血，(3) 硬膜外血腫．柳下　章編．エキスパートのための脊椎脊髄疾患のMRI．東京：三輪書店；2004．p.307-9.
13) Wulf H. Epidural anaesthesia and spinal haematoma. Can J Anaesth 1996；43：1260-71.
14) Groen RJM. Non-operative treatment of spontaneous spinal epidural hematomas：A review of the literature and a comparison with operative cases. Acta Neurochir (Wien) 2004；146：103-10.
15) Greaves JD. Serious spinal cord injury due to haematomyelia caused by spinal anaesthesia in a patient treated with low-dose heparin. Anaesthesia 1997；52：150-4.
16) Gallus AS, Hirsh J, Tutle RJ, et al. Small subcutaneous doses of heparin in prevention of venous thrombosis. N Engl J Med 1973；288：545-51.
17) Poller L, Taberner DA, Sandilands DG, et al. An evaluation of APTT monitoring of low-dose heparin dosage in hip surgery. Thromb Haemost 1982；26：50-3.
18) Gogarten W, Vandermeulen E, Aken HV, et al. Regional anaesthesia and antithrombotic agents：Recommendations of the European Society of Anaesthesiology. Eur J Anaesthesiol 2010；27：999-1015.
19) 肺血栓塞栓症/深部静脈血栓症（静脈血栓塞栓症）予防ガイドライン作成委員会．肺血栓塞栓症/深部静脈血栓症（静脈血栓塞栓症）予防ガイドライン．東京：メディカルフロントインターナショナル；2004．
20) Meikle J, Bird S, Nightingale JJ, et al. Detection and management of epidural haematomas related to anaesthesia in the UK：A national survey of current practice. Br J Anaesth 2008；101：400-4.
21) Liu SS, Mulroy MF. Neuraxial anesthesia and analgesia in the presence of standard heparin. Reg Anesth Pain Med 1998；23：157-63.
22) Gould MK, Garcia DA, Wren SM, et al. Prevention of VTE in nonorthopedic surgical patients：Antithrombotic therapy and prevention of thrombosis, 9th ed：American College of Chest Physicians evidence-based clinical practice guidelines. Chest 2012；141 (2 Suppl)：e227S-77S.
23) Lumpkin MM. FDA Public Health Advisory：Reports of epidural or spinal hematomas with

the concurrent use of low molecular weight heparin and spinal/epidural anesthesia or spinal puncture. Anesthesiology 1988；88：27A-8A.
24) Singelyn FJ, Verheyen CC, Piovella F, et al. The safety and efficacy of extended thromboprophylaxis with fondaparinux after major orthopedic surgery of the lower limb with or without a neuraxial or deep peripheral nerve catheter：The EXPERT study. Anesth Analg 2007；105：1540-7.

〈堀田　訓久〉

II. 各論

8 超音波ガイド下末梢神経ブロックと静脈血栓塞栓症

はじめに

　区域麻酔，または末梢神経ブロックは古くから行われている方法であるが，2000年ごろから超音波ガイドで行う方法が知られるようになり，飛躍的に成功率と安全性が向上した。末梢神経ブロックを行うことのメリットは，高い鎮痛効果と早期離床による血栓・塞栓症の予防が期待できることにある（表1）。近年はさまざまな解説書が出版され，合併症を避ける方法や安全性を高める理論について紹介されているが，血栓・塞栓症患者や止血凝固異常時の末梢神経ブロックの施行について一定の見解はない。リニアプローブで行う浅層の神経ブロックは圧迫止血が可能なことが多く，止血凝固異常や抗凝固薬を使用中でも施行可能かもしれない。しかし，深層のブロックや硬膜外ブロックなどの脊柱管内穿刺は，確実な止血が困難であり，止血凝固異常がある場合は施行しないことが多いと思われる。さらに，22ゲージ程度の針で行う単回神経ブロックと，カテーテルを留置する持続神経ブロックでは適用が異なる場合もある。

　本項では，超音波ガイド下末梢神経ブロックに関する主なガイドラインを紹介しながら，血栓・塞栓症や抗凝固療法と関連させて神経ブロックの基本的なテクニックとコツについて概説する。

表1　末梢神経ブロックの効果

利点	欠点
・術中鎮痛効果による全身麻酔薬減量	・手技に手間がかかる
・術後鎮痛効果が強い	・出血，感染，神経損傷の可能性
・麻薬よりも悪心・嘔吐が少ない	・局所麻酔薬中毒

神経ブロックガイドライン

1 本邦の超音波ガイド下区域麻酔（神経ブロック）ガイドライン

　神経ブロックの安全性と正確性を向上させるために，2011年に日本超音波区域麻酔研究会（Japanese Society of Ultrasound and Regional Anesthesia：JSURA）からガイドライン[1]が作成された（表2）。超音波ガイド下神経ブロックを安全に実施するためのガイドラインであり，基本的な操作と合併症を予防する原則について示されている。プローブはPARTといわれる操作を適切に使い分けることが重要で，"なんとなく"の操作では再現性のある適切な画像を描出できない。PARTとは，P：pressure（適切な圧で操作），A：alignment（長軸方向の操作），R：rotation（回転操作），T：tilting（傾けた操作）である。穿刺前スキャンでは，胸膜，腹膜，血管など合併症を生じる可能性のある組織の確認をすることも重要である。感染予防のために，手洗いの励行，アルコール含有クロルヘキシジンを消毒薬の第一選択としている。高い成功率，短い所要時間，低い合併症の発生率とするためには，神経刺激法やX線透視の併用も推奨されている。近年は，急激な意識障害や循環虚脱が発生した際に，脂肪製剤の投与も推奨されている[2]。具体的には，20％イントラリピッド1.5 ml/kgを単回投与後，0.25 ml/kgを10分間で投与する。

2 American Society of Regional Anesthesia and Pain Medicine (ASRA) ガイドライン[3]

　2010年に作成され，血栓・塞栓症の予防，実際の患者管理，各種抗血栓・抗凝固薬の特徴などについて詳細に記載されている。神経ブロックを行う際は，止血凝固機能の注意深い観察，持続カテーテルは抜去時も留置するときと同様の止血凝固能があること，薬物ご

表2　日本超音波区域麻酔研究会超音波ガイド下神経ブロックガイドライン2011

1. ブロックの実施に先立ち，基礎知識を習得する。
2. 穿刺に先立ちプレスキャンを行い，ランドマークとなる血管，筋肉，筋膜，骨などの解剖学的構造を描出する。
3. 超音波短軸像で神経，神経叢などの目標を同定する。
4. 個人差を認識し，解剖学的破格の有無を確認する。
5. 合併症を避けるため，安全な針の穿刺経路を計画する。
6. 清潔操作で手技を行う。
7. 超音波画像で針先を確認できないまま針を進めない。
8. 目標の同定を確実にするために，神経刺激法などの手段を併用してもよい。
9. 少量の薬液を試験投与して針先位置を確認する。
10. 意図する薬液の広がりが得られない場合は，ブロック針の位置を調整する。
11. 救急処置の準備をし，患者観察を怠らない。
12. 容易なブロックから開始する。

との脊髄周囲の血腫の予防，早期診断・治療，神経学的予後の改善が重要視されている。末梢神経ブロックに関する recommendation は，深部の末梢神経ブロックは硬膜外ブロックに準じたほうがいいという程度である。いったん神経学的合併症が発生すると，その回復には半年以上かかり，腰神経叢ブロック，腰部交感神経節ブロックおよび傍脊椎神経ブロックは神経系合併症よりも大量出血が問題となる。一方，心臓カテーテルなどの循環器検査・治療で 5～7 Fr の太いカテーテルを上腕静脈や大腿静脈から留置後に抗凝固療法を行いながら抜去した検討などから，表層の末梢神経ブロックについては安全性を示唆している。

3 European Society of Anaesthesiology（ESA）ガイドライン[4]

末梢神経ブロックについての記載はわずかで，血腫の発生は予後を悪化させる可能性があるとしている。特に，エノキサパリンやクロピドグレル投与中の腰神経叢ブロック後の後腹膜血腫を指摘している。

腋窩での腕神経叢ブロック，大腿神経ブロック，膝窩部坐骨神経ブロックなどの浅部のブロックは，アスピリンなどの抗凝固薬投与中に行うこともありうるが，低分子ヘパリン使用中のカテーテル留置や抜去，後腹膜血腫が致死的にもなりうる腰神経叢ブロックや傍脊椎ブロックは，硬膜外ブロックなどのガイドラインに準じるべきとしている。

硬膜外ブロックに準じた場合，アスピリン単独投与は血腫のリスクを増加させないが，ほかの抗凝固薬と併用している場合はリスク-ベネフィットを考慮して適用を考えるべきである。ヘパリン，低分子ヘパリン，ワルファリン投与中に行うべきではない。最近発売された抗血栓薬についての安全性は不明である。

4 The Austrian Society for Anesthesiology and Intensive Care Medicine ガイドライン[5]

アスピリンなど血小板凝集阻害薬の投与中は，深部の末梢神経ブロック（腕神経叢ブロック斜角筋間・鎖骨上・鎖骨下アプローチ，腰部交感神経節ブロック）は避けることを推奨している。

5 各ガイドラインのまとめ

以上のガイドラインと Horlocker[6]，Gogarten[7] の総説から，末梢神経ブロックの安全性が高いことがうかがえる。その理由は，閉鎖腔の脊椎内に穿刺する硬膜外ブロックや脊髄くも膜下ブロックと異なり，末梢神経ブロックは圧迫止血しやすく，少量の血腫が虚血になるほどの神経圧迫になることもほとんどないため，出血傾向や抗凝固療法中でも行いやすい（表3）。ワルファリン投与中の患者では，神経ブロック 5 日前に休薬してプロトロンビン時間-国際標準化比（PT-INR）を測定して神経ブロックやカテーテルの抜去を行う。必要に応じて，神経ブロック 6 時間前までヘパリン持続投与を行うなどの代替の抗凝

表3 末梢神経ブロックの適用と注意点

適用	注意点
・表層のブロックを行う。 ・血液検査 　プロトロンビン時間（PT）＞50% 　PT-INR＜1.5 　血小板数＞50,000/μl	・深層のブロックは行わない。 ・ブロック後の十分な圧迫止血と確認・観察。 ・神経ブロックの効果と合併症による神経麻痺の鑑別。 ・カテーテル抜去は穿刺と同じリスクとする。

表4 超音波ガイド下神経ブロック JSURA 難易度

レベル1	レベル2	レベル3	レベル4	レベル5
腹直筋鞘B	大腿神経B	腕神経叢B斜角筋間アプローチ	坐骨神経B殿下部アプローチ	胸部傍脊椎神経B
腹横筋膜面B	坐骨神経B膝窩アプローチ	腕神経叢B鎖骨上アプローチ	坐骨神経B傍仙骨アプローチ	肋間神経B（背部）
腸骨鼠径・腸骨下腹神経B	腕神経叢B腋窩アプローチ	腕神経叢B鎖骨下アプローチ	坐骨神経B前方アプローチ	腰神経叢B（大腰筋筋溝B）
閉鎖神経B	大後頭神経B	肋間神経B（側胸部）	仙腸関節B	深頸神経叢B
腸骨筋膜下B		頸部神経根B		仙骨神経根B
浅頸神経叢B				星状神経節B
仙骨硬膜外B				

B：ブロック。

固薬投与も必要である。

各ブロックの方法

　血栓・塞栓症がある場合，止血凝固異常患者，抗凝固薬内服中の場合は，表4において難度の高いブロックは，施行者の経験が豊富で，かつリスクよりも神経ブロックの必要性が高い場合にのみ行われるべきである。抗凝固療法中の患者でも行われる可能性の高い，レベル1～3の神経ブロックについて説明する。

1 頭頸部の神経ブロック

a. 大後頭神経ブロック

【解剖】
　従来のランドマーク法では，後頭部の上項線で後頭動脈の拍動が触知できる部位の内

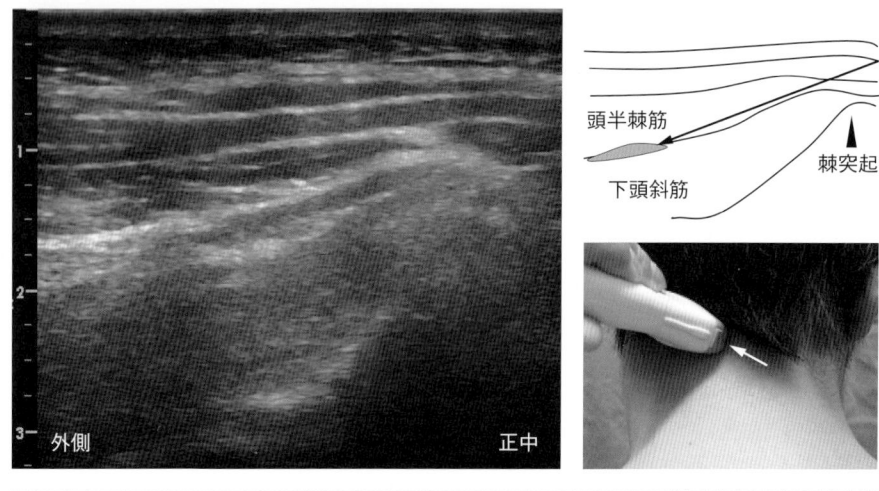

図1　大後頭神経周囲の超音波画像，模式図，プローブ操作
矢印は穿刺針の刺入イメージ。

側，または後頭隆起の約2横指外側の骨表面と筋層内に薬液を投与していた。超音波ガイド下では，より中枢の大後頭神経が由来するC2後枝をC2椎弓近傍でブロック可能である。大後頭神経はC2横突起間表層から出現し，C2棘突起とC1横突起を結ぶ下頭斜筋の表層を頭側に向かって走行している。

【穿刺目標】
　下頭斜筋の長軸像を描出し，その表層の頭半棘筋との筋層間。

【超音波プローブ操作】（図1）
①C2棘突起と乳様突起を結ぶ線のやや尾側に，リニアエコープローブを当てる。
②皮膚表面から皮下組織，僧帽筋腱，頭半棘筋，下頭斜筋，C2椎弓，椎弓の音響陰影を層状に描出する。
③カラードプラーで下頭斜筋外側の椎骨動脈，およびそのほかの血管が穿刺ルートにないかを確認する。
④平行法で穿刺し，下頭斜筋と頭半棘筋の筋膜間面に局所麻酔薬を1〜数 ml 投与する。

b. 浅頸神経叢ブロック

【解剖】
　C1〜4前枝からなり，胸鎖乳突筋後縁から皮下組織に走行し，大耳介神経，小後頭神経，頸横神経，鎖骨上神経に分岐する。深頸神経叢ブロック（胸鎖乳突筋深層および頭長筋内投与）は出血傾向のある患者では避けたほうがよい。

【穿刺目標】
　C4レベルで，胸鎖乳突筋後縁と皮下組織の間。

【超音波プローブ操作】（図2）
①リニアプローブを用いて輪状甲状間膜線上で胸鎖乳突筋，前斜角筋，中斜角筋，頸椎横突起の短軸像を描出する。

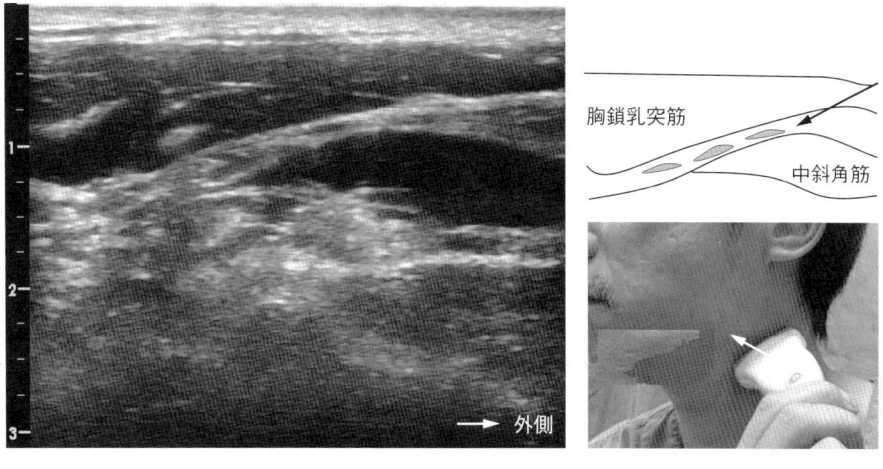

図2　浅頸神経叢周囲の超音波画像，模式図，プローブ操作
矢印は穿刺針の刺入イメージ。

②頸椎横突起の形状からC4を同定し，その高さで胸鎖乳突筋後縁を確認する。
③プローブ外側（後方）から平行法で穿刺し，皮下組織と胸鎖乳突筋後縁の間に局所麻酔薬を5 ml程度投与する。胸鎖乳突筋の後縁に沿って頭尾側方向に広がらない場合は，数か所に分割投与する。

c. 頸部神経根ブロック

【解剖】

超音波ガイド下では，C4〜8までがブロック可能である。C4〜6横突起は前結節と後結節があり，C7は後結節しかないことから，神経根短軸像での頸椎横突起の形状から高位を決定する。周囲には椎骨動静脈のほかに，超音波画像で確認不可能な細い血管も多数存在する。常に血管穿刺が生じていることを前提に，頻回な吸引，緩徐な薬液投与，十分な圧迫止血を行う。

【穿刺目標】

頸椎横突起に囲まれた神経根。

【超音波プローブ操作】[8]

①リニアプローブを用いて輪状甲状間膜線上で胸鎖乳突筋，前斜角筋，中斜角筋，頸椎横突起の短軸像を描出する。
②頸椎横突起の形状からC6とC7を同定し，頭尾側にプローブをスライドさせて目標神経根を描出する。
③平行法で外側から穿刺する。内側は内頸静脈，総頸動脈，椎骨動静脈が穿刺ルートを妨げることが多い。
④頸椎横突起が神経根を取り囲み十分に深い位置まで針が到達できない場合，横突起内よりも末梢でブロックを行う。
⑤局所麻酔薬を1〜2 ml程度1か所に投与する。

2 上肢の神経ブロック

a. 腕神経叢ブロック

【解剖】
C4～T2神経根からの神経線維が分岐・合一して形成された腕神経叢を，神経幹レベルを斜角筋間，神経幹レベルを鎖骨上，神経束レベルを鎖骨下，末梢神経レベルを腋窩でブロックする。ブロックによる効果範囲は斜角筋間アプローチではC5～7，鎖骨上アプローチではほぼすべての腕神経叢，鎖骨下アプローチでは上腕から末梢，腋窩アプローチでは中部から末梢がブロックされる。

(1) 斜角筋間アプローチ
【穿刺目標】
斜角筋間に並んだC5～7神経根。
【超音波プローブ操作】(図3)
①胸鎖乳突筋外側で，輪状甲状間膜線上と外頸静脈が交わる部分で，前斜角筋と中斜角筋を触れ，神経の短軸となるようにプローブを操作する。
②超音波画像では皮膚直下に胸鎖乳突筋があり，その深部に斜角筋間にC5～7神経根が並んで観察される。
③平行法で穿刺するが，内側は内頸静脈があるため外側から並んだ神経根の間に針を進め，各神経の周囲1～3か所で局所麻酔薬を5～20 ml投与する。

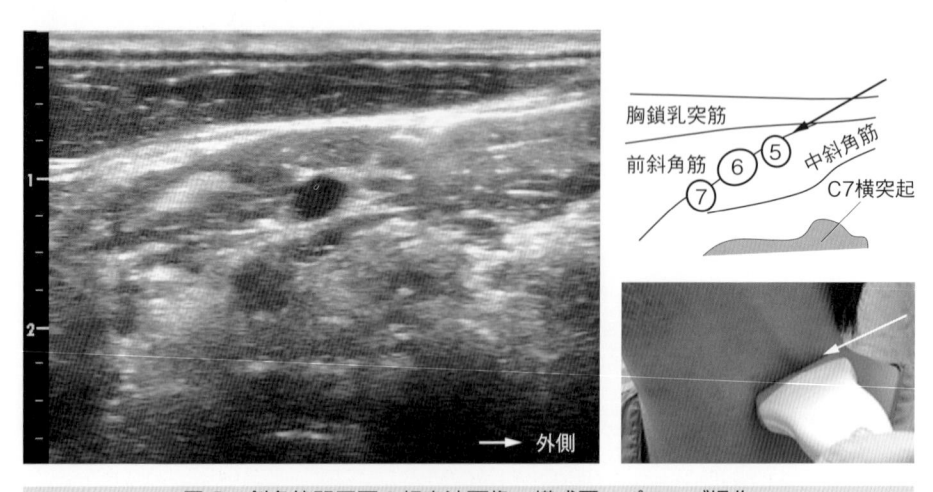

図3 斜角筋間周囲の超音波画像，模式図，プローブ操作
C5, C6, C7神経根が斜角筋間に観察される。矢印は穿刺針の刺入イメージ。

(2) 鎖骨上アプローチ

【穿刺目標】

鎖骨下動脈の外側にある神経叢。

【超音波プローブ操作】（図4）

①斜角筋間アプローチよりも末梢へさらに数 cm 神経に沿ってスライドさせ，鎖骨とプローブがぶつかる位置で鎖骨の内側をのぞくように観察する。

②鎖骨下動脈短軸像の外側にブドウの房状に神経叢が観察される。

③平行法で穿刺して局所麻酔薬を 5～20 ml 投与する。肩の鎮痛では外側，腕の鎮痛では鎖骨下動脈近傍に針を進める。

(3) 鎖骨下アプローチ

【穿刺目標】

腋窩動脈に接する神経叢。

【超音波プローブ操作】（図5）

①鎖骨外側端を中心にプローブを回転操作し，鎖骨下動静脈の末梢となる腋窩動静脈の短軸像を描出する。通常は鎖骨の真下に動脈，その尾側に静脈がある。

②鎖骨下動脈と接するようにおおむね表層，頭側，深層にそれぞれ外側神経束，後神経束，内側神経束がある。

③鎖骨が穿刺の妨げになるのを避けながら，神経束周囲に薬液が広がるように穿刺する。

(4) 腋窩アプローチ

【穿刺目標】

腋窩部で腋窩動脈周囲の尺骨・正中・橈骨神経，少し離れた位置に筋皮神経。

【超音波プローブ操作】（図6）

①術者は患者頭側に座り，超音波装置はブロックする上肢を挟んだ尾側に設置する。

②上腕を 90°外転した状態で，腋窩動脈短軸像を描出し，表層内側，外側，深部にそれ

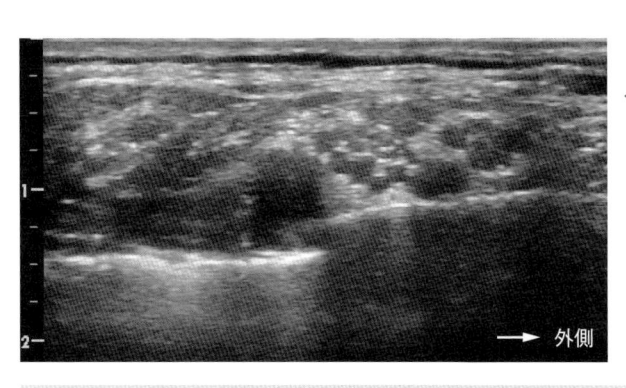

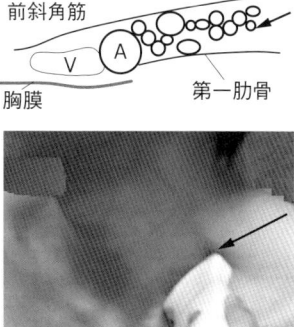

図4 鎖骨上腕神経叢周囲の超音波画像，模式図，プローブ操作

正中側から外側に向かって鎖骨下静脈（V），鎖骨下動脈（A），腕神経叢を構成する神経線維が並んでいる。胸膜は太く呼吸性に動く。矢印は穿刺針の刺入イメージ。

それ尺骨・正中・橈骨神経を観察する。

③腋窩動脈外側の上腕二頭筋と烏口腕筋の筋間に筋皮神経を観察する。プローブを中枢側にスライドすると，筋皮神経は腋窩動脈に移動する。

④プローブ頭側から平行法で上腕二頭筋を貫くように穿刺し，尺骨・正中・橈骨神経周囲に薬液が広がるように数か所でそれぞれ2～10 ml投与する。筋皮神経は神経叢から離れた位置でブロックする。

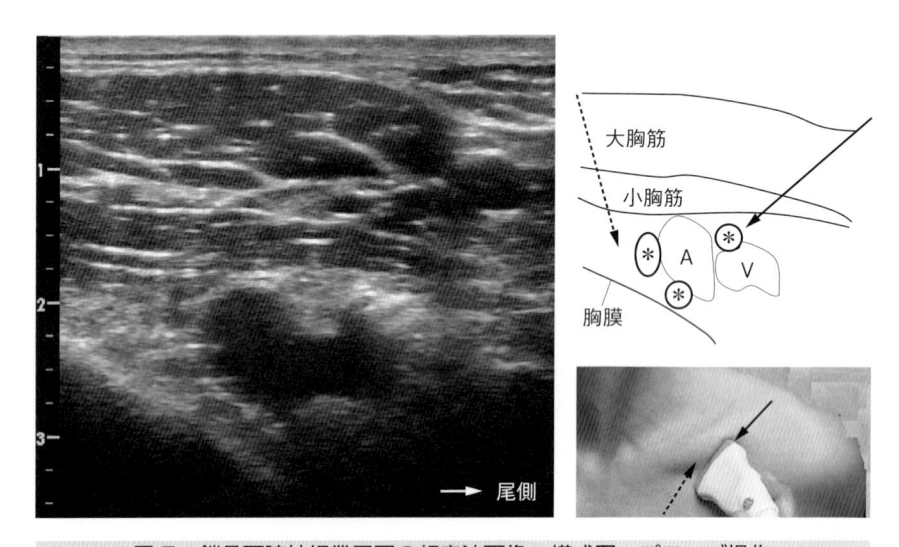

図5 鎖骨下腕神経叢周囲の超音波画像，模式図，プローブ操作
胸膜と鎖骨の間に腋窩静脈（V），鎖骨下動脈（A），腕神経叢を構成する神経線維（＊）が並んでいる。矢印は穿刺針の刺入イメージ。

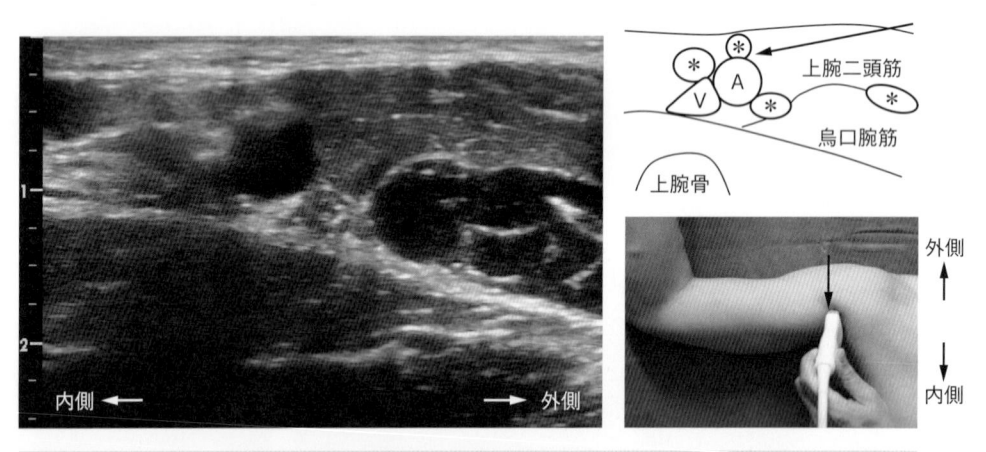

図6 腋窩腕神経叢周囲の超音波画像，模式図，プローブ操作
鎖骨下動脈（A）周囲に尺骨・正中・橈骨神経，離れた位置に筋皮神経（＊）がある。矢印は穿刺針の刺入イメージ。

3 下肢の神経ブロック

a. 大腿神経ブロック

【解剖】
第2〜4腰神経根前枝で構成され，大腰筋の外側で腸骨筋に沿うように鼠径靱帯の下を走行する。股関節，大腿前面，下腿内側の知覚と，主に膝の伸展にかかわる筋肉の運動をつかさどる。

【穿刺目標】
大腿筋膜および腸骨筋膜の直下，腸腰筋の内側表面の大腿神経。

【超音波プローブ操作】（図7）
①鼠径靱帯と平行にプローブを操作し，大腿動静脈が分枝する直前の位置で外側にプローブをスライドさせる。
②超音波画面の端に大腿動脈を確認しながら，腸骨筋膜の直下にある腸腰筋の内側表面にへばりついている大腿神経を探す。超音波ビームを頭側に向けると大腿神経に直交するため，確認しやすい。
③外側から平行法で穿刺する。局所麻酔薬投与後は，大腿神経を確認しやすくなる。

b. 腸骨筋膜下ブロック

【解剖】
大腿神経ブロックと同様であるが，腸腰筋表面の内側に大腿神経，外側に外側大腿皮神経が走行している。

【穿刺目標】
皮下組織の深部で腸骨筋膜の直下，腸腰筋の表面。

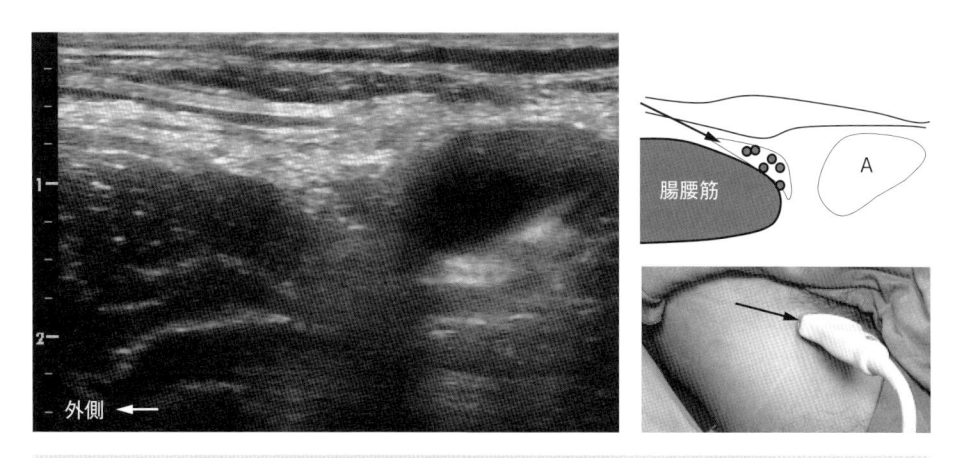

図7 大腿神経周囲の超音波画像，模式図，プローブ操作
腸腰筋内側かつ大腿動脈（A）の数mm外側に扁平な大腿神経が観察される。矢印は穿刺針の刺入イメージ。

8. 超音波ガイド下末梢神経ブロックと静脈血栓塞栓症

【超音波プローブ操作】
①大腿神経ブロックと同様であるが，穿刺時はプローブをやや外側にスライドさせ，腸腰筋を画面の中心とする。
②外側から平行法で穿刺し，腸骨筋膜下で腸腰筋表面に針を進め，局所麻酔薬を10～30 ml投与する。

c. 閉鎖神経ブロック

【解剖】
第2～4腰神経根前枝で構成され，大腰筋の内側から膀胱外後壁を回り込み，閉鎖動静脈と一緒に閉鎖管を通る。そこで前枝と後枝に分かれて，内転筋群に分布する。鼠径靱帯より末梢の大腿静脈内側で，長内転筋と短内転筋の筋層間に筋閉鎖神経の前枝，短内転筋と大内転筋の筋層間に後枝が走行する。閉鎖管を通らない閉鎖神経や恥骨上肢の前面を通る副閉鎖神経の存在がありうるため，閉鎖管の末梢で閉鎖神経をブロックできても，2割程度の症例である程度の内転が可能である。

【穿刺目標】
①前枝と後枝を直接，②各筋層間，③恥骨筋と内転筋がY字に交差する点，のいずれか。

【超音波プローブ操作】（図8）
①ブロックする大腿を開排し，内側の恥骨周囲で内転筋が触れる位置で3層の内転筋を観察する。
②各内転筋が大腿骨から恥骨に向かい徐々に細くなる。
③神経と併走する動静脈を穿刺しないよう，カラードプラーで確認する。

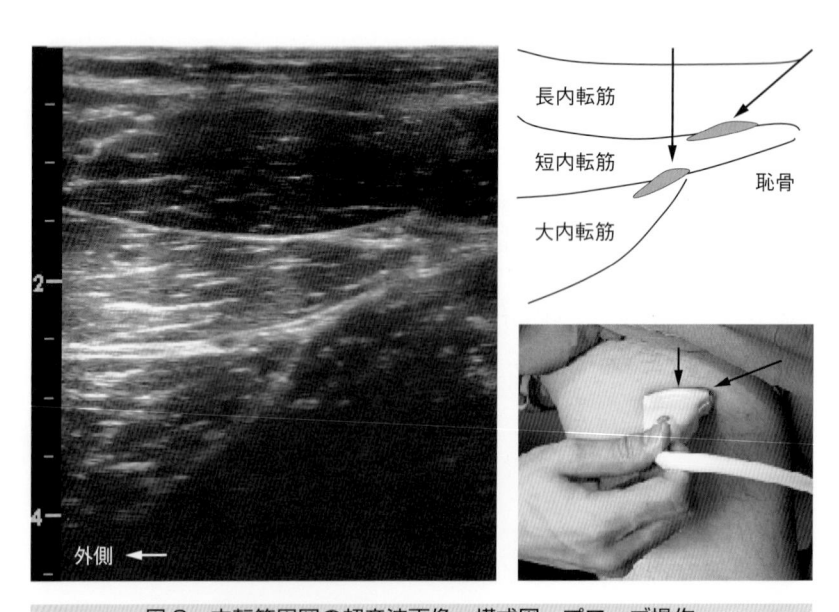

図8 内転筋周囲の超音波画像，模式図，プローブ操作
各内転筋間に閉鎖神経および血管と思われる構造が観察される。矢印は穿刺針の刺入イメージ。

④穿刺目標とすべき神経，または筋層間に穿刺する。深さ5 cm 以上の場合も多いため，交差法穿刺のほうが分かりやすく簡単な場合も多い。

⑤局所麻酔薬を5 ml 程度，各筋層間に広がるようにそれぞれ投与する。

d. 坐骨神経ブロック膝窩アプローチ

【解剖】

坐骨神経は，膝窩部手前で脛骨神経と外側の総腓骨神経に分枝する。その周囲は外側を大腿二頭筋，内側を半腱様筋と半膜様筋に囲まれ，深部に膝窩動脈が位置する。膝窩部でブロックすると，膝後面から下腿外側と背面および足部のブロックが可能である。

【穿刺目標】

坐骨神経または脛骨神経と総腓骨神経。

【超音波プローブ操作】（図9）

①膝窩動脈とその外側表層に坐骨神経を確認する。膝窩部に近いと，太めの脛骨神経と細い総腓骨神経に分枝している。

②頭尾側にプローブをスライドさせると，坐骨神経が分枝する様子を観察できる。

③外側の大腿二頭筋腱の頭側から平行法で穿刺し，局所麻酔薬を10〜20 ml 投与する。

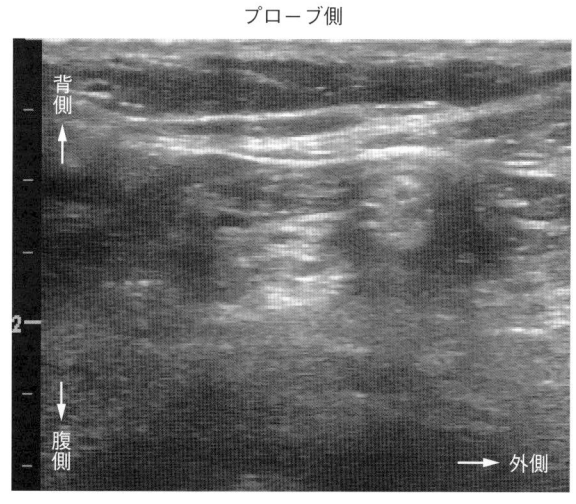

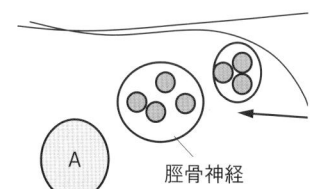

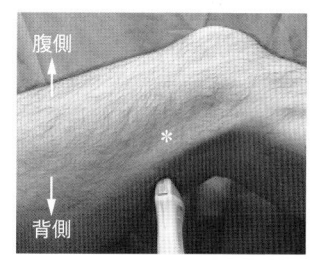

図9　坐骨神経周囲の超音波画像，模式図，プローブ操作

膝窩動脈（A）浅層に坐骨神経が分岐した脛骨神経と，その外側に一回り小さい総腓骨神経が観察される。プローブは上向きに当てているため，超音波画像は腹側と背側が逆さまになる。大腿二頭筋腱の腹側が針の刺入点（＊）となる。矢印は穿刺針の刺入イメージ。

4 体幹の神経ブロック

【解剖】
　腹部の筋肉は前面から側腹部にかけて，外腹斜筋，内腹斜筋，および腹横筋と3層あり，そのさらに深部に腹膜がある．T7〜12 までの肋間神経および L1 腰神経は内腹斜筋と腹横筋の筋層間を走行し，腹壁から鼠径部にかけて分布する．上腹部では肋骨弓下，下腹部では中腋窩線上でブロックする．鼠径部では腸骨下腹神経および腸骨鼠径神経となって分布する．腹壁前面では腹直筋のみとなり，神経は腹直筋の深層から腹直筋を貫通するように腹壁正中部に分布する．

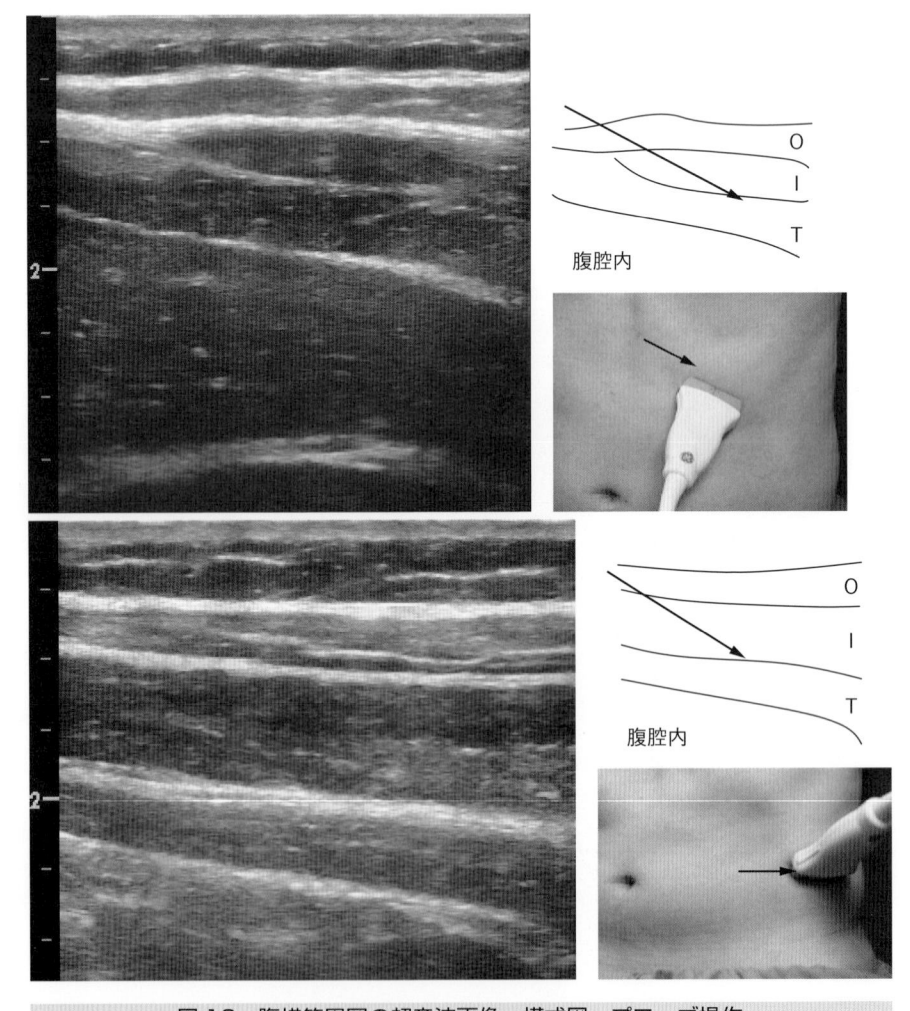

図 10　腹横筋周囲の超音波画像，模式図，プローブ操作
上段：肋骨弓下アプローチ，下段：中腋窩線アプローチ．矢印は穿刺針の刺入イメージ．
外腹斜筋（O），内腹斜筋（I），腹横筋（T）．

a. 腹横筋膜面ブロック

【穿刺目標】
T7〜9 領域は肋骨弓下，T9〜12 領域は中腋窩線上の内腹斜筋と腹横筋の筋層間．
【超音波プローブ操作】（図 10）
①肋骨弓下ではプローブを肋骨弓に沿った位置で筋膜間を描出する．
②中腋窩線上では腸骨稜頭側でプローブを操作する．
③穿刺は内側から外側に向かったほうが，腹膜に対して接線方向となり安全に行いやすい．局所麻酔薬を 1 か所 10 ml 投与する．
④必要に応じて腹直筋筋鞘ブロックと組み合わせる．

b. 腸骨鼠径・腸骨下腹神経ブロック

【穿刺目標】
腸骨の上前腸骨棘と臍を結ぶ線上の腸骨側で，内腹斜筋と腹横筋の筋層間で神経を同定する．確認できない場合は筋層間を目標とする．
【超音波プローブ操作】（図 11）
①上前腸骨棘付近でプローブを操作し，内腹斜筋と腹横筋の筋層間を確認する．
②血管をカラードプラーで確認後に，平行法で穿刺する．局所麻酔薬を約 0.2 ml/kg 投与する．

c. 腹直筋鞘ブロック

【穿刺目標】
腹直筋の中心から外側で腹膜との間の層．

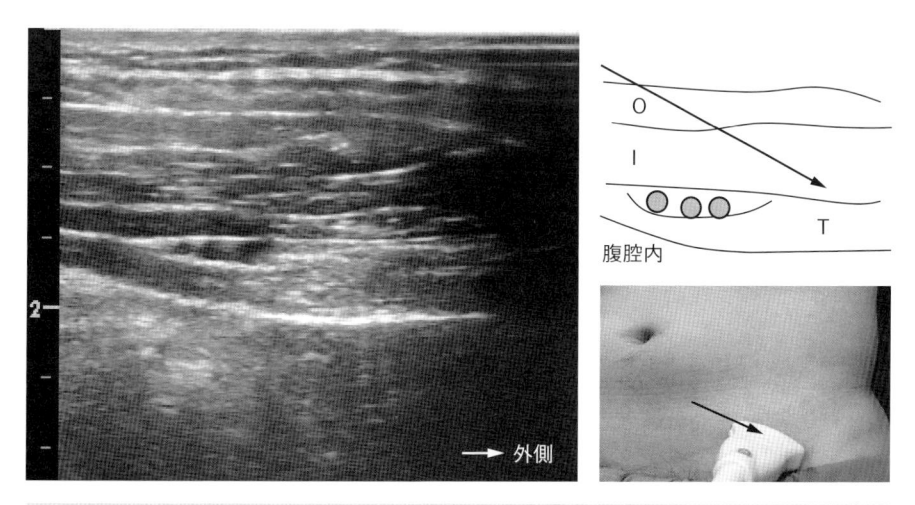

図 11 腸骨鼠径・腸骨下腹神経周囲の超音波画像，模式図，プローブ操作
外側には上前腸骨棘の音響陰影，内腹斜筋と腹横筋の間に血管が見られる．矢印は穿刺針の刺入イメージ．外腹斜筋（O），内腹斜筋（I），腹横筋（T）．

【超音波プローブ操作】（図12）
① 腹壁正中部を剣状突起から恥骨まで3等分し，創部に応じて左右の腹直筋を描出する。
② 腹膜穿刺を避けるため，薬液をごく少量投与しながら針先を進める。
③ 腹直筋と腹膜の間に薬液が広がると腹直筋が持ち上がり，腹膜が押し下げられる。
④ 1か所に局所麻酔薬を5〜10 ml 投与し，創の位置と薬液の広がる範囲を観察しながら，左右合計2〜6か所で投与する。

d. 仙骨硬膜外ブロック

【解剖】
仙骨下端で左右の仙骨角に包まれた仙骨裂孔は，仙骨と尾側を結ぶ仙尾靱帯が覆っている。仙尾靱帯の深層が仙骨内部の硬膜外腔と連続している。

【穿刺目標】
左右を仙骨裂孔に，深部を仙骨表面，表層を仙尾靱帯に囲まれた硬膜外腔。

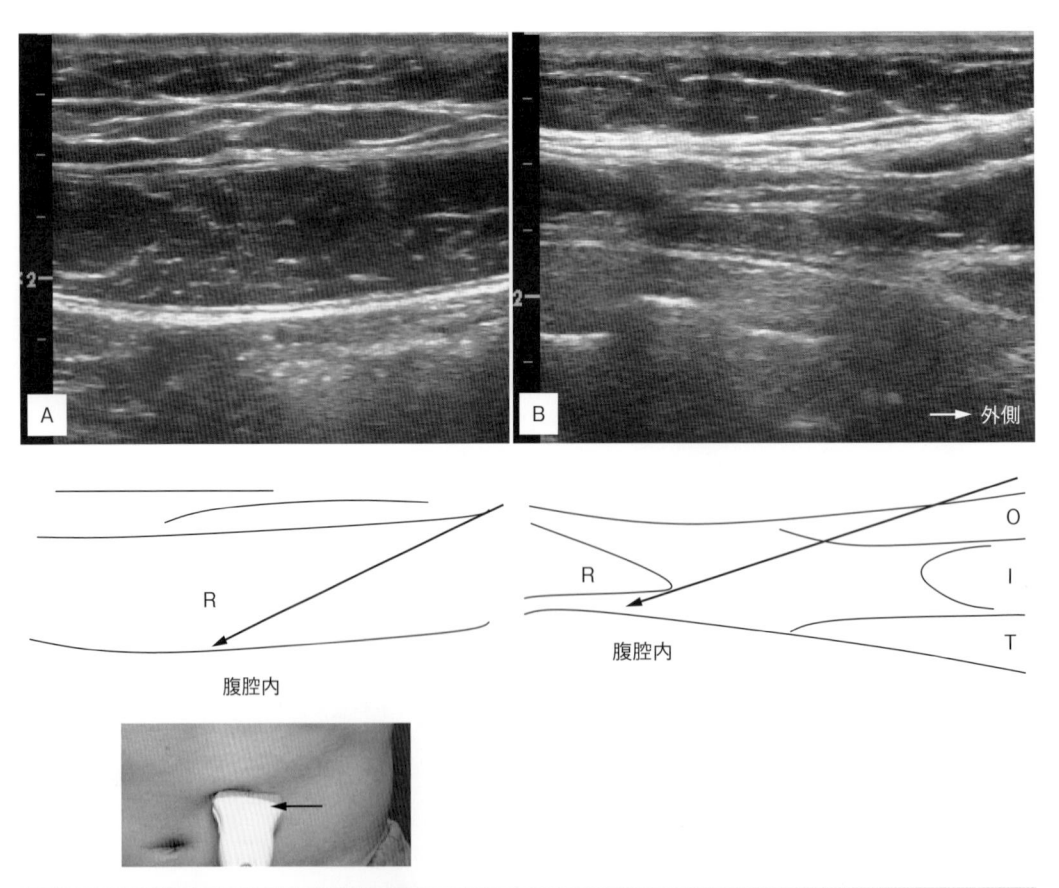

図12 腹直筋周囲の超音波画像，模式図，プローブ操作
腹直筋（R）と腹膜の間に穿刺する。矢印は穿刺針の刺入イメージ。外側（B）に操作すると筋層が3層になり外腹斜筋（O），内腹斜筋（I），腹横筋（T）となる。

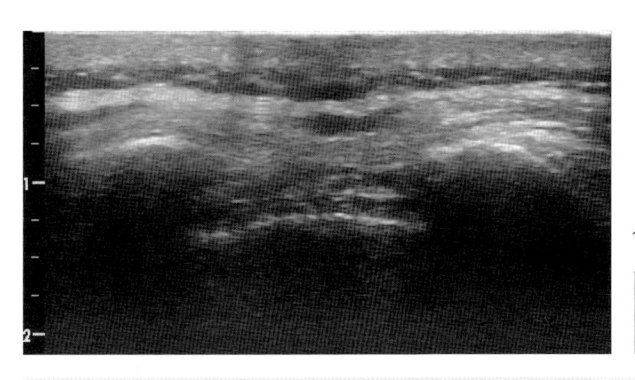

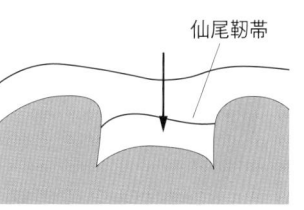

図 13 仙骨裂孔の超音波画像，模式図，プローブ操作
両側の仙骨角の間を結ぶ仙尾靭帯を貫いて穿刺する。矢印は穿刺針の刺入イメージ。

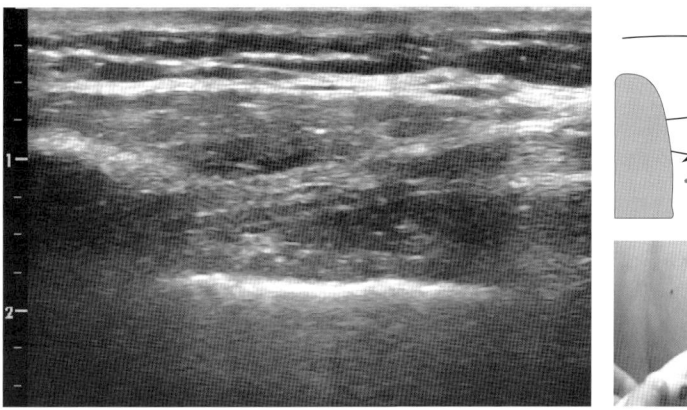

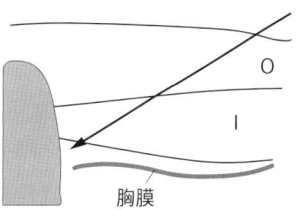

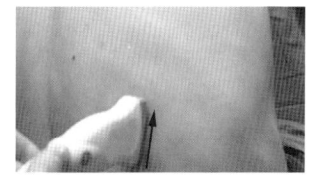

図 14 肋間周囲の超音波画像，模式図，プローブ操作
外肋間筋（O），内肋間筋（I）は判別可能だが，さらに内側の最内肋間筋は判別が難しい。呼吸性に動く胸膜の浅層かつ肋骨の尾側に穿刺する。矢印は刺入針の刺入イメージ。

【超音波プローブ操作】（図 13）
①正中部で尾側表面から頭側にプローブをスライドさせると，左右に仙骨角の盛り上がりを確認できる。
②仙骨角の表面は仙尾靭帯が覆い，その深層が硬膜外腔となる。
③1～2 cm 尾側から交差法で穿刺し，硬膜外腔を針が通過する様子を観察できたら，さらに数 mm 針を進める。
④2 歳以下の小児では仙骨が骨化していないため，薬液の広がりも正中長軸で観察できる。

e．肋間神経ブロック

【解剖】
体表から皮膚，外肋間筋，内肋間筋，最内肋間筋，胸膜という層構造である。

【穿刺目標】
胸膜の浅層かつ肋骨の尾側。

【超音波プローブ操作】（図14）

①背側の肋骨が触れる部位で頭尾側方向の肋間を描出する。

②1つ尾側の肋骨の頭側から頭方向へ穿刺し，頭側の肋骨の尾側端に針を当て，そこから下に潜らせる。

③局所麻酔薬を1ml程度投与すると，胸膜が深層に沈む。

■参考文献

1) 超音波ガイド下神経ブロックを安全に実施するためのJSURAガイドライン2011. 小松徹，佐藤　裕，白神豪太郎ほか編．新超音波ガイド下区域麻酔法（DVD付）．東京：克誠堂出版；2012. p. vii-xii.
2) Weinberg GL. Current concepts in resuscitation of patients with local anesthetic cardiac toxicity. Reg Anesth Pain Med 2002；27：568-75.
3) Horlocker TT, Wedel DJ, Rowlingson JC, et al. Regional anesthesia in the patient receiving antithrombotic or thrombolytic therapy：American Society of Regional Anesthesia and Pain Medicine evidence-based guidelines (Third edition). Reg Anesth Pain Med 2010；35：64-101.
4) Gogarten W, Vandermeulen E, Van Aken H, et al. European Scoeity of Anaesthesiology. Regional anaesthesia and antithrombotic agents：Recommendations of the European Society of Anaesthesiology. Eur J Anaesthesiol 2010；27：999-1015.
5) Kozek-Langenecker SA, Fries D, Gütl M, et al. Locoregional anesthesia and coagulation inhibitors. Recommendations of the Task Force on Perioperative Coagulation of the Austrian Society for Anesthesiology and Intensive Care Medicine. Anaesthesist 2005；54：476-84.
6) Horlocker TT. Regional anaesthesia in the patient receiving antithrombotic andantiplatelet therapy. Br J Anaesth 2011；107 Suppl 1：i96-106.
7) Gogarten W. The influence of new antithrombotic drugs on regional anesthesia. Curr Opin Anaesthesiol 2006；19：545-50.
8) Yamauchi M, Suzuki D, Niiya T, et al. Ultrasound-guided cervical nerve root block：Spread of solution and clinical effect. Pain Med 2011；12：1190-5.

（山内　正憲）

II. 各論

9 医療訴訟と静脈血栓塞栓症

はじめに

　静脈血栓塞栓症（venous thromboembolism：VTE）は，深部静脈血栓症（deep vein thrombosis：DVT）と肺塞栓症（pulmonary embolism：PE）を合わせた疾患概念で，塞栓子が血栓である場合は肺血栓塞栓症（pulmonary thromboembolism：PTE）と呼ぶ[1]。DVTは，無症状のこともあり診断は困難な場合が多いが，いったんPTEが発症すると死亡率が高い。

　手術患者にPTEが発生しやすい理由は，①手術侵襲に伴い放出されるサイトカインなどのケミカルメディエータによる血液凝固能の亢進，②麻酔による骨格筋の弛緩による血流うっ滞，③手術操作による局所の血管壁障害，など複数存在する。このような理由で，周術期に発生するPTEは，手術が介在しない場合と比較して明らかに高く，麻酔科医にとって重要な合併症の一つである。発症率は手術部位によって差があるが，1万症例あたり0.55〜7.48と報告[2]され，予防策を講じても100％予防することは困難である。このように，周術期のPTEの発症率は高くないが，いったん発症すると診断，治療が迅速に行われなければ死亡に至る可能性がある。周術期のPTEは術後の離床などの回復時に発生することが多く，患者家族の納得を得られないときは紛争化し医療訴訟へと発展することがある。周術期のPTEに関する最近の民事訴訟判例4例を事故発生年に沿って紹介する（判例の紹介は，可能なかぎり原判決文に沿った記載を行った）。

判例の紹介

1 浦和地方裁判所，平成12年2月21日判決，判例タイムズ1053；188

a. 事故の経過

　27歳，男性A，身長170 cm，体重82 kg
　診断：右腓骨骨折，右足関節脱臼。

平成 4 年 A が友人 B らと飲酒後，B の運転する原付きバイク後部荷台に同乗して転倒し，救急隊員により C 病院に搬送され，上記診断で入院ギプス固定された．入院 4 日後，腰椎麻酔で足関節脱臼整復固定術が行われた．翌日から松葉杖で病棟内の移動は可能であり，順調にリハビリテーションが開始された．

　術後 23 日目 PM 4：00 ごろ，A が看護師に"呼吸ができないくらい胸が苦しく，心臓が痛い"と訴えた．内科（C1）医師が診察し心電図を取り，肋間神経痛や狭心症であると説明した．

　術後 25 日目 PM 4：30 ごろ，"走った後のように苦しいです"と訴えたので心電図が取られた．心電図所見は，$V_{1~3}$ および III 誘導で陰性 T 波，aVR および V_1 誘導で ST 上昇，125～140/min の頻脈が認められた．C1 医師の指示でフランドールテープ® が貼付され，モニターを装着し経過観察とされた．その後頻脈が持続し，V_4 誘導で陰性 T 波が新たに出現したが，症状は前日より落ち着いていた．

　術後 26 日目 PM 5：40，看護師がトイレで座り込んでいる A を発見した．意識はあるが，顔色蒼白でチアノーゼが見られ，呼吸困難を訴えた．血圧は触診で 80 mmHg，脈拍微弱で酸素吸入下で動脈血ガス分析（ABG）を行ったところ，Pa_{CO_2} 16.3 mmHg，Pa_{O_2} 78.5 mmHg であった．

　同日 PM 6：00，A を移送しようとしたとき，痙攣を起こし，四肢頸部硬直，呼吸停止，意識消失，血圧測定不能となった．心臓マッサージ，強心薬投与，レスピレータ装着などを行った．

　同日 PM 8：42，C1 医師が A の死亡を確認し，両親に"突然，脳梗塞が発生した"と説明したが，家族は納得しなかった．病理解剖は行われなかった．

b．裁判所の判断：医療側敗訴

　剖検や肺梗塞症の確定診断である肺血管シンチグラム，肺動脈造影などの検査は行われていなかったため，A の死因に関する客観的な資料はない．しかし，以下の理由で裁判所は A の死因は PTE であると判断した．

　①腓骨骨折などの傷害の存在，②その治療で手術などの肺塞栓症を発症させる危険因子を有していた，③肺塞栓症に見られる呼吸困難，胸痛，動悸，頻脈の症状が見られ，術後 23 日目に突然，呼吸ができないくらいの胸の苦しみや心臓の痛みを訴えた，④心電図で，$V_{1~3}$ 誘導までの陰性 T 波が現れている，動脈血ガス分析において二酸化炭素分圧と動脈血酸素分圧がいずれも低下していた，⑤さらに負荷を掛けて歩行練習を開始した日から 5 日後に突然胸の苦しみを訴え，その 3 日後に死亡している．以上の事実から，肺塞栓症を発症して死亡したと認められる．

　術後 25 日目までには，A に肺塞栓症を疑うべき症状が出現していたので，C1 医師は，遅くとも術後 25 日目 PM 4：30 ごろには PTE を疑って，適切な処置をする義務があった．しかし C1 医師は，患者にフランドルテープ® を貼付し，経過観察を行ったのみで，PTE に対する鑑別検査を実施していないし，ヘパリンなどの投与も行っていない．これらの点で適切な診察，治療を行うという診療義務違反の過失が認められた．

　C1 医師が，術後 25 日目の午後 4 時の時点で，肺血管シンチグラムや肺動脈造影などの

識別検査を行っていれば，AがPTEである確定診断を得て，その治療，処置が迅速に行うことができたし，ヘパリンを投与するなどの抗凝固療法を実施していれば，術後26日目の午後5時ごろの急激な容態の悪化を防ぐことができた．

C1医師の過失と死亡に相当な因果関係が認められ，医師はAの死亡にかかわる損害を賠償する責任を負う．

認定された過失：術後25日までに現れた症状からPTEを疑い，鑑別診断を行い，必要ならヘパリンの投与を行わなかったこと．

c. 賠償金についての裁判所の判断

Aは，27歳，男性で逸失利益は3,164万円あまり，死亡慰謝料1,800万円，そのほか合計5,138万円とされた．①AがBとともに飲酒していたこと，②原付きに2人乗りすること自体が法規違反でありAにも過失があるので，過失相殺としてその4割を減額された．

d. 共同不法行為に関する裁判所の判断

被告Bの過失によるバイク事故で，Aが骨折などの傷害を負い，その治療のために手術を受け，その後PTEを発症し死亡に至った．被告Bの過失とC1医師の過失により，Aは死亡した．被告BとC1医師の各行為はAの死亡に対して社会通念上，一連の行為として客観的な関連性が認められるので，被告らはAの死亡によって生じた損害について，連帯して賠償する責任を負う．弁護士費用を含めて3,372万円余が被告Bと共同して支払うことが命じられた．

2 高松地方裁判所，平成22年3月29日判決，判例タイムズ1358；165

a. 事故の経過

53歳，女性A
診断：右変形性股関節症．

平成12年，右骨盤骨切り術（以下，手術）を受けた．硬膜外麻酔併用全身麻酔で，手術時間は2時間，出血量280 cc，術後約30度挙上位，右足は牽引．

術後1日目：集中治療室（intensive care unit：ICU）より帰室，午前はSp_{O_2} 90％，午後にはSp_{O_2} 88％と低下し，酸素投与によりSp_{O_2} 97％と上昇した．

術後2日目：Sp_{O_2}は95％（酸素なし），"酸素してたら息えらくない"と，患者発言あり．

術後3日目：AM 9：15 "息苦しさはない，両肩が痛い" Sp_{O_2} 97％で，酸素投与中止後Sp_{O_2} 96％，PM 1：40 Sp_{O_2} 96％（酸素なし）．

術後4日目："ふくらはぎの下が痛い"と訴えがあり．少し牽引を外す．

術後6日目〜："胸が痛い，踝が痛い"と訴えあり．その後，足のだるさを訴える．

術後12日目：PM 9：10，咳の訴えあり，咳止めを希望する．肺雑音なし．息苦しさなし．Sp_{O_2} 96％．PM 10：00，看護師が巡回時，多量の発汗，血圧測定不能，ショック状

態であることを発見した。

当直医により，ただちに気管挿管，モニター装着，心マッサージを行い，すぐにICUへ入室した。ICU入室45分後洞調律になるが，瞳孔散大，対光反射なし。医師はこの時点でPTEを疑い，ヘパリン3,000単位を投与した。

術後13日目：心エコー検査，胸部単純X線検査，血液ガス，心電図よりPTEと診断され，家族へ説明された。薬物療法が続けられたが，同日午前死亡。

b. 裁判所の判断：医療側勝訴

DVTおよびPTEを予防する義務があったか？

平成12年ごろの医療水準として，"早期離床や運動量の確保，弾性ストッキングの着用や間歇的空気圧迫法についても，PTEの予防のために推奨され，実施されていたが，一律に推奨，実施されていたという実態はなく，そうすると，上記各方策がPTEの発症予防のために当時すでに医師の一般的知見であったとまでは認めがたい。……上記各方策を講じることが，事故当時，すでに医療水準として確立していたとは認められない"として，医師の過失が否定された。

認定されなかった過失：早期離床，運動量の確保，弾性ストッキングの着用，間歇的空気圧迫法などの予防策を取るべきであるのに行わなかった。

3 岡山地方裁判所，平成14年11月26日判決，判例タイムズ1138；212

a. 事故の経過

64歳，男性A，身長157cm，体重69kg
診断：左大腿骨骨折。
平成12年：屋根から転落し，救急車でYの経営するY1病院に搬送され入院。
入院5日後：Yにより大腿骨骨折の観血的整復固定術を受けた。麻酔は全身麻酔で手術時間5時間46分，出血量2,207g，途中ガイドピンが折れ，残存した。
術翌日：AM 4：00，嘔吐を繰り返し，呼吸困難に陥った。PM 3：15，胸内苦悶，酸素吸入開始，Yが診察し転医決定。PM 4：10，大学病院へ搬送開始時，エレベータ内で急変した。意識低下，下顎呼吸，気管挿管で，救急車で転医した。PM 5：46，大学病院到着後，死亡が確認された。

b. 裁判所の判断：医療側勝訴

この事例は，病理解剖によりPTEが判明した。ガイドピンの遺残とPTEの発生との間に，因果関係があると患者は訴えたが，直接的な因果関係はないと判断された。医学文献を引用した結果，"PTEの診断は，たとえ専門医であっても困難であるとされており，心電図，血液ガスモニター，肺の単純X線写真に必ず特有の所見があるとはかぎらない"との文献を引用し"仮に，被告が原告ら主張の術後管理を行っていたとしても，亡患者Aの死亡を防ぐことができたかどうかは不明といわざるをえない"と判断され，過失なしとさ

れた．また，転医義務に関しても，①術後 PTE が発生した場合致命的になることが多い，②手術自体による死を除けば，広範 PTE は純然たる整形外科術後の死因の中でもっとも多い，③手術中や手術後に下肢で形成された血栓がリハビリテーションにより移動し，PTE が生じる，などの文献を引用し"仮に専門施設等を有する総合病院においても亡患者 A を救命しえた高度の蓋然性があったとまではいえない"とされ，術後 PTE 発生に関する結果予見義務違反は否定され，過失なしとされた．

　認定されなかった過失：折損するようなガイドピンを管理使用し，そのまま体内に残存させたことが過失であり，残存したガイドピンのために出血を来し下肢で血栓が形成される危険性を念頭に置かなかった点で注意義務違反がある．

4 福岡高等裁判所，平成 18 年 7 月 13 日判決，判例タイムズ 1227；303

a. 事故の経過

49 歳，男性，身長 175 cm，体重 83 kg
診断：膝外傷．
平成 12 年：右膝を受傷し，ほかの整形外科医院で異物摘出術を行ったが，摘出できずに市立病院救急外来へ紹介され，同日市立病院を受診した．その際の問診では以下であった．

既往歴：①高校生のときに腎炎，②7〜8 年前に腰椎椎間板ヘルニアを患ったが手術はしなかった．

現病歴：なし．

同日 PM 7：45，A 医師により局所麻酔下で異物を摘出し，ペンローズドレーンを挿入後，創部を閉鎖した．手術時間は約 1 時間弱．異物は針金様と砂様と鉛筆芯様のものであった．A 医師は抗生物質の点滴後，鎮痛薬を処方し，翌日の外来受診を指示した．術約 3 時間後，片松葉杖で帰宅した．

翌日および翌々日，同整形外科を受診し，手術創の痛みのため入院を希望し，整形外科に入院し，A 医師が主治医となった．入院後の検査結果では，異常は認めなかった．この間，臥床安静は指示されず，入院当初から松葉杖で病棟内を歩行していた．

術後 7 日目：創部からの滲出液が少量となりペンローズドレーンを抜去した．

術後 8 日目 PM 7：00 ごろ，"1，2 日前から胸が苦しくなることがある．夕方のシャワー使用後にも同じ症状があった"と看護師に話した．看護師が血圧測定すると 127/71 mmHg であり，看護師は患者に内科受診を勧めた．

術後 9 日目：AM 5：30 ごろに患者がトイレから病室に戻る際に，意識消失し，廊下で転倒しているのを看護師に発見された．意識はすぐに戻ったが，胸苦しさ，息苦しさ，チアノーゼが認められた．血圧 113/70 mmHg，脈拍数 82/min で，酸素投与，心電図検査が行われ，血圧，脈拍数とも異常はなく不整脈も認められなかった．ニトログリセリンの舌下投与により症状は軽快した．このとき来院した家族から，1 年前に心室性期外収縮を指摘されていたことを聞いた．

同日 AM 8：30，当直医師から引き継いだ A 医師が緊急性はないと判断し，循環器科 B 医師に，診察を依頼した．その際，①心電図上，"Ⅱ，Ⅲ，aVF，V_1，V_2 で negative T，$V_{3～5}$ 軽度 ST 上昇を認める"ように見えること，②以前に心室性期外収縮を指摘されたことの 2 点を申し送った．

　AM 9：10，A 医師から申し送りを受け，循環器科 B 医師が診察した．検査結果は，白血球 13,200（市立病院での参考値 5,500～8,200），LDH 1,035（同 275～5,121）IU/l，CK 141（同 12～170）IU/l であった．心電図でⅢ，aVF，$V_{1～4}$ において T 波逆転の所見が得られた．循環器科 B 医師は，診察した患者の症状と心電図の所見などから"急性冠不全"または"急性心筋梗塞"を疑い，転院を決めた．

　AM 9：30，甲総合病院へ，患者の転送とドクターカーの要請を行った．

　AM 10：15，甲総合病院の循環器科医 C 医師が，市立病院に到着した．患者のバイタルサインは血圧 137/77 mmHg，脈拍数 100/min，動脈血酸素飽和度（SaO_2）97％（酸素 3 l 投与），チアノーゼなし，意識レベルクリア，四肢冷感なし，冷汗なしであった．この情報とこれまでの経過は診療情報提供書に記載され，C 医師に申し送られ，C 医師が付き添い転院した．

　AM 10：55，患者が甲総合病院に到着後，循環器科医 C 医師は患者を診察し，血液検査と心電図検査を行った．診察の結果肺にラ音はなく，浮腫もなかった．血液検査では LDH 559（甲病院の基準値 230～460）IU/l　白血球数 11,290（同 3,900～9,800）個，その際に実施した心電図ではⅢ，aVF，$V_{1～3}$ において T 波陰性化，ほかの誘導での ST 平坦化が認められた．

　AM 11：20，循環器科 C 医師は緊急冠動脈造影検査を行ったが，器質的狭窄は認められなかった．続いてエルゴノビン負荷試験を行い，左前下行枝に 90％の狭窄，攣縮を認めた．そのとき患者が胸部不快感を訴えたので，硝酸イソソルビドを冠動脈内に注入すると，患者の症状と攣縮の所見は消失した．C 医師を含む循環器科医師 5～6 名で冠動脈造影検査およびエルゴノビン負荷試験の結果を検討した結果，患者は冠攣縮性狭心症と診断された．

　PM 0：53，胸部単純 X 線写真では，肺野の透亮像，血管影には，異常は見られなかった．

　PM 1：10，集中治療部に入院し，血栓発生の予防に抗凝固薬（ヘパリン），カルシウム拮抗薬（ヘルベッサー®）の投与を開始した．SaO_2 は，酸素中止では 91％，酸素 2 l 投与で 98～99％であった．

　PM 2：00，心エコー検査が行われたが，右室負荷を示す所見はなかった．夕方 5 時ごろからホルター心電図を開始した．

　PM 9：30，循環器科 C 医師により動脈の圧迫帯が外された．

　PM 10：00，坐位になると胸痛を訴えた．

　PM 11：00，CPK が正常値であったので，C 医師はヘパリンの投与を中止した．

　術後 10 日目（総合病院転院翌日）：AM 3：00，患者は看護師に"寝ていると息が止まって苦しくなって目が覚める．起きているときはどうもない"と訴えたが，会話時は穏やかに話していた．

AM 6：50，気分不良を訴え意識を失った。血圧80 mmHg，脈拍数48/min，顔色不良で冷汗があり，ホルター心電図で右脚ブロックおよび$V_{2\sim4}$でST上昇が見られた。

AM 7：25，C医師は心エコー検査を行い，右心室拡張が著明で，心室中隔の奇異性運動を認めたので肺塞栓症の疑いがあると診断した。

AM 7：55，肺動脈造影検査のために，移動しようとしたとき，意識消失，呼吸停止，徐脈が生じた。C医師らは心肺蘇生を行いながら肺動脈造影を行い，肺動脈内に血栓を確認した。血栓溶解薬の投与を開始し，大動脈内バルーンパンピング（IAPB）や経皮的心肺補助（PCPS）などを施した。

術後12日目：転院4日後AM 6：00に死亡した。病理解剖はされなかった。

b．裁判所の判断

(1) 市立病院の主張に対する裁判所の判断

①術後9日目に市立病院での胸痛の発作時の問診では，30日ほど前から胸部症状があった。

※事実認定で採用しない。この問診結果は市立病院からの情報提供書に記載はあったが，胸痛発作時に実際に処置を行った医師はこの事実に言及していないこと，看護記録にも記載がないことが理由である。

②胸苦しさ，息苦しさに対してニトログリセリンの投与で症状が顕著に改善した。

※これだけでは肺塞栓症を否定できない。

③心電図所見は肺塞栓症でなく，虚血性心疾患によるものである。

※心電図所見では肺塞栓症は否定できない。

④市立病院における整形外科の手術の侵襲度は低く，肺塞栓症の素因というに至らないし，血液検査の結果は肺塞栓を否定している。

※手術の侵襲度と血液検査の結果は手術と肺塞栓との因果関係を否定できない。

⑤総合病院での冠動脈造影検査において，鼠径部に圧迫帯を貼られた。これにより血栓が形成され，肺塞栓が生じた。

※総合病院の医師は"継続的にヘパリンを使用していたので血栓が短時間に形成されたとするのは不自然・不合理である"と反論している。

(2) 裁判所での注意義務に関する判断

①市立病院医師に対し認定した過失

下肢の手術を1週間前に行っていたこと，肥満があったことを市立病院循環器科医師は知っていたから，術後9日目にトイレで意識消失が生じたときには肺塞栓症を疑うべきであった。疑いを持って心エコーなどの検査を行って確定診断を行うか，それらの検査ができない場合には，高次医療機関に転医するべきである。転院する際に，総合病院の医師に肺塞栓症の疑いに関して言及するべきであったがいずれも行わなかった点を過失と認定した。

②総合病院循環器科医に対し認定した過失

総合病院に転医してきた当日夜10時に胸痛を訴えた時点でPTEの疑いを持って鑑別診

断を行わなかった点を過失と認定した。

(3) 市立病院の医師と総合病院の医師の共同不法行為に対する裁判所の判断について

患者は約1年前に数度,胸部不快感を訴えて他医を受診し,心室性期外収縮と診断されていた。市立病院での術後9日目早朝の発作でニトログリセリンの舌下投与で胸苦しさの症状が軽快し,同日のエルゴノビン負荷テストの結果,冠攣縮性狭心症と診断に合致した。これらのことから心疾患を疑ってしかるべき諸要素があったために,PTEの疑いを持ち,さらにその旨確定診断するについて困難な事情があったことは疑問の余地がない。また,市立病院循環器科医師は患者を診察したのはほんのわずかな時間であったのに,ただちに急性心筋梗塞を疑い,高次医療機関での精密検査および加療が必要であると判断し,20分後には総合病院への受け入れなどの適切な手配を行った。総合病院のC医師は患者を受け入れて1日も経たないうちにその容体が急変したため,市立病院医師からの診断情報提供書に"急性冠症候群,急性心筋梗塞の疑い"と記載されていたので,心疾患を念頭に置き検査・治療に偏ることになった。市立病院の医師の過失により,総合病院医師の過失が誘発されたといえる。市立病院医師の責任が,総合病院医師の過失よりかえって大きいとさえ言うことができる。これらの事情を考慮すると,市立病院医師と総合病院C医師はともに過失責任を問われるとしても,ただちに全責任を負わせるのはいかにも酷というべきである。これらの事情を考慮し,損害額は4割減額するのが相当である"として,3,959万円の賠償が命じられた。

なお平成16年の一審では,市立病院医師も総合病院医師もPTEを疑わなかった点に過失はないと判断され,医療側無責となっていた。

肺血栓塞栓症の判例における問題点とその対応

1 予見可能性と結果回避義務

PTEに関するガイドラインは,平成16年に作成されている[3]。今回の4判例での事故は,すべてその発生年が平成16年以前であった。判例1は,術後25日目にはPTEを疑い,それに伴い適切な処置を行う結果回避義務があるとされた。判例2では,当時の医療水準で検討した結果,PTE発症の予見はできないとされ医療側勝訴となった。判例3は,判例2と同じくPTE発症の予見は困難であると判断され医療側勝訴とされた。判例4は,術後9日目で前医である市立病院医師に,PTEを疑い確定診断を行うか,それができない場合にはより高次の医療機関に転医する注意義務違反が認められた。転送先の医療機関では転医された当日夜にはPTEを疑い適切な治療が行われていれば,結果が回避されたとされ過失とされた。しかし前医は,発症後の短時間でのより専門性の高い医療機関への搬送決定を行ったこと,決定後20分でその手配が完了したこと,搬送先の医療機関においても転院後24時間以内の急変や,搬送元において虚血性心疾患の診断が確定されていた

こと，虚血性心疾患の所見があったことなどから，その診断の困難性は認められ賠償金額は減額されていた．

　PTE では，その診断とともに予防が重要であるとされている．周術期の危険因子としては，肥満などの患者因子，外傷，骨折，安静臥床，手術，術後の安静，脱水などがある．判例1では，肥満，外傷，ギプスシーネ固定，4日間の臥床（ギプス歩行は可能），腰椎麻酔による足関節の手術，その後の歩行制限などが要因として考えられる．判例2では全身麻酔による2時間のキアリー骨盤骨切り手術，出血（280 g），13日間の安静が，判例3では肥満，大腿骨骨折，5日間臥床，全身麻酔による5時間余の手術および出血（2,207 g）が，判例4では肥満，外傷，局所麻酔による1時間程度の手術，松葉杖による歩行制限がそれぞれ考えられる．平成14年にどの程度 PTE および DVT の予防が行われていたか，日本麻酔科学会[2]の周術期肺血栓塞栓症の調査では，PTE 発症症例にかぎられるが"予防なし"が4割以上であった．判例1では27歳で外傷による腰椎麻酔下での足関節の手術であり，判例4では48歳で外傷による局所麻酔下での手術である．この2つの事例では，PTE の予防法を行っていなかったことは過失とはされなかったが，術後の症状発生時に PTE を念頭に置いて，鑑別診断を行わなかった点が過失とされていた．日本麻酔科学会[2]での周術期の PTE の調査によると，平成16年から有意に発症率が低下したと報告されている．これは，平成16年にガイドラインが作成されたことと，同年"肺血栓塞栓症予防管理料"が新設され，弾性ストッキング，間歇的空気マッサージ装置などが保険収載されたことが考えられる．今後これらの予防法を採用しなかった場合は，その合理的理由をカルテに記載することが必要である．

2 判例において要求される医療水準

　医療訴訟における医療水準について，平成7年最高裁判所は次のように述べている．
　"医療訴訟における医師の過失の判断の有無は，医療水準に照らして判断されるが，医療機関に要求される医療水準は，当該医療機関の性格や医療環境の特性を考慮した上，当該疾患に関する検査・診断・治療に関する知見が，当該医療機関と類似の特性を備えた医療機関に相当程度普及しており，当該医療機関においてその知見を期待することが相当と認められるかどうかによって決定される．"（最高裁第二小判決平成7年6月9日判例タイムズ 883；92）
　医療水準はこのように，"診療当時のいわゆる臨床医学の実践における医療水準"であるということが判例の立場であるといえる．判例1における平成4年当時の一般病院において，肺血管シンチグラムや肺動脈造影などの識別検査や，ヘパリン投与などの治療がどの程度普及していたかは疑問に思われる．
　臨床医学の実践における医療水準とは，現に行われている臨床医療ではなく規範的判断として要求される水準としてとらえるべきであるとの立場を前提としていると考えられる．
　その後の最高裁第三小判決平成8年1月23日（判例時報 1571；57）のペルカミンS®に関する判例に，その考えは継続していると考える．この判例では，昭和49年腰椎麻酔薬注入後5分ごとに血圧測定することが一般開業医での常識であったが，それは医療慣行

にすぎず，添付文書において"注入後は10分ないし15分まで2分間隔に血圧測定をすべき"との記載があり，これが医療水準と判断された。そして，2分ごとに血圧測定を行わなかった場合は，その合理的理由を医療側が立証するべきとされた。

3 ガイドラインに関する判例での位置づけ

民事訴訟では，当事者の提出した証拠に基づき，裁判官が自由な心証により判断を下す[4]。証拠としては，論文・ガイドラインなどの書類（書証）と専門家などの証人（人証）が含まれる。原告および被告が，それぞれの証拠に基づき争点に関して意見を述べる。この場合，裁判官は医療に関しては専門家でないので，争点に関して鑑定書や意見書においてどのように記載されるかが重要になる。判例2においては，12の論文に関して雑誌名と筆者名を具体的に挙げ，それぞれの意見を紹介している。また，実名は記載されていないが，専門家医師の肩書きが記載された鑑定人および意見書の要約が記載されていた。DVTの発生を予防できたか，PTEの発症が回避できたかに関して論じられている。その際，ガイドラインにも言及し，次のように述べている。"医療ガイドラインは，一般に作成委員会において，対象とする疾患について，それまでに発表された医学文献を広く検索・査読し，信頼性と有用性を厳密に評価した上で，最先端の医療を均一に患者に提供することを主たる目的として作成されるものと認められる。"このように医療訴訟において，一般の論文や著書と比較してガイドラインはその信頼性が高いとされている。

藤倉ら[5]は，医療訴訟においてガイドラインがどのように位置づけされているかを分析し，平成元年以降の判例において，治療や処置としてのガイドラインが引用された事例が39例，説明義務に関してガイドラインが引用されたものが8例あったとしている。治療や処置に関する39例において，ガイドラインのみによらず，そのほかの医療文献を総合的に判断してその当時の日本における医療水準を認定していると報告している。肺血栓塞栓症/深部静脈血栓症予防ガイドラインが引用されていたのは2例あり，いずれもその内容が当時の医療水準とは認められなかった。当時は，ガイドラインが存在していないことも理由とされた。ガイドラインは規範ではなく推奨であるが，平成16年に肺血栓塞栓症/深部静脈血栓症のガイドラインが作成され，さらに平成20年に改定されているので，もし今後ガイドラインに従わないときはその合理的理由を診療録に記載する必要があると考える。

4 手術における医師の説明義務について

今回の4判例について見ると，すべて注意義務違反が問題とされ，説明義務に関しては判例3においてのみ説明義務違反が患者から"手術前後にわたり，病状や手術内容，危険性，手術時間の延長理由，ガイドピンの体内の残存について何らの説明もなく，さらに死亡後も死因などの説明がなかった"と訴えられた。裁判所は，①医師が家族に手術内容に関してパンフレットを使用して説明していること，②解剖を行った大学病院において，死因究明が予定され，被告には解剖結果すら届いていない状態であったこと，これらの点か

ら，死因について被告の説明がなかったことはやむをえないとされ説明義務違反が否定された。

従来の医師の説明義務に関する考えは，侵襲的な治療について患者の有効な同意を得るための説明義務と，療養方法の指導（または結果回避のための）としての説明義務に分類されていた。しかし，最近はさらに広く患者の自己決定権を行使するための医師の患者に対する説明という考えになっている[6]。言い換えると，手術を受けるかどうかを患者が選択するために必要な情報を医師が説明する義務といえる。自己決定権とは直接関係しないが，診療行為が終了した後にその内容に関する説明義務に関しても論じられ始めている。

説明義務に関する判例は，最高裁第三小判決平成13年11月27日（判例タイムズ1079；198）の乳癌に関する判例において，実施予定の胸筋温存乳房切除術は医療水準として確立していたが，患者希望の乳房温存療法は，医療水準として未確立であった場合の医師の説明義務に関して判断している。医療水準として未確立の術式であっても，その未確立の術式が少なからぬ医療機関において実施され，相当数の実施症例があり，これを実施した医療機関において積極的な評価がされている。さらに，患者がその術式の適応である可能性があり，その術式に患者が強い関心を持っていることなどを医師が知った場合には，医師の知っている範囲で未確立の術式に関しても説明する義務があるとされた。手術などの侵襲を伴う医療行為に関する同意を得るための説明義務に関しては，原則的には医療行為当時の医療水準によって決まるが，一定の要件が満たされる場合にはこの医療水準よりは加重されるとされている[5]。

5 インフォームドコンセント（IC）に関して

行った医療に過失がなくてもその医療行為を行う前に適切なインフォームドコンセント（informed consent：IC）が行われていなければ，医療従事者は説明義務違反として損害賠償を課されることがある。

ICは，治療法などについて，医師から十分な説明を受けたうえで，患者が正しく理解し納得し，同意することにより初めて成立するとされる。"手術などの医療行為に際して，正しいICが行われなかった場合には，行った医療行為に過失がない場合でもその医療従事者は損害賠償責任を負う"といえる。

前田[7]は，裁判所が医師に対して周術期に要求していると考えられる説明に関して，次の項目を挙げている。

 I．患者の病名・病状
 II．これから行おうとしている医療の目的，必要性，有効性
 III．この医療の内容，性格
 IV．この医療に伴うリスクとその発生率
 V．代替可能な医療とそれに伴うリスクおよびその発生率
 VI．なにも医療を施さなかった場合に考えられるリスク

周術期に生じる合併症としての肺塞栓症については，IVに含めて術前に患者に説明し，理解されることにより同意を得る必要がある。リスクの発生頻度と説明義務に関する判例

としては，昭和61年東京地裁の判決において，"全身麻酔時の悪性高熱症発症の確率は3万例ないし5万例に1例という極めて稀にしか発生しない疾病であることに照らせば，本件において被告A医師には全身麻酔を施用することによって極めて稀ではあるが悪性高熱のような事故が起こり得ることを患者に説明する義務はないものと言うべきである"として，悪性高熱症発症のリスクに関して，医師の説明義務違反を認めなかった[8]。

下部胸部腹部大動脈置換術，分枝再建術を行う場合に，危険率は1割と説明を受けたが，それが足に障害を残す可能性の説明であったと争われた。リスクの説明において"本件手術を受ける事を選択するに当たっての意思決定のための"もっとも重要な情報であることから説明が不十分とされた。これは，その説明内容がカルテに正確に記載されていなかったことが原因でもあった[9]。

また前田[7]は，手術におけるリスクの説明として次の基準を提案している。
(1) 発生頻度が高いもの（発生確率が0.1％以上）については必ず説明する。
(2) 発生頻度が低いものについては，生命に危険を及ぼす可能性があるもの，不可逆的なもので日常生活に支障をもたらす可能性があるものについては説明する。
(3) 美容などに関するものは可能なかぎり説明する。なお，新しい医療については現時点では分からないリスクが発生する可能性があることも説明する。

PTEの周術期の発症率は0.07〜0.005％と低いが，いったん発症すると死亡に至る可能性があるので術前には十分な説明が必要である。その危険性とともに100％は予防はできないことや，弾性ストッキングなどの予防策に関しても同時に説明する必要がある。手術の合併症としてのPTEの発症に関しては，一般的な説明とその患者の持っているリスク，手術部位，など2段階に分けて説明することが考えられる。一般的な説明に関しては，中心静脈カテーテル挿入，動脈圧ライン挿入などの各科に共通する医療行為の説明文書として作成し，整形外科，泌尿器外科，産婦人科，外科などでそれぞれPTE発症に関する具体的なリスク評価を患者ごとに行うことが重要である。

6 医師が手術に関する説明をするときの言葉

手術の合併症としてDVTおよびPTEを説明するときに注意することは，普段医療従事者が使用している言葉を患者が知らないことや，正しい意味を理解していないことがあることを念頭に置くことが重要である。手術や検査などに引き続いて起こる病気を，患者や家族の19.1％は医療ミスや医療事故だと考える誤解があるという報告[10]がある。どんなに注意深く手術や検査を行っても，起こることを防げない合併症であるが，このことが理解してもらえないために，訴訟などにつながる原因となる可能性がある。つまり，①病気が原因となって起こる別の病気と（糖尿病に引き続き動脈硬化や脳梗塞などが起こる），②手術や検査などの後，それらがもとになって起こることがある病気を，"合併症"という同じ言葉で表すことは，患者にとっては分かりにくく，混乱の原因になっているとの指摘がある[10]。

PTEは，最近はエコノミークラス症候群として一般に知られているが，"塞栓"という言葉を患者が知っているかどうかを調査すると約半数しかその認知度はなかったとの報告[10]がある。PTEに関する説明文書を病院や各科で作成するときは，合併症，塞栓症など

を患者の理解しやすい言葉に変換して説明することが理解を得るうえで重要である。

合併症：手術や検査などの後，それらがもとになって起こることがある病気。

このような説明を加えることで，より理解を得やすいと考える。

まとめ

PTEに関する4判例を検討した。すべて平成16年のガイドライン作成以前の事故発生年であった。弾性ストッキングやヘパリン投与などの予防策が取られなかった点に関しては，当時の医療水準では普及していなかったとされた。また術後PTEの発症に関しては，まずその発症を疑い，鑑別診断をしなかったことが過失とされていた。判決から見ると，術後の回復期に発生するPTEは，患者・家族の納得が得にくいと考える。いったん発症すると死亡率が高いので，患者家族から，術前に十分なICを得ておくことが紛争予防に必須である。その際必要な説明内容が網羅できるように，院内で統一されたDVTおよびPTEに関する説明書を作成しておくことが望ましい。また，患者に理解しやすい言葉により作成することに留意したい。

■参考文献

1) 日本整形外科学会肺血栓塞栓症/深部静脈血栓症（静脈血栓塞栓症）予防ガイドライン改訂委員会編．日本整形外科学会 静脈血栓塞栓症予防ガイドライン．東京：南江堂；2008. p. vii-viii.
2) 黒岩政之．日本麻酔科学会周術期肺血栓塞栓症調査結果からの知見・教訓．麻酔 2007；56：760-8.
3) 肺血栓塞栓症/深部静脈血栓症（静脈血栓塞栓症）予防ガイドライン作成委員会．肺血栓塞栓症/深部静脈血栓症（静脈血栓塞栓症）予防ガイドライン．東京：メディカルフロントインターナショナル；2004.
4) 森田茂穂．医療訴訟に必要な法律の基礎知識．社団法人日本麻酔科学会第8回リフレッシャーコース．社団法人日本麻酔科学会教育委員会/安全委員会/学術集会実行委員会．2009. p.145-52.
5) 藤倉徹也．医事事件において医療ガイドラインの果たす役割．判例タイムズ 2009；1306：60.
6) 藤山雅行編著．判例にみる医師の説明義務．東京：新日本法規；2006. p.2-20.
7) 前田正一編．インファームド・コンセント その理論と書式実例．東京：医学書院；2007. p.16-21.
8) 東京地裁 昭和61年3月19日判決．判例時報 1209；34.
9) 東京高裁 平成13年7月18日判決．判例時報 1762；114.
10) 国立国語研究所「病院の言葉」委員会編．病院の言葉を分かりやすく工夫の提案．東京：勁草書房；2009.

《判例一覧》
浦和地方裁判所 平成12年2月21日判決．判例タイムズ 1053；188.
高松地方裁判所 平成22年3月29日判決．判例タイムズ 1358；165.
岡山地方裁判所 平成14年11月26日判決．判例タイムズ 1138；212.
福岡高等裁判所 平成18年7月13日判決．判例タイムズ 1227；303.

（木内　淳子）

II. 各論

10 静脈血栓塞栓症予防ガイドライン―海外の動向と本邦の展望―

はじめに

静脈血栓塞栓症（venous thromboembolism：VTE）は，リスクの高い状況における発症予防が重要であり，発症頻度の高い欧米では，多くの学会などで予防ガイドラインが策定されている．わが国でも，2004年に複数の学会が協力して"肺血栓塞栓症/深部静脈血栓症（静脈血栓塞栓症）予防ガイドライン"〔肺血栓塞栓症/深部静脈血栓症（静脈血栓塞栓症）予防ガイドライン作成委員会編〕[1]が策定された．日本循環器学会などの合同研究班が作る循環器病の診断と治療に関するガイドラインの"肺血栓塞栓症および深部静脈血栓症の診断，治療，予防に関するガイドライン"（2004年発刊）では，VTE予防の頁で上述のVTE予防ガイドラインが要約して掲載され，2009年改訂版[2]では新しく承認された抗凝固薬に関する記載が追記された（表1）．そして，現在"肺血栓塞栓症/深部静脈血栓症（静脈血栓塞栓症）予防ガイドライン"〔肺血栓塞栓症/深部静脈血栓症（静脈血栓塞栓症）予防ガイドライン作成委員会編〕の改定作業が行われつつある．

現在のVTE予防ガイドラインの策定

わが国と欧米との間にはVTE発症頻度の差が少なからず存在し，欧米での予防の中心的薬物である低分子量ヘパリンやXa阻害薬は，当時のわが国には保険適用がなかった．さらに，本症に対するわが国の認識は当時きわめて低く，これらの状況では欧米のガイドラインをそのまま使用することはできなかった．しかし，VTE領域での日本人を対象とする研究はきわめて少なく，日本人の疫学的データをできるかぎり収集しているものの，American College of Chest Physicians（ACCP）のEvidence-Based Clinical Practice Guidelines 第6版（表2）[3]を基本モデルとし，それをわが国の実情に合わせて改変するという方法で，本邦のVTE予防ガイドライン初版は作成された．出血リスクがある薬物的予防法は弱めの推奨となり，ワルファリンの目標プロトロンビン時間の国際標準化比（prothrombin time-international normalized ratio：PT-INR）も1.5〜2.5と低く設定されている．一方，推奨薬物も保険適用薬のみ，すなわち未分画ヘパリンとワルファリンのみであった．

表1 わが国の静脈血栓塞栓症予防ガイドラインにおけるリスクの階層化と推奨される予防法

(a) リスクの階層化

リスクレベル	一般外科・泌尿器科・婦人科手術	整形外科手術	産科領域
低リスク	60歳未満の非大手術 40歳未満の大手術	上肢の手術	正常分娩
中リスク	60歳以上, あるいは危険因子のある非大手術 40歳以上, あるいは危険因子がある大手術	腸骨からの採骨や下肢からの神経や皮膚の採取を伴う上肢手術 脊椎手術 脊椎・脊髄損傷 下肢手術 大腿骨遠位部以下の単独外傷	帝王切開術(高リスク以外)
高リスク	40歳以上のがんの大手術	人工股関節置換術・人工膝関節置換術・股関節骨折手術(大腿骨骨幹部を含む) 骨盤骨切り術(キアリ骨盤骨切り術や寛骨臼回転骨切り術など) 下肢手術にVTEの付加的な危険因子が合併する場合 下肢悪性腫瘍手術 重度外傷(多発外傷)・骨盤骨折	高齢肥満妊婦の帝王切開術 静脈血栓塞栓症の既往あるいは血栓性素因の経腟分娩
最高リスク	静脈血栓塞栓症の既往あるいは血栓性素因のある大手術	「高リスク」の手術を受ける患者に静脈血栓塞栓症の既往あるいは血栓性素因の存在がある場合	静脈血栓塞栓症の既往あるいは血栓性素因の帝王切開術

総合的なリスクレベルは,予防の対象となる処置や疾患のリスクに,付加的な危険因子を加味して決定される。例えば,強い付加的な危険因子を持つ場合にはリスクレベルを1段階上げるべきであり,弱い付加的な危険因子の場合でも複数個重なればリスクレベルを上げることを考慮する。

リスクを高める付加的な危険因子:血栓性素因,静脈血栓塞栓症の既往,悪性疾患,がん化学療法,重症感染症,中心静脈カテーテル留置,長期臥床,下肢麻痺,下肢ギプス固定,ホルモン療法,肥満,静脈瘤など(血栓性素因:主にアンチトロンビン欠乏症,プロテインC欠乏症,プロテインS欠乏症,抗リン脂質抗体症候群を示す)。

大手術の厳密な定義はないが,すべての腹部手術あるいはその他の45分以上要する手術を大手術の基本とし,麻酔法,出血量,輸血量,手術時間などを参考として総合的に評価する。

(b) 推奨される予防法

リスクレベル	下腿DVT(%)	中枢型DVT(%)	症候性PE(%)	致死性PE(%)	推奨される予防法
低リスク	2	0.4	0.2	0.002	早期離床および積極的な運動
中リスク	10〜20	2〜4	1〜2	0.1〜0.4	弾性ストッキング あるいは間歇的空気圧迫法
高リスク	20〜40	4〜8	2〜4	0.4〜1.0	間歇的空気圧迫法 あるいは抗凝固療法*
最高リスク	40〜80	10〜20	4〜10	0.2〜5	(抗凝固療法*と間歇的空気圧迫法の併用) あるいは (抗凝固療法*と弾性ストッキングの併用)

*:整形外科手術および腹部手術施行患者では,エノキサパリン,フォンダパリヌクス,あるいは低用量未分画ヘパリンを使用。その他の患者では,低用量未分画ヘパリンを使用。最高リスクにおいては,必要ならば,用量調節未分画ヘパリン(単独),用量調節ワルファリン(単独)を選択する。

エノキサパリン使用法:2,000単位を1日2回皮下注,術後24時間経過後投与開始(参考:わが国では15日間以上投与した場合の有効性・安全性は検討されていない)。

フォンダパリヌクス使用法:2.5 mg(腎機能低下例は1.5 mg)を1日1回皮下注,術後24時間経過後投与開始(参考:わが国では,整形外科手術では15日間以上,腹部手術では9日間以上投与した場合の有効性・安全性は検討されていない)。

DVT : deep vein thrombosis, PE : pulmonary embolism

〔肺血栓塞栓症および深部静脈血栓症の診断・治療・予防に関するガイドライン(2009年改訂版):循環器病の診断と治療に関するガイドライン(2008年合同研究班報告). http://www.j-circ.or.jp/guideline/pdf/JCS2009_andoh_h.pdf より引用〕

表2　米国胸部疾患学会の静脈血栓塞栓症予防のガイドライン（第6版）

リスク分類	予防法
低リスク 　・小手術の患者＜40歳でほかのリスクなし	早期離床と積極的な運動
中リスク 　・小手術の患者でほかのリスクあり 　・非大手術 40〜60歳でほかのリスクなし 　・大手術＜40歳でほかのリスクなし	LDH（12時間ごと）あるいは LMWH あるいは IPC あるいは ES
高リスク 　・非大手術（＞60歳）または（ほかにリスクあり） 　・大手術（＞40歳）または（ほかにリスクあり）	LDH（8時間ごと）あるいは LMWH あるいは IPC
最高リスク 　・大手術＞40歳で（静脈血栓塞栓の既往），（悪性疾患）， 　　または（凝固異常症） 　・骨盤・膝関節の形成術，骨盤骨折整復術 　・広汎外傷，脊髄損傷	LMWH あるいは経口ビタミンK拮抗薬 あるいは LDH/LMWH＋IPC/ES あるいは用量調節未分画ヘパリン

ES：弾性ストッキング，IPC：間歇的空気圧迫法，LDH：低用量未分画ヘパリン，LMWH：低分子量ヘパリン

（Geerts WH, Heit JA, Clagett GP, et al. Prevention of venous thromboembolism. Chest 2001；119：132S-75S より改変引用）

VTE予防ガイドライン公開後の状況

　ガイドライン発刊と時期を同じくして，2004年の診療報酬改定において"肺血栓塞栓症予防管理料"が保険収載され，VTEに対する予防の取り組みは全国的に広がった。その結果，2004年以降の周術期VTEの発生率は有意に減少している[4]。これは，主に理学的予防法が普及したことやVTEへの認識向上の結果によると考えられる。しかし，薬物的予防は出血性合併症のため敬遠され，間歇的空気圧迫法は装置が高価で十分な数を揃えることが困難であるため，リスクの高い症例では対策が不十分な場合もある。また，領域間での認識の差も大きく，外科系診療科の取り組みは大きく進歩したが内科系診療科での対策は遅れている。

　一方，凝固異常を呈する遺伝子変異は未解明な部分が多く，先天性素因に基づくVTEの予防は後天的素因に基づくガイドラインでは限界がある。したがって，VTEが発症した場合に迅速に対応して致死的となるのを防ぐことも，現時点での取り組みとしては重要である。

新しく承認された抗凝固薬

　海外では早くから低分子量ヘパリンによる薬物予防が行われており，近年，より効果的な予防を目指したXa阻害薬などの開発が続けられている。低分子量ヘパリンやXa阻害薬

などの新しい抗凝固薬の利点は，作用に個人差が少なく1日1〜2回の皮下投与で済みモニタリングが必要ないため，簡便に使用可能なところである．また，血小板減少や骨減少といった副作用の頻度も低い．さらに，新規経口抗凝固薬の臨床での使用も開始されており，より簡便で確実な予防法が進められつつある．

わが国では，低分子量ヘパリンとしてはエノキサパリン[5]が股関節全置換術後，膝関節全置換術後，股関節骨折手術後，ならびにVTEの発症リスクの高い腹部手術施行患者において，またXa阻害注射薬としてフォンダパリヌクス[6]がVTEの発現リスクの高い下肢整形外科手術後ならびに腹部手術後での使用が保険承認され，さらにはXa阻害内服薬のエドキサバン[7]が膝関節全置換術，股関節全置換術，股関節骨折手術患者において承認されている．

整形外科領域ではこれらの新しい抗凝固薬が広く用いられ，安定したVTE予防が行われているが，腹部外科領域などでの使用はいまだ少ない．整形外科以外の領域での抗凝固薬の必要性に関して，さらなる検討が必要である．

海外のVTE予防ガイドラインの動向

ACCPのVTE予防ガイドラインは，1985年に初版が策定され，これまでに9版が公開されている質の高いガイドラインである．手術や疾患のリスクをVTE発症率によりいくつかのレベルに階層化して，おのおののリスクに見合った予防法を十分なエビデンスに基づき導き出している．しかし，2012年の第9版[8]〜[10]ではこれまでと大きく異なる部分があり，現在のVTE予防の世界的な流れを見ることができる．すなわち，①patient important outcomesに基づき予防方法が評価され，推奨・提案がなされている，②患者や施設の経済的負担も予防法の推奨，提案に勘案されている，③臨床家ではない統計の専門家が中心となって作成している，④リスクを点数化する試みがなされている，⑤出血性合併症の回避に重きを置いている，などである．

まず，patient important outcomesの考え方であるが，これまでは予防法の評価基準が無症候性VTE中心であったが，これが症候性VTEの発生率に変更され，さらに症候性VTEと重大出血のバランスで最終評価が行われている．その結果，症候性VTEのエビデンスが豊富なアスピリンや低分子量ヘパリンなどの古い薬物の有用性が強調される結果となっている．また，リスクの点数化であるが，外科手術後の予防においてRogers score（表3-a）[11]とCaprini score（表3-b）[12]が初めて採用されている．これらのスコアを合計し，リスク分類表に当てはめてリスク分類を決定する（表4）．個々のリスクの加算が必ずしも総合的なリスクの点数とはならない難しさもあるが，リスク評価のしやすさが優先されてスコア化が試みられたものと考えられる．一方，出血性合併症への注目度が高まっている（表5）．各リスク分類において大出血のリスクが高い場合には，すべての群で薬物的予防法は推奨されていない（表6）．さらに，効果は高いが出血性合併症が危惧されるフォンダパリヌクスは中/高リスクでは推奨されず，低用量未分画ヘパリンおよび低分子量ヘパリンが禁忌もしくは利用不可の場合のみの提案となっている．

表3 リスクアセスメントモデル（Rogers score と Caprini score）

(a) Rogers score

リスク因子	ポイント	リスク因子	ポイント
内分泌以外の手術タイプ		以下の状態はぞれぞれ2点	2
呼吸器と血液疾患	9	播種性がん	
胸腹部大動脈瘤，血栓塞栓摘除術，静脈再建術，血管内治療	7	手術30日以内の悪性疾患への化学療法	
動脈瘤	4	術前のNa＞145 mmol/l	
口腔内，口蓋	4	手術72時間前の4単位以上の赤血球輸血	
胃，腸	4		
皮膚	3	人工呼吸器依存	
ヘルニア	2	以下の状態はぞれぞれ1点	1
米国麻酔科学会身体活動分類		創分類（準清潔）	
3，4，5	2	術前のヘマトクリット≦38％	
2	1	術前のビリルビン＞1.0 mg/dl	
女性	1	呼吸困難	
仕事量（work RVU）		アルブミン≦3.5 mg/dl	
＞17	3	緊急	
10〜17	2	以下の状態はぞれぞれ0点	0
		米国麻酔科学会身体活動分類1	
		仕事量（work RVU）＜10	
（RVU：relative value unit）		男性	

(b) Caprini score

1ポイント	2ポイント	3ポイント	4ポイント
41〜60歳	61〜74歳	75歳以上	1カ月以内の脳卒中
小手術	関節鏡手術	静脈血栓塞栓症の既往	待機的関節形成術
BMI＞25	開胸開腹大手術	静脈血栓塞栓症の家族歴	股関節，骨盤，下肢の骨折
浮腫脚	（45分以上）	第V因子Leiden変異	
静脈瘤	腹腔鏡手術	プロトロンビン20210A変異	1カ月以内の急性脊髄損傷
妊娠あるいは出産	（45分以上）	ループスアンチコアグラント	
原因不明の自然流産	悪性疾患	抗カルジオリピン抗体	
経口避妊薬やホルモン補充療法	臥床状態（72時間以上）	血清ホモシスチン上昇	
1カ月以内の敗血症	ギプス固定	ヘパリン惹起性血小板減少症	
肺炎を含む1カ月以内の重症肺疾患	中心静脈ライン	その他の先天的，後天的血栓性素因	
呼吸機能異常			
急性心筋梗塞			
1カ月以内のうっ血性心不全			
炎症性腸疾患の既往			
臥床中の内科疾患患者			

〔(a)：Rogers SO Jr, Kilaru RK, Hosokawa P, et al. Multivariable predictors of postoperative venous thromboembolic events after general and vascular surgery：Results from the patient safety in surgery study. J Am Coll Surg 2007；204：1211-21 より改変引用。(b)：Caprini JA, Arcelus JI, Hasty JH, et al. Clinical assessment of venous thromboembolic risk in surgical patients. Semin Thromb Hemost 1991；17 Suppl 3：S304-12 より改変引用〕

表4 Rogers score, Caprini score によるリスク分類

リスク分類	一般外科・胸部・血管外科手術 Rogers score	症候性VTE頻度(%)	一般・消化器・泌尿器・血管・乳房・甲状腺手術 Caprini score	症候性VTE頻度(%)	形成・再建手術 Caprini score	症候性VTE頻度(%)	その他の手術
超低リスク	<7	0.1	0	0	0〜2	NA	外来患者や日帰り手術
低リスク	7〜10	0.4	1〜2	0.7	3〜4	0.6	良性疾患の脊髄手術
中リスク	>10	1.5	3〜4	1.0	5〜6	1.3	婦人科良性手術, 心臓手術, 胸腔手術, 悪性疾患の脊髄手術
高リスク	NA	NA	≧5	1.9	7〜8	2.7	肥満手術, 婦人科がん手術, 肺切除術, 開頭術, 頭部外傷, 脊髄損傷, その他の重症外傷

NA:not available

〔Gould MK, Garcia DA, Wren SM, et al ; American College of Chest Physicians. Prevention of VTE in nonorthopedic surgical patients : Antithrombotic therapy and prevention of thrombosis, 9th ed : American College of Chest Physicians evidence-based clinical practice guidelines. Chest 2012 ; 141 (2 Suppl) : e227S-77S より改変引用〕

表5 出血性合併症のリスク因子

一般リスク因子
 活動性出血
 過去の大出血
 未治療の出血性疾患
 重症の肝腎障害
 血小板減少
 胃, 腸
 皮膚
 ヘルニア
 米国麻酔科学会身体活動分類
  3, 4, 5
  2
女性
仕事量(work RVU)
 >17
 10〜17

以下の状態はそれぞれ2点
 播種性がん
 手術30日以内の悪性疾患への化学療法
 術前のNa>145 mmol/l
 手術72時間前の4単位以上の赤血球輸血
 人工呼吸器依存
以下の状態はそれぞれ1点
 創分類(準清潔)
 術前のヘマトクリット≦38%
 術前のビリルビン>1.0 mg/dl
 呼吸困難
 アルブミン≦3.5 mg/dl
 緊急
以下の状態はそれぞれ0点
 米国麻酔科学会身体活動分類 1
 仕事量(work RVU)<10
 男性

RVU:relative value unit

〔Gould MK, Garcia DA, Wren SM, et al ; American College of Chest Physicians. Prevention of VTE in nonorthopedic surgical patients : Antithrombotic therapy and prevention of thrombosis, 9th ed : American College of Chest Physicians evidence-based clinical practice guidelines. Chest 2012 ; 141 (2 Suppl) : e227S-77S より改変引用〕

表6 各リスク群において推奨される血栓予防法

症候性VTEリスク	リスクおよび大出血の程度	
	平均的リスク（〜1%）	高リスク（〜2%）あるいは厳しい状態
超低リスク（<0.5%）	特別な予防なし（早期離床）	
低リスク（〜1.5%）	理学的予防法，IPCが好ましい	
中リスク（〜3.0%）	LDUH，LMWH（grade 2B）あるいはES，もしくはIPC（grade 2C）による理学的予防法	理学的予防法，IPCが好ましい（grade 2C）
高リスク（<6.0%）	LDUHあるいはLMWH（grade 1B）+ES，もしくはIPC（grade 2C）による理学的予防法	理学的予防法，IPCが好ましい，出血リスクが低下するまで，および薬物的予防法を追加可能（grade 2C）
高リスクのがん手術	LDUHあるいはLMWH+ES，もしくはIPCによる理学的予防法，および退院後のLMWH投与期間延長による予防（grade 1B）	理学的予防法，IPCが好ましい，出血リスクが低下するまで，および薬物的予防法を追加可能（grade 2C）
高リスクかつLDUHおよびLMWHが禁忌もしくは利用不可	フォンダパリヌクスあるいは低用量アスピリン（160 mg）；理学的予防法，IPCが好ましい（すべてgrade 2C）	理学的予防法，IPCが好ましい，出血リスクが低下するまで，および薬物的予防法を追加可能

ES：弾性ストッキング，LDUH：低用量未分画ヘパリン，LMWH：低分子量ヘパリン，IPC：間歇的空気圧迫法

〔Gould MK, Garcia DA, Wren SM, et al；American College of Chest Physicians. Prevention of VTE in nonorthopedic surgical patients：Antithrombotic therapy and prevention of thrombosis, 9th ed：American College of Chest Physicians evidence-based clinical practice guidelines. Chest 2012；141（2 Suppl）：e227S-77S より改変引用〕

VTE予防ガイドライン改定への展望

　わが国ではじめてVTE予防ガイドラインが策定されてから，10年近くが経過した。ゆっくりではあるが，確実にVTE予防は日常臨床に根付いている。多くの診療科で予防に関する研究が進められ，日本人独自のエビデンスも現れ始めた。一方で，VTE予防はやはり難しい部分が多い。理学的予防はコンプライアンスが十分ではなく，薬物的予防では出血リスクがどの程度許容できるのかといった問題が残る。また，精神神経科領域では海外にもモデルとなる予防指針が存在せず，外来化学療法患者などの通院患者や妊婦に対する対策もこれからである。

　このように，VTE予防に関するいろいろな情報や問題点が蓄積され，予防がほとんどなされていなかった時代から，多くの医療従事者が実践し発展させる時代へと変わった。フォンダパリヌクスやエノキサパリンといった新しい抗凝固薬も使用可能となり，エドキサバンなどワルファリンに代わる内服薬の開発も進んでいる。まさに，ガイドラインを改定すべき時期となってきた。VTE予防は診療科横断的に取り組むべき課題でガイドライ

ン策定も容易ではないが，各種学会が協力し合うわが国独自の取り組みを今後も大切にし，より合理的なガイドラインへの改定を目指していく必要がある．

■参考文献

1) 肺血栓塞栓症/深部静脈血栓症（静脈血栓塞栓症）予防ガイドライン作成委員会．血栓塞栓症/深部静脈血栓症（静脈血栓塞栓症）予防ガイドライン．東京：メディカルフロントインターナショナル；2004.
2) 肺血栓塞栓症および深部静脈血栓症の診断・治療・予防に関するガイドライン（2009年改訂版）：循環器病の診断と治療に関するガイドライン（2008年度合同研究班報告）．http://www.j-circ.or.jp/guideline/pdf/JCS2009_andoh_h.pdf
3) Geerts WH, Heit JA, Clagett GP, et al. Prevention of venous thromboembolism. Chest 2001；119：132S-75S.
4) 北口勝康，黒岩政之，中村真潮ほか．2006年および2007年（社）日本麻酔科学会・周術期肺血栓塞栓症調査結果短報．Ther Res 2009；30：657-8.
5) Fuji T, Ochi T, Niwa S, et al. Prevention of postoperative venous thromboembolism in Japanese patients undergoing total hip or knee arthroplasty：Two randomized, double-blind, placebo-controlled studies with three dosage regimens of enoxaparin. J Orthop Sci 2008；13：442-51.
6) Fuji T, Fujita S, Ochi T. Fondaparinux prevents venous thromboembolism after joint replacement surgery in Japanese patients. Int Orthop 2008；32：443-51.
7) Fuji T, Fujita S, Tachibana S, et al. A dose-ranging study evaluating the oral factor Xa inhibitor edoxaban for the prevention of venous thromboembolism in patients undergoing total knee arthroplasty. J Thromb Haemost 2010；8：2458-68.
8) Kahn SR, Lim W, Dunn AS, et al；American College of Chest Physicians. Prevention of VTE in nonsurgical patients：Antithrombotic therapy and prevention of thrombosis, 9th ed：American College of Chest Physicians evidence-based clinical practice guidelines. Chest 2012；141（2 Suppl）：e195S-226S.
9) Gould MK, Garcia DA, Wren SM, et al；American College of Chest Physicians. Prevention of VTE in nonorthopedic surgical patients：Antithrombotic therapy and prevention of thrombosis, 9th ed：American College of Chest Physicians evidence-based clinical practice guidelines. Chest 2012；141（2 Suppl）：e227S-77S.
10) Falck-Ytter Y, Francis CW, Johanson NA, et al；American College of Chest Physicians. Prevention of VTE in orthopedic surgery patients：Antithrombotic therapy and prevention of thrombosis, 9th ed：American College of Chest Physicians evidence-based clinical practice guidelines. Chest 2012；141（2 Suppl）：e278S-325S.
11) Rogers SO Jr, Kilaru RK, Hosokawa P, et al. Multivariable predictors of postoperative venous thromboembolic events after general and vascular surgery：Results from the patient safety in surgery study. J Am Coll Surg 2007；204：1211-21.
12) Caprini JA, Arcelus JI, Hasty JH, et al. Clinical assessment of venous thromboembolic risk in surgical patients. Semin Thromb Hemost 1991；17 Suppl 3：S304-12.

〔中村　真潮〕

索　引

和　文

あ
アキレス腱断裂 140
悪性神経膠腫 177
アスピリン 92, 208
アピキサバン 46, 92
アルガトロバン 91
アンチトロンビン 35, 114
　——欠乏症 237

い
イグザレルト 46
一時留置型フィルタ 53
医療ガイドライン 232
医療水準 226, 231, 232, 233
医療訴訟 223, 232
院内発症症例 17

う
ウィルヒョウの三徴 10, 78
ウロキナーゼ 113

え
永久留置型フィルタ 56
腋窩アプローチ 213
エコノミークラス症候群 10, 66
エドキサバン ... 47, 91, 134, 239
エノキサパリン ... 108, 128, 131, 134, 153, 154, 170, 202, 208, 237
エリキュース 46

か
回収可能型フィルタ 54
ガイドライン 230, 231, 232
各種圧迫治療器の併用効果 ... 86
下肢虚血 87
下肢血管エコー 150
下肢静脈造影 26
下肢超音波検査 25
下腿型DVT 13, 14
下大静脈フィルタ 49, 82, 83, 113, 141, 142, 173
カテーテルインターベンション
　.................................. 56, 113
カテーテル血栓症 186
カテーテル的血栓吸引・破砕術 58
カテーテル的血栓溶解療法 .. 58
カプロシン® 37
カラードプラー超音波断層法 186
間歇的空気圧迫法 85, 103, 121, 133, 150, 164, 238
感染予防 207

き
危険因子 7, 186
急性広範性肺血栓塞栓 67
急性広範性PTE 12, 16
急性肺血栓塞栓症 65
凝固機構 150
巨大腫瘤性病変 127
筋ポンプ作用 14, 18

く
空気駆血帯 140
区画症候群 87
クレアチニンクリアランス
　.............................. 138, 154
クロピドグレル 208

け
経口Xa阻害薬 91
経静脈的患者管理鎮痛法 129
経食道心エコー 28
経尿道の前立腺切除術 161
経皮的心肺補助 113
頸部神経根ブロック 211
外科の血栓摘除術 65
血栓吸引術 58
血栓症 124
　——リスク 93
血栓性素因 105, 127, 237
血栓破砕術 59
血栓溶解療法 112
血流うっ滞 11

こ
抗凝固薬 194, 195, 199
抗凝固療法 110, 148, 152
抗血小板薬 139, 201
向血栓性 153
厚生労働省・患者調査 3
抗トロンビン薬 91
広範型急性肺血栓塞栓症 70
硬膜外カテーテル 196, 201
硬膜外血腫 ... 140, 194, 195, 199
硬膜外麻酔 132, 173, 194

索引

高リスク 237
抗リン脂質抗体症候群 105, 237
高齢妊娠 105
股関節骨折手術 138
呼気終末陽圧 76

さ

再灌流障害 76
最高リスク 237
在宅ヘパリン自己注射 114
鎖骨下アプローチ 213
鎖骨上アプローチ 213
坐骨神経ブロック膝窩アプローチ 217

し

磁気共鳴画像法 197
子宮体がん 124
死亡率 4, 5
斜角筋間アプローチ 212
周術期IVCフィルタ使用 52
周術期静脈血栓塞栓症 68
周術期PTE 11
周術期VTE予防 18
重症化防止策 93
重症妊娠悪阻 103
集中治療室 184
手術部位別 5
　　――発症率 4
出血性合併症 147, 154
出血リスク 155, 168, 189
術前VTE 83
術前血栓症 82
術前待機期間 138
術中予防 93
症候性VTE 147, 157
消失半減期 139
静脈血栓塞栓症 21, 64, 78, 101, 120, 133, 147, 160, 236
静脈造影 135, 147, 186
　　――CTスキャン 26
新規経口抗凝固薬 239

人工股関節全置換術 135
人工膝関節全置換術 135
腎排泄 154
深部静脈血栓症 21, 64, 101, 120, 147
診療科 12

す

スクリーニング 150
ステロイド 177
スワン・ガンツカテーテル 187

せ

精神科 12
性別 7
脊髄くも膜下麻酔 139
脊椎手術 139
説明義務 232, 233
　　――違反 232, 233
セリンプロテアーゼ 36
浅頸神経叢ブロック 210
仙骨硬膜外ブロック 220
潜在がん 83
線溶機構 156
前立腺全摘除術 161

そ

造影コンピュータ断層法 186
造影CT 111
相対リスク減少率 137
足関節背屈運動 84
組織プラスミノゲンアクチベータ 113

た

大後頭神経ブロック 209
大腿型 13
大腿神経ブロック 215
ダビガトラン 46, 92
タモキシフェン 124
弾性ストッキング 84, 103, 121, 133, 153

　　――とIPC 86
　　――と抗凝固薬 86
　　――の禁忌事項 87
弾性包帯 86

ち

地域医療 95
致死性イベント 95
致死性出血 157
致死性PTE 148, 157
中心静脈カテーテル 94, 187
中リスク 237
超音波ガイド下神経ブロックJSURA難易度 209
超音波ガイド下末梢神経ブロック 206
超音波断層装置 111
腸骨型 13
腸骨筋膜下ブロック 215
腸骨鼠径・腸骨下腹神経ブロック 219
超低体温間歇的循環停止法 ... 73
直視下血栓摘除術 67, 70

つ

椎弓切除術 198

て

低酸素性肺血管収縮 28
低分子デキストラン 92
低分子量ヘパリン ... 40, 89, 108, 168, 202, 236
低用量未分画ヘパリン 121, 153, 237
低リスク 237

と

頭蓋内出血 182
トロンビン阻害薬 46

に

二次予防 83
日本整形外科学会静脈血栓塞栓

栓症予防ガイドライン 134
日本超音波区域麻酔研究会
　　.................................... 207

ね

年齢 7
　　──区分別 6

の

脳梗塞 180, 181
脳腫瘍 177
脳神経外科手術 180
脳神経外科術後の予防法 179
脳卒中 181
脳内出血 180, 181

は

肺血栓塞栓症 ... 21, 64, 78, 101,
　　120, 147, 160
　　──予防管理料 133, 238
肺シンチグラフィ 33
肺動脈血栓内膜摘除術 73
肺動脈造影 32, 111
播種性血管内凝固 124
白金化合物 124
発症頻度 3
発症率 3, 4
バルーンによる肺動脈拡張術
　　....................................... 73
パルスオキシメータ 111

ひ

腓骨神経麻痺 87
日整会ガイドライン 134
皮膚炎 87
肥満妊婦 106
ヒラメ筋静脈 14, 15, 18, 137
　　──灌流静脈 15
ピル服用者 127

ふ

フォンダパリヌクス 42, 91,
　　108, 128, 131, 134, 153, 154,
　　158, 170, 202, 237
付加的危険因子 179
腹横筋膜面ブロック 219
腹臥位 140
腹腔鏡下手術 171
腹腔鏡下前立腺全摘 171
腹直筋鞘ブロック 219
浮遊血栓 148
プラザキサ 46
プラスミン 156
　　──作用 156
フリーフロート血栓 15, 16
プロテイン S 101
　　──欠乏症 237
プロテイン C 114
　　──欠乏症 237
プロトロンビン時間-国際標準
　　化比 154, 208, 236
プロトロンビン前駆体 44

へ

米国整形外科学会 141
米国泌尿器科学会 166
閉鎖神経ブロック 216
ヘパリン 199
　　──依存性自己抗体 39
　　──カルシウム 36, 131
　　──起因性血小板減少症 ... 39,
　　115, 202
　　──ナトリウム 36
　　──ノモグラム 38
ヘリカル CT 172

ほ

傍脊椎ブロック 208
ホルモン療法患者 127

ま

マイクロパーティクル 150,
　　151
末梢神経ブロック 206, 208
慢性肺血栓塞栓症 72

み

未分画ヘパリン 35, 89, 108,
　　153, 158, 172, 201

む

無症候性 VTE 157

め

明細胞腺がん 124

や

薬物的予防 238
薬物予防 165

ゆ

有痛性白股腫 111

よ

腰神経叢ブロック 208
用量調節未分画ヘパリン 154
予防ガイドライン 151, 236

り

理学的予防 153
　　──法 238
リクシアナ 47
リスク因子 10
リスクの階層化 163
リバロキサバン 46, 92
流体力学的血栓除去術 60

ろ

肋間神経ブロック 221
ロボット支援手術 162
ロボット支援前立腺全摘除術
　　..................................... 171

わ

ワルファリン 44, 90, 108,
　　154, 158, 172, 236
腕神経叢ブロック 212

247

索引

欧文

A
α_2-PI 156
α_2-プラスミンインヒビター
 156
AAOS 141
ACCP 236
——ガイドライン ... 141, 160, 184
acute on chronic PTE 17
acute physiology and chronic health evaluation score ... 188
adjusted dose unfractionated heparin 154
ADUH 154
American Academy of Orthopaedic Surgeons 141
American College of Chest Physicians ガイドライン
 184
APACHE score 188

B
BMI 126
BNR 184
bridging therapy 45

C
Caprini score 22, 78, 239
Caprini の risk assessment model 188
Ccr 138
central venous catheterization
 187
compartment syndrome 87
computed tomography 186
COPD 関連血栓症 186
creatinine clearance 138
critical care unit 188
CT 186
CTPH 17

CVC 187

D
d-dimer ... 23, 31, 111, 123, 125, 150, 151, 172
deep vein thrombosis 64, 147
DUS 185
DVT 21, 64, 147

G
Gunther Tulip® フィルタ 55

H
HFS 138
hip fracture surgery 138
HIT 39
Homan's sign 111

I
ICU 184
^{125}I-fibrinogen LS 185
intensive care unit 184
intermittent pneumatic compression 85, 150
IPC 85, 150
——と抗凝固薬 87
IVC-F 93
IVC フィルタ 49
IV-PCA 129, 132

J
Jamieson 剝離子 75
Japanese Society of Ultrasound and Regional Anesthesia 207
JSA-PTE 調査 3
JSURA 207

L
LDUH 153
low dose unfractionated heparin 153

M
magnetic resonance imaging
 197
modified Geneva score 188
MRI 197

N
National Burn Repository ... 184
National Institute for Clinical Excellence ガイドライン
 168
NICE ガイドライン 156, 168

P
Padua prediction score 78
PART 207
patient important outcome
 .... 141, 239
PCPS 管理 76
PE 56
PEEP 76
PICC 94
PIVKA II 44
Pratt's sign 111
PREPIC trial 49
PTE 21, 64, 147
PT-INR 108, 154, 172, 208, 236
pulmonary thromboembolism
 .... 64, 147

R
relative risk reduction 137
revised Geneva score 22
Rogers score 22, 239
RRR 137

S
SG カテーテル 187
SSCG 185
Surviving Sepsis Campaign guidelines 185

Swan-Ganz カテーテル 187

T

TAFI 156
THA 135
thrombin activatable
　fibrinolysis inhibitor 156
TKA 135
total hip arthroplasty 135
total knee arthroplasty 135

U

UFH 35

V

venography 185
venous foot pump 85
venous thromboembolism 64, 133, 147
VTE 21, 64, 133, 147
　──既往 83
　──既往患者 82
　──のリスク因子 11
　──予防ガイドライン 130
　──予防に関するアンケート調査 190
　──リスク 155
　──リスクレベル 152

W

Wells score 22, 188

X

Xa 阻害薬 42, 46, 91, 108, 168, 236

For Professional Anesthesiologists
周術期深部静脈血栓/肺血栓塞栓症　　　　　　　　　　＜検印省略＞

2013年10月20日　第1版第1刷発行

定価（本体7,400円＋税）

　　　　　　　　　編集者　瀬　尾　憲　正
　　　　　　　　　　　　　古　家　　　仁
　　　　　　　　　発行者　今　井　　　良
　　　　　　　　　発行所　克誠堂出版株式会社
　　　　　　　　　　　　　〒113-0033　東京都文京区本郷3-23-5-202
　　　　　　　　　　　　　電話（03）3811-0995　振替00180-0-196804
　　　　　　　　　　　　　URL　http://www.kokuseido.co.jp

ISBN 978-4-7719-0413-2 C 3047　￥7400E　　印刷　三報社印刷株式会社
Printed in Japan ©Norimasa Seo, Hitoshi Furuya, 2013

・本書の複製権・翻訳権・上映権・譲渡権・公衆送信権（送信可能化権を含む）は克誠堂出版株式会社が保有します。
・本書を無断で複製する行為（複写，スキャン，デジタルデータ化など）は，「私的使用のための複製」など著作権法上の限られた例外を除き禁じられています．大学，病院，診療所，企業などにおいて，業務上使用する目的（診療，研究活動を含む）で上記の行為を行うことは，その使用範囲が内部的であっても，私的使用には該当せず，違法です．また私的使用に該当する場合であっても，代行業者等の第三者に依頼して上記の行為を行うことは違法となります．
・JCOPY ＜(社)出版者著作権管理機構　委託出版物＞
本書の無断複写は著作権法上での例外を除き禁じられています．複写される場合は，そのつど事前に(社)出版者著作権管理機構（電話03-3513-6969, Fax 03-3513-6979, e-mail：info@jcopy.or.jp）の許諾を得てください．